D1719344

PAULUS KYR
DIE GESUNDHEIT IST EIN KÖSTLICH DING

SANITATIS STUDIUM AD IMITATIONEM
APHORISMORUM COMPOSITUM
ITEM ALIMENTORUM UIRES BREUITER
ET ORDINE ALPHABETICO POSITAE

AUTORE PAULO KYR MEDICO

IMPRESSUM IN INCLYTA
TRANSYLVANIAE CORONA
ANNO 1551

PAULUS KYR

DIE GESUNDHEIT IST EIN KÖSTLICH DING

Ein ins Deutsche, Rumänische und Ungarische übersetzter und
mit zeitgenössischen Bildern versehener und kommentierter Nachdruck
des Gesundheitslehrbuches des Kronstädter Arztes Paulus Kyr

SANITATIS STUDIUM AD IMITATIONEM
APHORISMORUM COMPOSITUM
ITEM ALIMENTORUM UIRES BREUITER
ET ORDINE ALPHABETICO POSITAE

AUTORE PAULO KYR MEDICO

IMPRESSUM IN INCLYTA
TRANSYLVANIAE CORONA
ANNO 1551

herausgegeben von
Robert Offner

SCHILLER VERLAG
HERMANNSTADT – BONN

Die Herstellung des Buches wurde vom
Arbeitskreis für Siebenbürgische Landeskunde e.V.,
Heidelberg, Gundelsheim, unterstützt.

Gedruckt mit Förderung
der Heimatortsgemeinschaft (HOG)
Kronstadt, Neckarsulm

Umschlag: Anselm Roth
unter Verwendung des Gemäldes »De dictis et factis Romanorum« von Valerius Maximus,
um 1470; Berlin Staatsbibliothek Preußischer Kulturbesitz, Depot Breslau 2, Bd. 2 (Ms. 2), fol 244r,
Foto: Ruth Schacht

Verwendet wird die »Alte Rechtschreibung«

Schiller Verlag Bonn – Hermannstadt
Strada Mitropoliei 30
Sibiu/Hermannstadt
www.schiller.ro
verlag@schiller.ro

Gedruckt bei Alföldi Nyomda in Debrecen/Ungarn

ISBN 978-3-941271-33-3

INHALT

Vorwort

 ie gsundheit ist ein kœstlich ding / Dem menschen allbereit /
Dieselb wirt offt geachtet ring / Und ubel angeleit.« – So lautet
ein alter Badechoral[1], der im späten Mittelalter vermutlich in vielen
Bädern gesungen wurde. Lieder und Musik dienten ebenso wie Speis
und Trank, die Behandlung durch den Bader, Kartenspiel und eroti-
sche Freizügigkeit zu den Vergnügungen des gesunden wie auch des
Heilung suchenden Volkes. Der Wunsch nach Gesundheit und Wohl-
ergehen, Schönheit und ewiger Jugend dürfte nämlich – wie die Angst
vor Krankheiten und Seuchen – so alt wie die Menschheit sein. Die
Gesundheit zählt unverändert zu den kostbarsten Gütern der Welt.
Es ist daher schier unmöglich, die riesige, ganze Bibliotheken füllen-
de Unmenge an naturwissenschaftlich fundiertem Wissen, wie auch
an populärwissenschaftlichen Schriften zu erfassen, das uns heute zu
diesem Themenkomplex zur Verfügung steht, zumal Krankheit und
Gesundheit nicht nur für alle Arten von Medien, sondern auch für
ganze Wirtschaftszweige hochlukrative Gebiete darstellen. Wellness
und Fitness, Anti-Aging-Kuren, Verjüngung versprechende ästheti-
sche Chirurgie, tradierte Naturheilkunde ebenso wie Lifestyle-Ratge-
ber, Bio-Ernährung, unzählige Modediäten und Fernseh-Kochduelle
erfreuen sich in unserer Zeit nicht nur eines beachtlichen gesellschaft-
lichen Stellenwertes, sondern auch großen medialen Interesses und
enormen Markterfolges.

Es stellt sich also die Frage: Wie lebten, ernährten und liebten sich
die Menschen im Karpatenbogen vor einem halben Jahrtausend? Welche Gesundheitslehren, Traditionen und Mythen, aber auch Aderlaßkalender und Kräuterbücher prägten den Alltag in der Frühen Neuzeit? Was für Ratschläge erteilten Ärzte ihren Mitbürgern bezüglich
Essen und Trinken, Bewegung, Erholung, Hygiene und Gesundheits-
vorsorge um die Mitte des 16. Jahrhunderts in dieser Region Europas?
Auf der Suche nach authentischen Antworten auf solche Fragen kann

---

[1] Georgius D. Pictorius: Badenfahrtbüchlein. Wie und wo man richtig badet.
Herausgegeben von Udo Becker, Freiburg im Breisgau 1980, Seite 29.

dem heutigen Leser das neu veröffentlichte Gesundheitslehrbuch des Kronstädter Stadtarztes Paulus Kyr aus dem Jahr 1551 äußerst hilfreich und zugleich unterhaltsam sein.

Von dieser bibliophilen Rarität sind vermutlich nur noch drei schwer zugängliche Exemplare überliefert. Infolgedessen ist das Büchlein für die Allgemeinheit weitgehend unbekannt geblieben und im internationalen Schrifttum so gut wie nie rezipiert worden, obwohl es dies in hohem Grad verdient hätte. Daraus resultierte der Entschluß zu einer Neuausgabe des Buches, die einen optimalen Zugang zu diesem Werk ermöglichen soll. Der Herausgeber hielt es für sinnvoll, dem Abdruck des lateinischen Textes die Übersetzungen in die traditionellen Volkssprachen Siebenbürgens beizufügen.

Als Grundlage des Neudrucks diente ein in gutem Zustand erhaltenes Exemplar (Signatur: HB 510, alt: 0941/3) aus dem Bestand der Bibliothek des Archivs der Honterusgemeinde zu Kronstadt (Brașov).

Da das vorliegende Büchlein einen auch heute höchst aktuellen Themenkomplex behandelt, hoffen und glauben wir, daß es der Mühe wert war, die über 450 Jahre alte Gesundheitslehre des Kronstädter Arztes Paulus Kyr, als eine der ersten ihrer Art überhaupt, einer mehrsprachigen Öffentlichkeit zugänglich zu machen. Auch der Kronstädter Medizinhistoriker Arnold Huttmann (1912-1997) regte bereits 1972 dessen Übersetzung in moderne Sprachen und eingehende Untersuchungen an. Einige Fragmente des Buches wurden 1962 (István Weszprémi, Aladár Kőváry) und 1984 (Margit Waczulik) auf Ungarisch veröffentlicht. Dennoch eröffnet sich erst jetzt die Gelegenheit, daß die an historischen Themen interessierten Leser – nicht nur im deutschen Sprachraum – dieses Buch kennenlernen und aus diesem neue Erkenntnisse beziehungsweise Anregungen für weitere Forschungen auf dem Gebiet der Geschichte der Heilkunde in dieser östlichen Region Europas gewinnen, oder einfach Freude an der Lektüre haben.

Robert Offner   im Januar 2010

8

Kronstadt, der Stadtarzt Paulus Kyr und Ferrara

von Robert Offner

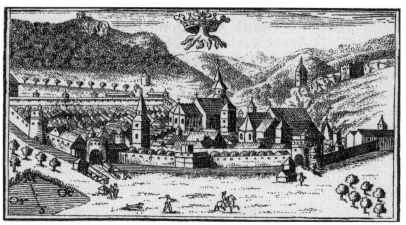

Stadtansicht von Kronstadt (nach einem Stich von 1751) [1]

Der politische Aufstieg von Kronstadt[1], der Stadt im Osten des Landes der Stephanskrone, »war wesentlich durch dessen wirtschaftliche Entwicklung bedingt. Die der Stadt vom Deutschen Orden zugedachte Bestimmung, Umschlagplatz für den südosteuropäischen Handel zu werden, hat sie trotz der schweren Rückschläge durch Tataren- und Türkeneinfälle im 13. und 15. Jahrhundert erreicht. Um 1500 war Kronstadt mit etwa 10 000 bis 12 000 Einwohnern die größte und bedeutendste Stadt Siebenbürgens. Diese Stellung verdankte sie vor allem ihrer geographischen Lage an den Ausgängen der Pässe, die über die Ost- und Südkarpaten führten« (Maja Philippi, 1999).

Nach der verheerenden Niederlage gegen die osmanische Übermacht auf dem Schlachtfeld bei Mohács 1526 zerfiel das ungarische Königreich in drei Teile. Siebenbürgen (auch: Transylvania, Erdély,

---

[1] Stephanopolis, Corona, Krunen, Brassó oder Brașov im heutigen Rumänien

Ardeal) erlangte 1541 staatliche Autonomie in der Pufferzone zweier Großmächte, zwischen dem Habsburger und dem Osmanischen Reich, dessen Vasallenstaat es wurde.

Kronstadt, die bevölkerungsreichste, wirtschaftlich mächtigste und somit führende Stadt der früheren ungarischen Ostprovinz Siebenbürgen, die seit 1541 als selbständiges Fürstentum unter türkischer Oberhoheit stand, war »in der Pflege der Wissenschaften (…) vor allen Städten berühmt (…). Keine unter den siebenbürgischen Städten ist nach dem Zeugnisse vieler so volkreich als sie; (…). Hierher strömen zusammen die Szekler, die Walachen, die Armenier und die Griechen; auch durch die türkischen Waren, die sowohl aus der Moldau wie auch aus der Walachei zugeführt werden, wächst ihr Reichtum. In dieser Stadt sind die Beamten würdige und erfahrene Männer, verschiedener Sprachen kundig, die Bürger aber wohlgeübt in den Künsten des Krieges und des Friedens.« (Georg Reycherstorffer [1550], nach Erich Jekelius, 1928). Kronstadt besaß auch eine gut entwickelte städtische Infrastruktur einschließlich aller üblichen sanitären Einrichtungen. Es gab öffentliche Bäder, Hospital, Hebammen, Kräuterfrauen, Bader, Barbier-Chirurgen, Ärzte und Apotheker.

Die Namen der ersten Stadtphysici sind nicht überliefert. Wir wissen aber, daß Valentin Krauss (Schreibweisen auch Kraws, Crusius) – ein zum Humanistenkreis *Sodalitas Litteraria Danubiana* von Conrad Celtis (1459-1508) gehörender Kronstädter Patriziersohn – in Wien nicht nur die *artes liberales*, sondern auch Arzneikunde studiert hatte und 1493 zum Doktor der Medizin promovierte. Er war dort bis zu seiner Heimkehr 1499 Lehrer an der Artistenfakultät. In seinem Brief an Celtis vom 25. Februar 1500 berichtet er über die ersten Syphilisfälle in seiner Heimatstadt (»*Gallus apud nos primum incipit saevire atrociter*«). Über eine ärztliche Tätigkeit von Krauss ist nichts übermittelt; er wurde als Senator und Stadtrichter bekannt.

Bereits vom Anfang des 16. Jahrhunderts gibt es erste Überlieferungen über einen vom Magistrat angestellten Stadtarzt (*physicus*), so aus dem Jahr 1520: »*Item physico magistro Johanni ad rationem salarii sui sabbato ante circumcisionis domini (29. Dec.) fl. 8*«. Dieser Magister Johannes soll höchstens drei Jahre gewirkt haben.

Unsere Kenntnisse über die Stadtärzte und Chirurgen im ersten Drittel des 16. Jahrhunderts sind lückenhaft. Es wird vermutet, daß der aus dem oberungarischen Leutschau/Levoča (Zips) stammende

Sebastian Pauschner, der spätere Stadtarzt von Hermannstadt, in der Zeit von 1524 bis 1528 in Kronstadt als Arzt tätig war. Darauf läßt das Vorwort seiner 1530 in Hermannstadt bei Lucas Trapolder gedruckten Pestordnung schließen: »*Eine kleine Unterrichtunge: Wie mann sich halten soll, In der Zeidt der ungütigen Pestilentz, Doctoris Sebastiani Pawschnery*«. Die Widmung dieser Schrift ist nämlich an den Kronstädter Ratsherren Johannes Schirmer gerichtet. Im Jahr 1532 taucht einmalig der Name des Arztes Johannes Faber aus Wien auf. Die nächste und einzige Nachricht über einen in Kronstadt wirkenden *physicus* namens Jacobus Flandrensis stammt aus dem Jahr 1533.

Als blühende Handelsstadt spielte Kronstadt auch in der Reformation eine führende Rolle. Insbesondere durch das nachhaltige Wirken von Johannes Honterus als Kirchenreformator, Schulmann und Humanist, aber auch als begabter Bildschnitzer und erfolgreicher Druckunternehmer, galt die Stadt unter der Zinne als Zentrum des Kulturlebens in Siebenbürgen. Honterus gründete um 1539 die zweite, doch die erste dauerhafte und produktivste Druckerei des Landes, dazu auch eine Papiermühle.

Die Reformation der Stadtbevölkerung galt ab 1543 als vollzogen, und die anderen Städte folgten bald dem Kronstädter Beispiel. Gerade zur Zeit des Übergangs vom Katholizismus zur neuen lutherischen Konfession lebten und wirkten hier außer Honterus weitere hervorragende Persönlichkeiten, wie der Pleban (Leutpriester) Jeremias Jekel, die Stadtrichter Johannes Benkner, Lukas Hirscher und Johannes Fuchs, der Organist und Musiker Hieronymus Ostermeyer, der Humanist und Stadtpfarrer Valentin Wagner sowie der Stadtarzt Paulus Kyr. Zu den

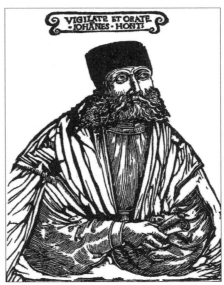

Johannes Honterus (1498-1549), Humanist, Reformator, Schulmann, Druckunternehmer (Holzschnitt, um 1550) [2]

II

bedeutendsten Errungenschaften der Reformationszeit zählt die Gründung eines humanistischen Gymnasiums – »Studium Coronense« genannt – nach westlichen Vorbildern (Nürnberg, Basel). Es bedeutete eine tiefgreifende Erneuerung der alten Lateinschule mit der Einführung eines modernen Lehrplans mit neuen Inhalten sowie mit neuen Lehr- und Lesebüchern, teils sogar aus eigener Herstellung.

In dieser bewegten Ära der autonomen und reichen Handelsstadt lebte und wirkte auch der Autor unseres Buches, der Stadtphysikus Paulus Kyr. Über seine Herkunft ist lediglich bekannt, daß er um 1510 als Sohn eines wohlhabenden Patriziers namens Georg Ambrosius Kyr (auch: Kyrr, Chyrrer, Kirres) geboren wurde. Über seine Jugendzeit in dem damals noch katholischen Kronstadt wissen wir nichts. Auch über seine Studien im Ausland sind bislang wenig Details bekannt, denn seine Immatrikulationsdaten sind nicht erhalten. Sein Name erscheint weder in der Wiener Hauptmatrikel, noch in der Matrikel der Ungarischen Nation zu Wien. Dafür taucht er in den Akten der Medizinischen Fakultät auf – zwischen dem 13. Oktober und dem 11. November 1533 – zur Amtszeit des Dekans Wilhelm Puelinger ex Wising: »*Paulus Chyrrer Coronensis intitulatus est per me ante festum sancti Martini et dedit facultati more magistrorum liberaliter 4 sol. Den. Pro intitulacione*«. Für ein Medizinstudium Kyrs in Wien spricht außer seiner Eintragung in die Fakultätsakten auch, daß er nur wenige Monate danach, am 14. April 1534, an der Universität Ferrara seinen medizinischen Doktorgrad erlangte: »*Doctoratus in medicina domini Pauli Layr* [sic!] *Transilvani de Corona, filii Georgii Ambrosii, qui studuit Paduae et Ferrariae, testibus pluribus Germanis.*« Hier erfahren wir, daß er auch in Padua studiert hat: »*1534 et antea studuit Patavii medicina Paulus Layr* [sic!][2] *Transilvanus de Corona*«, was allerdings mit Quellen aus Paduas Universitäten bislang nicht belegt werden konnte.

Angesichts dieser Angaben müssen wir davon ausgehen, daß Kyrs akademische Ausbildung im Ausland, selbst wenn er bereits in Kronstadt die »sieben freien Künste« absolviert hatte, doch mindestens die damals üblichen vier bis fünf Jahre dauerte. Somit können wir annehmen, daß er seine Studien der Arzneikunde bereits vor dem Jahr 1530

---

[2] In der Quelle von 1915 ist offensichtlich ein schwer lesbares »K« der Handschrift fälschlich als »La« transkribiert worden. Siehe: E. Veress (1915), S. 183, E. Veress (1941), S. 386, A. Huttmann (2000), S. 168.

an einer von uns nicht mehr auszumachenden Universität aufnahm. In Frage kommen etwa Wien, Krakau, Prag, Leipzig, Erfurt und Heidelberg. Im Herbst 1533 könnte dann in Wien seine Graduierung zum Magister und 1534 die Promotion zum Doktor in Ferrara erfolgt sein. Diese Vermutung ist aber durch Immatrikulationsnachweise derzeit nicht belegbar.

Zum besseren Verständnis jener Zeiten sei erwähnt, daß im dritten Jahrzehnt des 16. Jahrhunderts einerseits die Bauernaufstände von 1524/25 die europäischen Länder erschütterten, andererseits der osmanische Sultan Suleiman II. 1521 Belgrad eroberte, dann 1526 den ungarisch-böhmischen König Ludwig II. bei Mohács besiegte und 1529 erstmalig sogar die Kaiserstadt Wien belagerte. Unter diesen außerordentlichen politischen Bedingungen wurde 1530 die Augsburger Konfession reichsrechtlich anerkannt, und die Reformation erhielt erheblichen Aufschwung bei ihrer Ausbreitung in viele Regionen Europas.

Kurze Zeit nach der Erlangung seines medizinischen Doktorgrades 1534 in Ferrara kehrte Paulus Kyr nach Kronstadt zurück. Dort wurde ihm im dritten Quartal desselben Jahres das Amt eines Stadtphysikus übertragen. Im Lexikon siebenbürgischer Gelehrten *Magyar Athenas* von Péter Bod (1766) finden sich vage Hinweise darauf, daß Kyr auch als Lehrer der Naturphilosophie am Kronstädter Gymnasium gewirkt habe. Sein Name ist allerdings in den Rechnungen des Stadtmagistrats, in denen die Besoldung der Gymnasiallehrer aufgeführt ist, nicht auffindbar. Außerdem ist es kaum vorstellbar, daß er neben seinen vielen Dienstpflichten als Stadtphysikus einer großen Handelsstadt sowie neben seinen zahlreichen und zeitaufwendigen Reisen zu gesellschaftlich hochgestellten Patienten im In- und Ausland genügend Zeit für einen regelmäßigen Schulunterricht gehabt hätte.

Bereits ein Jahr nach seiner Rückkehr von seinen Auslandsstudien wurde er auch zum Mitglied der Hundertmannschaft (*centumviri*), also zum Ratsherrn seiner Heimatstadt gewählt. Auch die Aufsicht über die 1512 erstmals erwähnte Kronstädter Stadtapotheke sowie über die Bader, Barbierchirurgen und Hebammen gehörte zu seinen Pflichten. Kyr erfreute sich als Arzt offensichtlich besten Rufes – nicht allein in Kronstadt, sondern auch in den benachbarten Ländern. Der Kronstädter Medizinhistoriker Arnold Huttmann erwähnt mindestens 29 Reisen Kyrs zu verschiedenen Geistlichen, Adligen, Fürsten

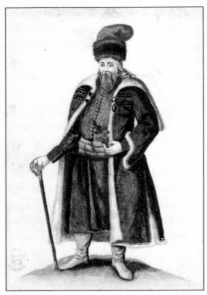

Ein siebenbürgisch-sächsischer Stadtrichter (Bürgermeister) von Kronstadt (um 1660) [3]

und Woiwoden Siebenbürgens, wie zum Beispiel Johannes Statilius, Johannes Sigismund II., Christoph Báthory, János Ghiczy, Sigismund Báthory sowie zu den Herrschern der beiden rumänischen Fürstentümer Moldau (vier Reisen) und Walachei (acht). Als der siebenbürgische Bischof Johannes Statilius gegen Ende des Jahres 1541 erkrankte, wurden aus Kronstadt Paulus Kyr und ein gewisser Gregorius Barbitonsor nach Weißenburg/Alba Julia gerufen. Bei dieser Gelegenheit schickte Honterus mit Kyr ein Exemplar der Kosmographie von 1541 an seinen Freund, den Humanisten Antonius Verantius.

In dem Begleitbrief dazu vom 1. Januar 1542 nennt Honterus den Überbringer »*compater meus carissimus*« (»mein sehr lieber Gevatter«, in: Gernot Nussbächer, 1980). Kyr erreichte ein hohes Alter und starb im Juni 1588 vermutlich am Weißenburger Fürstenhof, wohin er während der Pestepidemie vom Gouverneur János Ghiczy bestellt worden war. Der fürstliche Leibarzt Giorgio Biandrata war nämlich kurz zuvor im Mai gestorben.

Über das Leben und die Familie von Paulus Kyr ist wenig überliefert. Vermutlich waren Job Kyr Coronensis, der 1554, und Ezechiel Kyr Coronensis, der 1559 in die Matrikel des Kronstädter Gymnasiums eingetragen wurde, seine Söhne. Über Ezechiel wissen wir zumindest, daß er von 1569 bis 1599 in Roseln als Gemeindepfarrer wirkte. Über weitere Nachfahren haben wir keine Kenntnisse. Auch konnten die beiden Kyr-Söhne im Namensverzeichnis siebenbürgischer Studenten im Ausland nicht nachgewiesen werden.

Da Paulus Kyr oft monatelang auf Reisen war, stellte der Stadtrat zeitweise auch durch Kronstadt kommende Ärzte als Stellvertreter des Amtsinhabers ein. So wurde laut Stadtrechnungen im dritten und vierten Quartal des Jahres 1550 als zweiter Stadtphysikus Martinus Stopius Alostanus Flandrensis mit 50 Gulden Besoldung angestellt. Martin Stopius (de Stoop), ein Flame aus Aalst, war vorher in Wien tätig, ab etwa 1548 stand er als Leibarzt im Dienst des Bischofs von Wardein, Frater Georg (Georgius Utješenić-Martinuzzi), des hervorragenden Politikers und Statthalters des ungarischen Königssohns Johann Sigismund II. am Hofe der Königin Isabella in Weißenburg (Alba Julia). Als der politisch motivierte Konflikt zwischen Frater Georg und Königin Isabella seinen Höhepunkt erreichte, ließ sich der lutherische Stopius von den Kronstädtern abwerben. Unter der Zinne war für ihn allerdings nur eine kurze Zwischenstation, 1551 kehrte er an die Universität Wien zurück. Diese Angaben über den flämischen Arzt erscheinen erwähnenswert, weil sein Aufenthalt gerade in die Zeit der Drucklegung von Kyrs Büchlein *Sanitatis studium* fällt. Unbekannt ist, ob und inwiefern Stopius die Entstehung dieses Gesundheitslehrbuches beeinflußt hat, zumal ein fachlicher Austausch zwischen den beiden Ärzten sehr wahrscheinlich stattgefunden hat.

Interessant und unbeantwortet sind die Fragen nach der Motivation zur Erstellung des Gesundheitslehrbuchs und nach dem Auftraggeber. Auch wäre es sicherlich eine spannende Aufgabe, mehr über die Grundlagen für die Erstellung dieses Buches herauszufinden. Johannes Honterus und Valentin Wagner waren an der Herstellung von gymnasialen Lehrbüchern, die dem neuen Zeitgeist und dem Bedarf entsprachen, sehr interessiert und traten selber als Autoren und auch Herausgeber zahlreicher Druckwerke für ihre Schule hervor.

Somit kann man von Wagner als Auftraggeber ausgehen. Die Gesundheitslehre war Unterrichtsfach in der Kronstädter Hohen Schule, und es bestand Bedarf an einem entsprechenden Gesundheitslehrbuch. Kyr nahm den Auftrag für die Erstellung dieses Lehrbuches an. Es gilt weltweit als eines der ältesten gedruckten Lehrbücher seiner Art.

Auch wenn Kyrs Auslandsstudium (*peregrinatio academica*) nur fragmentarisch nachzuweisen ist, lassen sich durch die Kenntnis einiger seiner Studienorte durchaus Vermutungen zu denkbaren Einflüssen anstellen. Hierzu bietet es sich an, einen Blick auf den Medizinunterricht seiner Zeit zu werfen: Unter dem Einfluß von Renaissance und Humanismus wandte sich die Medizin als Teil der *studia humaniora* ihren antiken Grundlagen und Quellen philologisch-kritisch zu.

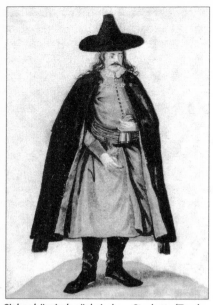

Siebenbürgisch-sächsischer Student (Trachtenbild um 1660)[4]

Am deutlichsten wurde das Bemühen italienischer Ärzte und Humanisten, aus dem scholastischen Rezeptionsagglomerat die Charakterzüge der klassischen Wissenschaft herauszuarbeiten, gerade in der Anatomie, also in der medizinischen Grunddisziplin. Padua, die Universitätsstadt der mächtigen Republik Venedig, sowie die dem päpstlichen Kirchenstaat zugehörigen Universitäten zu Bologna und die in Ferrara (im gleichnamigen Herzogtum) zählten damals zu den führenden Anstalten Europas. Besonders das Medizinstudium an der berühmten Artisten-Universität (*Universitas artistarum*) zu Padua galt bereits ab dem 15. Jahrhundert als unverzichtbar für zahlreiche werdende Ärzte des Kontinents, die Wert auf Karriere und hohe Reputation legten.

Im 15. und 16. Jahrhundert zeichnete sich die Universität Ferrara – wo Kyr 1534 promovierte – durch den intensiven Unterricht der klassischen Sprachen, insbesondere des Griechischen, aus und galt als eines der wichtigsten Kulturzentren der italienischen Renaissance. »An der ersten Blüte waren drei Fakultäten beteiligt; im Vordergrund jedoch stand die berühmte philologisch-humanistische Schule von Guarino da Verona (1374-1460), welche nach dem Tode des Begründers von seinem Sohne Giambattista Guarino (1435-1505) weitergeführt wurde. Guarinos Schule bildete mehr als ein halbes Jahrhundert den Mittelpunkt des italienischen Humanismus.« (Ladislao Münster, 1968)

Von noch größerer Bedeutung für die Weiterentwicklung der »Medizinischen Schule« von Ferrara war die Tätigkeit der griechischen Gelehrten, die, aus dem byzantinischen Reich durch die osmanische

Expansion verdrängt, nach Italien einwanderten. Sie brachten viele wichtige griechische Handschriften mit und weckten bei den ohnehin an der Antike, am klassischen Latein und an den Texten der Römerzeit höchst interessierten Italienern nun auch die Begeisterung für das Altgriechische.

Ferrara wurde ein Zentrum dieser Studien und hat einen außerordentlichen Anteil an der Entstehung einer neuen Haltung der »philologischen Mediziner« gegenüber den antiken Autoritäten. Bereits zu Beginn des 15. Jahrhunderts schrieb Ugo Benzi eine lange Reihe von Kommentaren zu Werken von Avicenna, Hippokrates und Galen, ebenso Lorenzo Lorenzano. Beide gehören zu den frühesten Vertretern der »philologischen Medizin«. In Ferrara dozierte einer der bedeutendsten griechischen Humanisten, Theodoros Gaza, der durch Übersetzung einzelner Werke von Aristoteles, Theophrast und Hippokrates berühmt wurde.

Sein Nachfolger Michele Savonarola war ein Anhänger Avicennas und wurde unter anderem auch durch sein den Frauen von Ferrara gewidmetes und ins Italienische übersetztes Werk *De regimine pregnantium* bekannt. Der berühmteste Vertreter dieser glanzvollen Epoche war Niccolò Leoniceno (1428-1524), ein Prototyp des »philologischen Mediziners«. Er zeichnete sich durch seine Übersetzungen und Drucke von Auszügen aus den Schriften von Hippokrates, Galen und Plinius aus. Er galt als heftiger Kritiker der arabischen Tradition; gleichzeitig kam er aber auch »zur Überzeugung, daß die antiken Autoren trotz ihrer großen Leistungen nicht so vollkommen seien, daß man an ihnen keine Kritik üben dürfte« (Ladislao Münster, 1968).

Sein Schüler und Nachfolger in Ferrara war Giovanni Manardo (Manardus). Er lebte von 1462 bis 1536 und war übrigens von 1513 bis 1519 Leibarzt der ungarischen Könige Wladislaus II. und Ludwig II. in Ofen (Buda). Er galt als heftiger Kritiker des Aberglaubens und der Astrologie und baute von Ferrara aus ein beispielloses Korrespondenznetzwerk auf. Manardos *Epistolae medicinales (ärztlichen Briefe)*, die viele Auflagen erreichten, »(...) sind für das 16. Jahrhundert von großer Wichtigkeit, nicht nur weil sie eine neue Form des wissenschaftlichen Austausches bedeuten, sondern weil sie den ganzen Komplex der Medizin und der Naturwissenschaften umfassen, von physiologischen Problemen bis hin zur Pharmakologie, von den Augenkrankheiten bis zur Dermatologie« (Ladislao Münster, 1968). Der

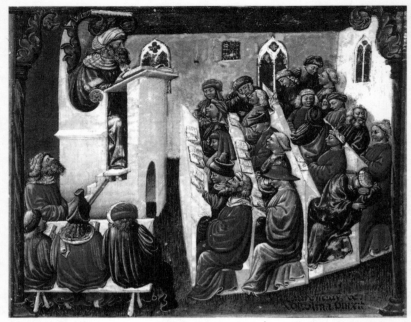

Henricus de Allemania unterrichtet seine Studenten an der Universität Bologna (Laurentius de Voltolina, 14. Jahrhundert) [5]

Medizindozent Antonio Musa Brassavola (1500-1555) war Manardos Schüler und ging auf dem von seinen Vorgängern eingeschlagenen Weg einen entscheidenden Schritt weiter: Er sah nicht mehr in der Korrektur und im Abgleich von Schriften griechischer, lateinischer und arabischer Autoren seine Aufgabe.

Viel wichtiger erschien ihm die praktische Prüfung mancher althergebrachter Wahrheiten, insbesondere bezüglich der *Medicamenta simplicia* (Heilpflanzen). Er kämpfte auch für die Wiederherstellung der »echten« hippokratischen und galenischen Medizin, die von den Arabern auf falsche Wege geführt worden sei.[3] Als Paulus Kyr im Jahr 1534 in Ferrara zum Doktor der Medizin promovierte, bemühte sich Brassavola dort gerade darum, einen botanischen Garten anzulegen.

---

[3] Dieselben Bestrebungen fallen in Deutschland bei Leonhart Fuchs auf, der in seinem Gräzismus so weit geht, daß er hinter den durch die Araber-Rezeption in Europa erreichten Wissensstand wieder zurück will. Daß Avicenna gerade wegen seiner Galen-Zitate ins Lateinische übersetzt worden war, spielte für diese Puristen keine Rolle.

Die kultur- und medizinhistorische Bedeutung des Kronstädter Stadtphysikus Paulus Kyr ist in seiner Buchveröffentlichung begründet. Er ließ sein Werk 1551 in der Druckerei Valentin Wagners unter dem Titel: *Sanitatis studium ad imitationem Aphorismorum compositum. – Item, alimentorum vires breviter et ordine alphabetico positae* eigens für die studierende Jugend des Kronstädter Gymnasiums drucken.

Damit gilt dieses Buch (elf Bögen in 8°) als das erste von einem siebenbürgischen Arzt verfaßte und in Siebenbürgen gedruckte medizinische Werk. Anzumerken ist allerdings, daß Honterus bereits ein Jahrzehnt früher im vierten Buch seines berühmten Werks *Rudimenta Cosmographica* (1541/1542) einen Abschnitt mit mehr als 70 Versen medizinischen und hygienisch-diätetischen Themen gewidmet hatte.

Kyrs Vorwort zeugt von seinen didaktischen, humanistisch geprägten Absichten. Beide Teile des Gesundheitsbuchs *Sanitatis studium* sind, mit Vorschriften und Empfehlungen zur Erhaltung der guten Gesundheit und zur Vorbeugung von Krankheiten, der Gattung Lebensregeln zuzuordnen.

Den Kern seines Büchleins bildet die auf antik-mediävaler Tradition (Aristoteles, Hippokrates, Galen, Plinius, Avicenna) fußende Diätetik. Dazu gehören neben der richtigen Ernährungsweise auch Schlafen und Wachen, seelische Erregungen, Sexualität, Umwelteinflüsse, Klima und Jahreszeiten (die sogenannten *sex res non naturales*). In Kyrs Buch dominiert der hellenistische, insbesondere galenische Einfluß, der sowohl mit der salernitanischen Tradition als auch mit der zeitgenössischen Heilkunde der italienischen Spätrenaissance eng verflochten ist.

Wichtiger als durch den ausgesprochen konventionellen Inhalt der Vorschriften wird Kyrs Lehrbuch indes durch seine Sprache: Kyr erweist sich als eifriger, anscheinend sogar eifernder Vertreter des neuen Typs des »philologischen Mediziners«. Die bewährte, sehr leistungsfähige Terminologie, die von der »*schola Salerni*« dem europäischen Mittelalter geschenkt worden war, wurde nun von heute auf morgen als unbrauchbar befunden.

Das Renaissanceprinzip »*ad fontes*« (»zurück zu den Quellen«, hier insbesondere zu Ausdrucksweise und Wortschatz des »echten«, alten, klassischen Lateins) bedeutete das Todesurteil für den mittelalterlichen Wortschatz. Man konnte nur noch Termini gebrauchen, die bei

Cato, Varro, Plinius, Celsus und anderen Vertretern der goldenen oder silbernen Latinität belegt waren.

Die seltsame, noch heute irritierende Zweisprachigkeit des medizinischen Lateins (*epar – iecur, colera – fel – bilis, splen – lien, sanguis – haema*) hat hier ihre Ursache. Ein sinnvolles, auch ästhetisch befriedigendes Wort wie *egestio* wurde durch das alberne *excrementum* ersetzt oder hieß nun gar *alvi dejectio;* und aus der *digestio* wurde *concoctus, -ûs.*

Das sind aber nur zwei von vielen Beispielen. Dieser Hang oder Zwang zum Austausch der Begriffe mag reizvoll gewesen sein und einen prickelnden Lesegenuß erzeugt haben, als jeder noch das »richtige«, vorher übliche Wort im Hinterkopf hatte. Was aber denkt der heutige Medizinhistoriker angesichts einer *obstructio iecoris lienisque,* wenn ihm niemand sagt, daß hier nichts anderes als die im Mittelalter tausendfach genannte *oppilatio epatis et splenis* gemeint ist?[4]

Doch selbst wenn man ein Synonymen-Lexikon anlegt, wird man mit diesem neuen alten Latein nicht wirklich froh. In vielen Fällen zeigt sich nämlich, daß die Ausdrücke mehrfach besetzt sind: *pituitosus* zum Beispiel ist eben nicht allein das neuklassische Wort anstelle von *flegmaticus,* sondern behält natürlich auch seine anderen Bedeutungen. So kommt es dann bei Kyr zu Aussagen wie: *ova cocta ad coquendum sunt difficilia* (»hartgekochte Eier sind schwer zu verdauen«), weil das probate Wort *digerere* dem Renaissancephilologen unerträglich geworden ist. Kyr geht so weit, das gebräuchliche Wort *ventosa* (für Schröpfkopf) den Barbaren zuzuschreiben und es durch den bizarren Ausdruck *cucurbitula* zu ersetzen[5]. Hier spricht derselbe Geist, der die Baukunst des Mittelalters den Goten, also den Barbaren, zuschrieb und den Begriff »Gotik« erfand.[6]

Gerade dieser »aktualisierte« Stil, dieses für Kronstadt vermutlich sensationelle und zweifellos höchst attraktive Humanistenlatein macht uns jedoch das Buch nicht nur wichtig, sondern auch lehrreich. Sein kleines Werk ist ein ebenso hervorragendes wie interessantes Beispiel für die siebenbürgische Rezeption der philologisch-humanistisch geprägten Renaissancemedizin des 16. Jahrhunderts und wird sich in der Zukunft für ihre Kenntnis als unentbehrlich erweisen.

---

[4] Kommentar von Konrad Goehl
[5] *Cucurbitula, quam barbari ventosam nominant*
[6] Für die philologischen Hinweise und Kommentare danke ich Dr. Konrad Goehl (Jettingen/Würzburg).

Stellenwert des Sanitatis studium im medizinischen Schrifttum seiner Zeit

Von László András Magyar

Die Gesundheitslehre von Paulus Kyr knüpft an die Traditionen der klassischen Diätetik an, weshalb wir uns zunächst kurz der antiken Heilkunde zuwenden wollen. Der römische Enzyklopädist Cornelius Celsus schreibt im 1. Jahrhundert n. Chr. in der Einleitung seines Werkes *De medicina*, daß die Heilkunst sich aus drei Fachbereichen zusammensetzt: Aus der handwerklich »operierenden« Chirurgie, der mit Arzneimitteln (*materia medica*) heilenden Pharmakologie und der Diätetik (griech. *Diaitétiké techné*), die im Sinne einer geregelten Lebensweise die wichtigsten Maßnahmen zur Erhaltung und Wiedergewinnung der Gesundheit umfaßt.

Wegen des Mangels an wirksamer Schmerzlinderung und detaillierten anatomischen Kenntnissen sowie dem völligen Fehlen einer kontrollierten Asepsis konnte die Chirurgie bis zum 19. Jahrhundert nur moderate Erfolge erzielen. Die Chirurgen (Wundärzte) galten als Handwerker, die keiner universitären Ausbildung bedurften. Ohne die Möglichkeiten der chemischen Analytik, der modernen Pharmakologie und der experimentellen Untersuchungen der Arzneimittelwirksamkeit steckte auch die Pharmakotherapie bis zum 18. Jahrhundert in den Kinderschuhen. Kein Wunder also, daß die Diätetik über Jahrtausende als wirksamster und erfolgreichster Zweig der Heilkunde galt.

Die klassische Diätetik als Wissenschaft beruhte – von der Antike bis zum 19. Jahrhundert – auf der medizinphilosophischen Theorie der sogenannten Viersäftelehre (Humoralpathologie). Ihre Elemente sind bereits im 5. und 4. Jahrhundert vor Chr. in der Hippokratischen Sammlung (*Corpus Hippocraticum*) zu finden. Im 2. Jahrhundert n. Chr. bemühte sich Galen um die Vereinheitlichung der Viersäftelehre, jedoch erschien die Theorie in ihrer ausgereiften, klassischen Form erst bei den großen arabischen Medizinern des Mittelalters: Johannitius,

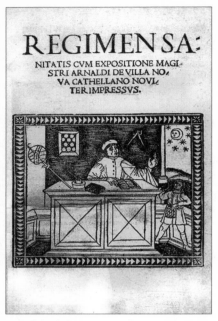

REGIMEN SA:
NITATIS CVM EXPOSITIONE MAGI-
STRI ARNALDI DE VILLA NO،
VA CATHELLANO NOVI،
TER IMPRESSVS.

Mittelalterliche Gesundheitsregeln aus Salerno, kommentiert von Arnaldus de Villanova (Venedig, 1480) [6]

Mesue, Rhazes, Avicenna (8. bis 12. Jahrhundert). Dieses von den Arabern und ihren byzantinischen Zeitgenossen systematisierte pathophysiologische System wurde von der ersten medizinischen Hochschule in Europa, der zwischen dem 11. und 14. Jahrhundert florierenden Medizinschule von Salerno, dann auch von den ab dem 12. Jahrhundert gegründeten Universitäten (Paris, Montpellier, Bologna, Padua und anderen) übernommen.

Die Viersäftelehre war noch im 18. Jahrhundert Ausgangspunkt und absolut unbestrittene Grundlage der akademischen Ärzteausbildung. Es ist vielleicht interessant, daß selbst in den 1840er Jahren der letzte Professor der Diätetik an der Pester medizinischen Fakultät kein anderer als der bekannte Literat Ferenc Toldy (Schedel) war. Die Viersäftelehre und mit ihr zusammen die klassische Diätetik ist in den islamischen Ländern und in Indien (Unani-Medizin) bis heute noch lebendig.

Das wichtigste Werk der europäischen Diätetik war die Versesammlung *Regimen sanitatis Salernitanum* (Gesundheitsregeln aus Salerno), deren Ursprünge auf den Beginn des 12. Jahrhunderts angesetzt werden können und deren Autoren unbekannt sind. Die Versform und die leichte Memorierbarkeit des auch als *Flos medicinae* oder *De conservanda bona valetudine praecepta* bekannten Werkes mögen zu seiner nachhaltigen Popularität in vielen Ländern beigetragen haben.

Das über die Jahrhunderte sowohl in seinem Grundtext, als auch in seinen Erklärungen immer wieder erweiterte Werk wurde bis zum 18. Jahrhundert in zahlreichen Sprachen und an vielen Orten mehr als 250 Mal aufgelegt und beeinflußt in gewisser Weise bis heute noch die volkstümliche Heilkunde, die Volksmedizin, in weiten Teilen Europas.

Nur zwei Beispiele seiner Verbreitung im Karpatenraum seien hier erwähnt: 1694 ließ der Siebenbürger György Felvinczi die von ihm in Versform übersetzte ungarische Fassung in Leutschau (Lőcse, Levoča) drucken. Zwei Jahre später (1696) hat auch der Kronstädter Stadtphysikus Lucas Seuler eine Kurzfassung in lateinischer Sprache in seiner eigenen Druckerei herausgebracht.

Das *Regimen sanitatis Salernitanum* schuf die eigenartige medizinische Literaturgattung der *Regimina*, die teils in den *Consilia*-artigen Schriften sowie in den Pesttraktaten, teils in den sogenannten Praktiken und den populären medizinischen Ratgebern weiterlebte. *De triplici vita* von Marsilio Ficino (1489) ist ein Beispiel für diese Gattung. Zahlreiche Philosophen und Ärzte wurden zur Abfassung von *Regimina* angeregt, und auf deren Grundlage entwickelte sich im Mittelalter sogar eine christliche »*ars vivendi*«. Von den Salernitaner-Regeln einmal abgesehen, gab es vom 12. bis 14. Jahrhundert zahlreiche weitere Anleitungen zur gesunden Lebensführung, wie das *Regimen sanitatis* von Maimonides, *De morte et vita* von Petrus Hispanus, *Regimen sanitatis* von Arnaldus de Villanova, *Liber de conservatione vitae humanae* von Bernhard von Gordon, *Liber de sanitate* von Taddeo Alderotti, um nur einige Beispiele namhafter Gelehrter zu nennen. Dabei griffen nicht alle Gesundheitslehren jener Zeit ausschließlich auf Salernitanische Tradition zurück, sondern auf andere griechisch-römisch-arabische Autoritäten und Werke, wie im Falle des *Regimen sanitatis* Konrads von Eichstätt, des identisch betitelten Werks des Sieneser Dozenten Ugo Benzi sowie des *Arzneibuchs* Ortolfs von Baierland aus Würzburg. Diese sind nur einige ausgewählte Beispiele für die damals populäre Gattung der »Gesundheitslehren«.

Was war jedoch die Quintessenz dieser Tradition? Nach der vorsokratischen Theorie der Viersäftelehre besteht die Welt aus vier Urelementen: Erde, Wasser, Feuer und Luft. Jedes Urelement besitzt je ein Qualitätenpaar: Die Erde ist kalt und trocken, das Wasser kalt und feucht, das Feuer warm und trocken, die Luft warm und feucht. Jedem Urelement entspricht ein Saft (*humor*) im lebendigen Organismus. Der mit der Erde in Verbindung gebrachte Saft ist die schwarze Galle (*melaina cholé*), der »Saft des Wassers« ist der Schleim (*phlegma*), der Saft, der mit dem Feuer in Verbindung steht, ist die Galle (*cholé*), und der »luftige« Saft ist das Blut (*sanguis* oder *haima*). Das Gleichgewicht oder die Harmonie dieser vier Säfte (und Elemente) ergibt die *Synkrasie*, also die Gesundheit, während deren Ungleichgewicht (*Dyskrasie*) zu Krankheit führt. Jede Therapie strebt demzufolge nach der Wiederherstellung und Bewahrung eines ausgewogenen Verhältnisses durch Entziehung von übermäßigen Säften oder von Elementen, die deren Bildung fördern, beziehungsweise durch Zuführung mangelnder Säfte in den Körper und durch Vermehren der säfteproduzierenden Elemente. Der Aderlaß oder das Schröpfen waren chirurgische Methoden, die die vermeintlich übermäßige Blutmenge reduzierten und gegebenenfalls auch die Bildung von schwarzer Galle zu vermindern imstande waren. Die diätetische Gymnastik und das Bad vermochten durch Schwitzen die überflüssigen schädlichen Säfte aus dem Körper zu entfernen. Die Pharmakologie trug zur Behandlung mit Arzneien bei, indem sie etwa durch Verabreichung von Abführmitteln den unerwünschten Schleim aus dem Körper austrieb.

Das ursprüngliche Verhältnis der Säfte definiert den Komplexionstypus (und somit das Temperament des Individuums), der danach cholerisch, melancholisch, sanguinisch oder phlegmatisch sein kann. Der Komplexionstyp spielt auch für die Therapie eine bedeutende Rolle, denn er bestimmt von vornherein die typischen Krankheiten und die in Frage kommenden Heilmethoden. Es ist also kein Zufall, daß der Arzt im Altertum oder im Mittelalter, aber auch der heutige Unani-Heilkundige versucht, vor allem den Safttypus zu bestimmen, bevor er mit der Behandlung seines Patienten beginnt.

Um aber unseren Gedankengang fortzusetzen: Im Laufe der Therapie kann der Arzt nicht nur auf die Säfte einwirken, sondern auch auf die für sie typischen Beschaffenheiten (Qualitäten). Wenn die Krankheit durch den Überfluß eines Saftes verursacht wird, der als »warm« eingestuft wird, dann kann das Gleichgewicht nach dem Heilprinzip »Gegensätzliches mit Gegensätzlichem« (*contraria contrariis curantur*) durch Zuführung kalter Substanzen in den Organismus wiederhergestellt werden. Jeder Stoff, jede Nahrung, jedes Getränk unterliegt der Herrschaft eines Urelements, und für jeden ist ein Qualitätspaar charakteristisch. Nach Galens Lehre – die von den Arabern weiterentwickelt wurde – kann alles, abhängig davon, in welcher Nahrung oder Substanz in welcher Intensität ein Qualitätspaar vorhanden ist, in vier Stärkegrade eingeteilt werden. Der Anis ist zum Beispiel warm und

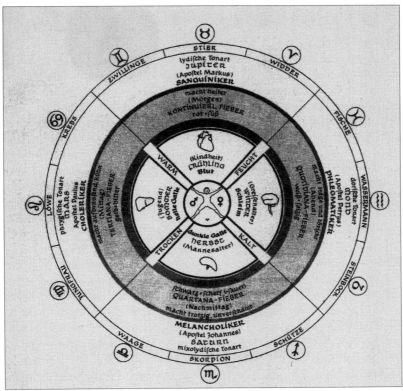

Viererschema mit Zuordnung von Säften und deren Eigenschaften sowie Elementen, Planeten und Sternzeichen (R. Herrlinger, 1964) [7]

trocken im dritten Grad, der Apfel dagegen feucht und kalt im ersten Grad. Der erste Grad ist die mildeste, die vierte ist die stärkste Stufe. So ist also jede Substanz, insbesondere jede Nahrung in Wirklichkeit zugleich ein Medikament: Das ist die Grundlage und die Quintessenz der klassischen Diätetik. Wenn wir also eine zweitgradig kalte und feuchte Melone essen, sollten wir sie – um das Gleichgewicht wiederherzustellen – mit dem zweitgradig warmen und trockenen Zimt bestreuen. Und wenn wir drittgradig kalten und trockenen Zitronensaft trinken, dann sollten wir ihn mit dem drittgradig warmen und feuchten Ingwer ausgleichen. Daß diese Theorie eine enorme Wirkung hatte, beweist die Tatsache, daß in der Kochkunst in vielen Teilen der Welt, beispielsweise im Nahen Osten und teils sogar auf dem Balkan, bis heute noch diese ursprünglichen humoralpathologischen Grundsätze im Alltag gelten.

Entsprechend der anderen Grundlehre der Diätetik, die ebenfalls in der islamischen Welt des 8. bis 13. Jahrhunderts kanonisiert wurde, liegen die Ursachen der Krankheiten einerseits im Organismus selbst, andererseits in den auf ihn einwirkenden Lebensumständen. Der Organismus (*physis, natura*) besteht nach der klassischen Lehre aus sieben Faktoren: Elemente, Beschaffenheit, Säfte, Gliedmaßen und Organe, Eigenschaften oder Fähigkeiten, Funktionen und letztlich Geisteskräfte. Diese sieben Faktoren, die *res naturales* genannt werden (organische Faktoren), sind vorgegeben. Der Arzt kann sie nicht ändern, höchstens ihre Funktionen unterstützen. Was aber der Arzt oder der Kranke selbst steuern kann, sind die *sex res non naturales* (die nichtorganischen Faktoren), und zwar die Luft (*aer*), Speise und Trank (*cibus-potus*), Füllung und Entleerung des Körpers (*evacuatio-repletio*), Bewegung und Ruhe (*motus-quies*), Schlafen und Wachen (*somnus-vigilia*) und die Gemütsaffekte (*accidentia animi* oder *animi affectiones*). Diese sechs oder auch nur fünf Faktoren (die *accidentia animi* bleiben sehr häufig unbesprochen) kommen bereits im *Regimen Salernitanum* so vor. Einige von ihnen sind zwar bereits bei Galen zu finden, das System selbst und die Begriffe wurden aber erstmals von Johannitius alias Hunain ibn Ishaq al-'Ibadi (808-877), einem in arabischer Sprache schreibenden syrischen nestorianischen Christen, Arzt und Übersetzer, in der Einführung (*Isagoge*) seiner Galen-Übersetzung beschrieben.

Gemäß der Viersäftelehre kann der Mensch durch die Wiederherstellung oder Bewahrung des Gleichgewichts der Säfte, beziehungsweise durch die Beeinflussung dieser sechs Faktoren gesund erhalten oder geheilt werden. Die antike Diätetik war also nichts anderes als die Kunst der Erhaltung des Säftegleichgewichtes und die Regulierung der sechs *res non naturales*.

Nachdem wir die Theorie im Hintergrund des *Studium sanitatis* kennengelernt haben, drängt sich doch die Frage auf: Welche Werke waren die unmittelbaren Quellen Kyrs? Obwohl der Autor in seiner Einleitung in erster Linie Galen – die höchste Autorität – als seine Hauptquelle bezeichnet, sind seine Angaben stark zu bezweifeln. Nachfolgend erwähnt er nämlich auch Aristoteles, Celsus, Hippokrates, Plinius, Valerius Maximus, Pythagoras und Avicenna; dennoch

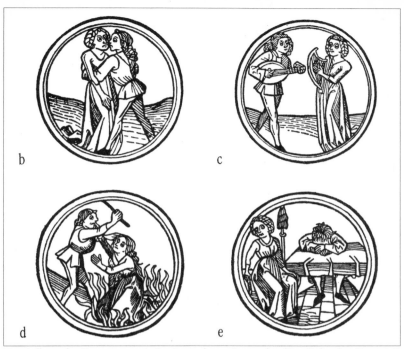

b   c

d   e

*Darstellung der Temperamente in einem der ersten gedruckten Kalender: Sanguini-
ker (b), Melancholiker (c), Choleriker (d), Phlegmatiker (e) (G. Zainer, 1480) [8]*

entsteht der Eindruck, daß er dies vor allem tat, um den Anforderungen, die an einen Gelehrten seiner Zeit gestellt wurden, zu entsprechen. Es ist sehr wahrscheinlich, daß seine Angaben nicht direkt
aus den Originalwerken antiker beziehungsweise arabischer Wis-
senschaftler stammen, sondern in zeitgenössischen diätetischen und
medizinisch-botanischen Publikationen »zusammengelesen« worden
sind. Vielleicht hat er aber tatsächlich das galenische Werk *De sanitate
tuenda libri sex* in der lateinischen Übersetzung von Thomas Linacre
verwendet – bezieht er sich doch ziemlich oft, nämlich sieben Mal, auf
Galen. Er zitiert häufig wörtlich aus dem Dioskurides-Kommentar des
Italieners Pietro Andrea Matthioli (1501-1577), der wenige Jahre zuvor sowohl lateinisch als auch deutsch erschienen war, allerdings ohne
diese Quelle anzugeben. Matthioli war übrigens ab 1555 Leibarzt des
Kaisers Ferdinands II. Als Kyrs Werk erschien, lebte er in Prag.

Zu Kyrs Zeit war für einen Arzt das Grundprinzip der Viersäftelehre selbstverständlich; es gab kein anderes Paradigma. So ist es kein

27

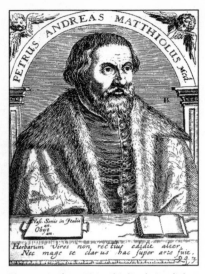

Pietro Andrea Matthioli, kaiserlicher Leibarzt und bedeutender Botaniker, 16. Jahrhundert (J.-J. Boissard, 1669) [9]

Zufall, daß nach der Abhandlung der sechs *res non naturales* ein zweiter Teil seines Werkes mit einer alphabetisch geordneten Darstellung von 208 Nahrungsmitteln samt Erörterung ihrer Komplexionen sowie ihrer Wirkungen und Indikationen folgte. Ausführlich wird der Leser über Vor- und Nachteile verschiedener Speisen, Gewürze und Getränke, von Brot und Fleischspeisen, von geflügelten und nichtgeflügelten Tieren, von einzelnen Körperteilen, Organen, von Fischen, Milchprodukten, Eiern, Früchten, Getreidearten und Gewürzen informiert. Weniger die eigene Erfahrung steht dabei im Mittelpunkt, sondern, wie es für den größten Teil der *Regimina* üblich war, das Vertrauen des Autors in die berühmten Autoritäten der Vergangenheit. Diese Kenntnisse waren nämlich für die Erhaltung der Gesundheit, selbstverständlich auch seiner Überzeugung nach, von grundlegender Bedeutung. Beide Teile seines Buches mit Empfehlungen zur Herstellung der Gesundheit und Vorbeugung von Krankheit sind eindeutig der Schriftgattung der Gesundheitslehre zuzuordnen. Wenn wir über Kyrs Quellen sprechen, müssen wir wieder die zahlreichen zeitgenössischen Ausgaben des *Regimen sanitatis Salernitanum (De conservanda bona valetudine)* hervorheben und unter ihnen besonders die Kommentare von Arnaldus de Villanova, deren Leitsätzen wir in Kyrs Werk wie in allen zeitgenössischen Diätetiken auf Schritt und Tritt begegnen.

Wie der Kronstädter Medizinhistoriker Arnold Huttmann betont hat, folgt die Darstellung der Nahrungsmittel in alphabetischer Reihenfolge einem alten Muster, das aber keine sicheren Schlußfolgerungen auf die Quellen des Werkes erlaubt. Genaue Quellenangaben sind – mangels weiterer Hinweise und Angaben des Autors – kaum möglich, wenn man die Fülle und die Überlappungen der zeitgenössischen und vorhergegangenen diätetischen Literatur betrachtet. Huttmann fielen große Ähnlichkeiten im lexikalischen Aufbau des zweiten Teils des Kyr-Buches mit einer 1538 in Basel gedruckten Abhandlung des bekannten byzantinischen Arztes Simeon Seth aus dem 11. Jahrhundert auf: *Simeonis Sethi magistri Antiochiae syntagma per literarum ordinem, de cibariorum facultate.* Dieses Werk wurde übrigens von Lilio Gregorio Gyraldi, der seit 1533 in Ferrara an der Philosophischen Fakultät wirkte, übersetzt, interpretiert und 1538 veröffentlicht. In der ersten Hälfte des 16. Jahrhunderts erschienen zahlreiche selbständige Diätetiken der Renaissance-Medizin. Dazu gehören zum Beispiel die *Florida corona medicinae* des Paduaners Antonio Gazio (Lyon, 1514) sowie die deutsche Übersetzung *Ain Schatz Camer der Gesundhait* (Augsburg, 1550), *De tuenda bona valetudine* von Eobanus Hessus in Versform (Frankfurt, 1524), *Spiegel der Arzney* von Laurentius Phrysen (Straßburg, 1532), *Castell of Health* von Thomas Elyot (1537), *A Dyetary of Health* von Andrew Boorde (1542) in England und *De ratione victus salubris* von Guilemo Menapius (1541) in Basel. Somit steht Paulus Kyrs Büchlein Mitte des 16. Jahrhunderts bereits vor dem Hintergrund einer beeindruckenden Menge an Fachliteratur. Diese Werke unterscheiden sich jedoch in ihrem Umfang und in ihrem Ziel grundsätzlich von Kyrs Gesundheitslehrbuch für den Gymnasialgebrauch; man kann sie kaum mit diesem vergleichen.

Ein Punkt muß noch besprochen werden: Keine einzige Feststellung oder Empfehlung in Kyrs Büchlein ist »original« in dem Sinn, daß sie Ergebnis eigener Forschung wäre; es handelt sich – wie gewöhnlich in solchen Fällen – um ein kompiliertes Werk. Ein charakteristisches Beispiel dafür ist die große Zahl der (aus verschiedenen fremden Quellen übernommenen) mediterranen Pflanzen, die in der Ernährung seiner Landsleute wohl kaum eine Rolle gespielt haben, sowie das auffallende Fehlen mancher einheimischer Nahrungsmittel.

Welchen Stellenwert können wir dann aber diesem Buch innerhalb der zeitgenössischen diätetischen Literatur zuweisen? Die Schriften ähnlichen Genres knüpfen in dieser Zeit einerseits an die Ausgaben des *Regimen* an, wie zum Beispiel die Ergänzung von Joannes Katzchius mit dem Titel *De gubernanda sanitate secundum sex res non naturales*, die mehrere Male in den Frankfurter Regimen-Ausgaben erscheinen, oder die kurze Studie von Philipp Melanchthon: *De anima, de moderatione cibi et potus item somni et vigiliarum* (Frankfurt,

1545), die ebenfalls an die Regimen-Ausgaben anknüpft. Andererseits sind populärwissenschaftliche, oft in regionaler Sprache verfaßte Arbeiten als ähnliche Werke zu betrachten, wie zum Beispiel das *Practizir Büchlin der Leibarznei* von Walther Hermann Ryff (Frankfurt, 1541), ein praktischer Ratgeber, der neben einer Rezeptsammlung und Aderlaß-Anweisungen auch diätetische Ratschläge zur Ernährung enthält, oder der viel beachtete illustrierte Ernährungsratgeber *Teütsche Speißekammer*, den Hieronymus Bock 1550, in Ergänzung zu seinem *Kreütterbuch* (1539), herausgegeben hat. Hierzu gehört noch die unter dem Namen *Groß-Schützener Gesundheitslehre* bekannte deutschsprachige diätetische Handschrift aus der Schloßbibliothek der Grafen Kollonitsch von Groß-Schützen (Nagylévárd, Velké Leváre) bei Preßburg von einem unbekannten Verfasser aus dem Raum Wien-Preßburg um das Jahr 1525. Mit manchen dieser Autoren und Bücher kann es Kyrs *Sanitatis studium* unbedingt aufnehmen, sowohl was das wissenschaftliche Niveau betrifft, als auch in Bezug auf Inhalt und Zahl an medizinischen Informationen.

Noch mehr Anerkennung verdient dieses Büchlein aber, wenn wir bedenken, was der Verfasser damit bezwecken wollte. Das *Sanitatis studium* ist nämlich gemäß dem Vorwort in erster Linie ein gesundheitpädagogisches Werk: Sein Ziel war, grundlegende medizinische Kenntnisse anzubieten, mit deren Hilfe die Kronstädter Schüler ein den religiös-ethischen Anforderungen entsprechendes und gesundes Leben führen konnten. Es ist interessant und in jener Zeit nicht unbedingt selbstverständlich – und zeugt eher von lutherischen Ansichten, daß Kyr die Erhaltung der Gesundheit als eine religiös-moralische Verpflichtung betrachtet. Kyrs »Zielpublikum« war tatsächlich diese Schülerschaft und nicht das siebenbürgisch-sächsische Bürgertum – das bezeugt auch die Tatsache, daß er sein Buch nicht auf Deutsch, sondern in einem sehr anspruchsvollen Latein verfaßt hat.

Obwohl uns über Kyrs Lehrtätigkeit keine Belege vorliegen, steht fest, daß sein Werk den gesundheitspädagogischen Zielsetzungen im Geiste der Spätrenaissance und der Reformation in hervorragender Weise entsprach. Außerdem hat das Gesundheitsbüchlein auch in der Unterrichtsgeschichte, insbesondere der Geschichte der Naturwissenschaften, einen beachtenswerten Stellenwert, denn dieses Fach befaßt sich bis heute mit Themen wie Ernährungskunde, Hygiene, gesunde Lebensführung, Körperkultur und Sexualkunde, wie sie in

Kyrs Werk – römisch-hellenistisch gefärbt, in der Manier der Spätrenaissance – dargestellt sind. Ungewiß bleibt freilich, ob sein Buch wirklich zu den frühen Vorläufern späterer Biologielehrbücher zu zählen ist.

Zusammenfassend können wir festhalten, daß das Büchlein *Sanitatis studium* – bei dessen wahrscheinlichen Quellen sowohl Galen als auch die kommentierten Texte des *Regimen sanitatis Salernitanum* von Arnaldus de Villanova, beziehungsweise des Zeitgenossen Pietro Andrea Matthioli zu finden sind – im 16. Jahrhundert ein lebendiges Werk war, das in die Kategorie der auf der Basis der klassischen Viersäftelehre beruhenden Diätetik gehört und gleichzeitig populärwissenschaftliche und moderne gesundheitspädagogische Zwecke erfüllte. Zwar

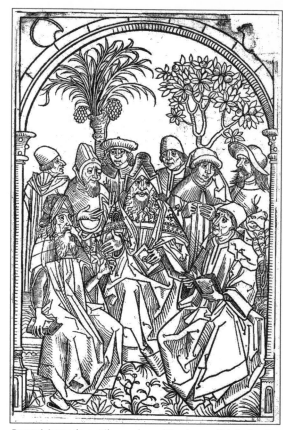

Botanisierende antike und mediävale medizinische Autoritäten: Avicenna, Hippokrates, Galen, Serapione, Plinius, Dioskurides, Constantinus, Mesue (J. Meydenbach, 1491) [10]

weder inhaltlich, noch strukturell originell, entsprach Kyrs Buch in diesem Umfeld vollkommen den gesetzten Zielen und dem Niveau seiner Zeit. Sein Wert steigt durch die Tatsache, daß das *Sanitatis studium*, diese bibliophile Rarität, bis heute als erstes gedrucktes medizinisches Buch Siebenbürgens gilt.

Kyrs Gesundheitslehrbuch aus heutiger Sicht

Von Szabolcs Péter

Es ist keine leichte Aufgabe, Kyrs Werk nach modernen wissenschaftlichen Gesichtspunkten zu analysieren und zu bewerten. Der Grund dafür ist, daß während der beinahe 450 Jahre, die seit der Entstehung des Büchleins vergangen sind, die Begrifflichkeiten der wissenschaftlichen Denkweise sich grundsätzlich geändert haben. Heute erleben wir die Blütezeit der auf Beweise bauenden Medizin, eine Zeit, in der die Empirie durch die Informationen, die nach biostatistischen Methoden in einer großen Zahl von epidemiologischen Untersuchungen gewonnen werden, endgültig abgelöst wird. Die aus diesen Ergebnissen gewonnenen und durch sie belegten Schlußfolgerungen bilden die »unwiderlegbaren« Postulate der modernen Medizin. Da sich aber das Leben nicht ausschließlich mit »objektiven«, analysierenden Methoden beschreiben läßt, ist es sehr zeitgemäß, in unseren Tagen, in denen eine ungesunde Lebensweise sehr verbreitet ist, in die Zeit der »subjektiven« empirischen Wissenschaft zurückzublicken und zu erfahren, auf welchem Weg wir das heutige Niveau der Gesundheitswissenschaft erreicht haben. In diesem Sinne lohnt es sich, das Augenmerk auf den Wahrheitsgehalt der allgemeingültigen Aussagen und auf die auch heute noch aktuelle Botschaft von Kyrs Werk zu richten.

In diesem Gesundheitslehrbuch bildet die tradierte antike beziehungsweise mittelalterliche Diätetik und die tagtägliche Erfahrung der volkstümlichen Heilkunde (Volksmedizin) eine untrennbare organische Einheit. Aller Wahrscheinlichkeit nach wurde dieses Werk durch eine derartige Verschmelzung von Theorie und Praxis in seiner Zeit zu einem praktischen, viel nützliches Wissen bietenden Handbuch und Leitfaden, in dem die Schüler konzentrierte, konkrete Informationen auf dem Wissensstand der Zeit über die gesunde Lebensweise finden sollten und konnten.

Wie viele zeitgenössische wissenschaftliche Arbeiten beginnt auch dieses Werk mit einem Hinweis auf die Bibel. Im Falle eines Gymnasiallehrbuches ist dies durchaus evident. Kyr nimmt Bezug auf die Stelle im Alten Testament, wo Moses die Speisen in reine und unreine unterscheidet, sowie aufs Neue Testament, wo Paulus seinem Schüler Timotheus zur Stärkung seines Magens Weingenuß empfiehlt. Sodann fügt Kyr hinzu, daß »die Sterblichen sich durch ihren Naturinstinkt mit größter Anstrengung bemühen, die Vernunft ihrer Lebensweise und die Unversehrtheit des Lebens zu bewahren«. So bringt er die göttliche Offenbarung mit der menschlichen Beobachtung in Einklang.

Bereits hier, im ersten einleitenden Absatz, findet sich der Schlüsselsatz, die wichtigste Botschaft des Büchleins: »Denn viele, die krank sind, sind es nicht wegen ihrer persönlichen Körperverfassung, sondern infolge ihrer fehlerhaften Lebensweise: Entweder bringen sie ihr Leben in Trägheit zu, oder sie arbeiten über das Maß, oder sie sündigen bei Qualität oder Quantität ihrer Speisen, oder sie betreiben eine schädliche körperliche Übungstätigkeit, oder sie gehen fehl beim Ausmaß ihres Schlafes oder bei unmäßigem Liebesdienst, oder sie schwächen sich durch eine Krankheit ihrer Seele und durch völlig unnötige Sorgen.« An dieser Stelle unterstreicht Kyr die Wichtigkeit der Lebensführung als bedeutendsten und individuell beeinflußbaren Gesundheitsfaktor. Dann schildert er detailliert die veränderbaren und zu verändernden Gewohnheiten, wodurch den nicht erblichen Krankheiten vorgebeugt werden kann. Erstaunlicherweise erinnert diese Beschreibung daran, wie heute die Weltgesundheitsorganisation (WHO) die moderne Gesundheit definiert: »Die Gesundheit ist ein Zustand des vollständigen körperlichen, geistigen und sozialen Wohlergehens und nicht nur das Fehlen von Krankheit oder Gebrechen.«

Kyr erwähnt auch die chronischen Folgen der schädlichen Faktoren der Lebensführung, die sich oft ein ganzes Leben lang negativ auf den Gesundheitszustand auswirken. Danach mahnt er die Schülerschaft zu einer gesunden Lebensführung: »Wer also seine Lebensweise nach der Vernunft ausrichten will, muß notwendig die nicht natürlichen Verrichtungen und Einflüsse, ferner Kräfte und Wirkungen der Nahrungsmittel kennen und sich schließlich bestreben, sich an das zu halten, wovon in diesem Buch in knapper Form gehandelt wird.« Dieser Satz könnte sogar in der Einführung eines modernen Gesundheitslehrbuches unserer Zeit vorkommen – die Zielsetzungen und Anforderungen der Gesundheitserziehung haben sich im Laufe der Jahrhunderte wenig geändert.

In der Einführung des Kapitels, das die Faktoren außerhalb des menschlichen Organismus (die *res non naturales*) behandelt, werden zwei Grundprinzipien betont, die auch heute noch die Grundlage der modernen Ernährungswissenschaft bilden: Die ausgewogene, abwechslungsreiche Ernährung und die aktive Lebensweise sind heutzutage so sehr in den Vordergrund getreten, daß dazu alle Medien und sogar manche Lebensmitteletiketten regelrecht auffordern, hauptsächlich um den mit der falschen Lebensführung zusammenhängenden »Zivilisationskrankheiten« vorzubeugen.

Infolge des sprunghaften Anwachsens der Weltbevölkerung und der allgemeinen Auswirkungen der Globalisierung wurde die Ernährung – die individuellen Bedürfnisse außer acht lassend – weitgehend uniformiert. In der letzten Zeit aber wird seitens der Medizin im Interesse des Gesundheitsschutzes gefordert, daß die Ernährung, ähnlich wie die Heilung, individuell angepaßt werden und ihre Quantität und Qualität den persönlichen und regionalen Bedürfnissen entsprechen soll.

Kyr empfiehlt, trockene Luft zu befeuchten, was heutzutage besonders in den Wintermonaten empfohlen wird, um dem Austrocknen der Nasen- und Rachenschleimhaut und damit Infektionen der oberen Atemwege vorzubeugen. An gleicher Stelle macht er auf die Tatsache aufmerksam, daß eine Menschenmenge »in der Lage ist, die Luft in unglaublicher Weise zu verderben«, was wir in der heutigen urbanen Welt täglich erfahren müssen.

Wir dürfen nicht vergessen, daß Kyr diese Zeilen Jahrhunderte vor der Entdeckung der Mikroorganismen (und der Tröpfcheninfektion) zu Papier brachte. Andererseits befaßte sich gerade zu dieser Zeit der Veroneser Arzt Fracastoro eingehend mit der Entstehung von Infektionen; Kyr könnte sein Werk *De contagione et contagiosis morbis* (1546) bereits gekannt haben.

Am Anfang des Kapitels über die Ernährung – und danach noch unzählige Male – macht er auf die Notwendigkeit des Maßhaltens aufmerksam. Dann warnt er vor den potentiellen Gefahren einer ungewöhnlichen und unnatürlichen Ernährung. Heutzutage ist diese Warnung durchaus aktuell, denken wir nur an die verschiedenen Reiseerkrankungen (zum Beispiel Malaria, Diarrhöe, Salmonellose, Hepatitis A durch Meeresfrüchte und andere), beziehungsweise an die von den fremden Speisen verursachten Krankheiten des

Verdauungstraktes. Ebenso ist Kyrs Empfehlung: »Wir sollten nur essen, wenn wir Appetit haben« hochaktuell. Das würden wir heute Verzicht aufs Naschen nennen, eine der wichtigsten Waffen im Kampf gegen Fettsucht, die sich weltweit wie eine Epidemie mit immensen sozialmedizinischen Konsequenzen ausbreitet. Im Weiteren lesen wir seine Empfehlungen über mehrmalige, aber kleine Mahlzeiten, die nach den neuesten Forschungsergebnissen die täglich gleichmäßige Energieverteilung und dadurch die ausgeglichene Insulinbildung sichern und so vor anderen Risikofaktoren der Fettleibigkeit (Adipositas) schützen. Eine sehr wichtige und nützliche Bemerkung ist, daß der menschliche Organismus im Sommer mehr Flüssigkeit braucht – deswegen wird in dieser Jahreszeit eine reichliche Flüssigkeitszufuhr empfohlen.

Nach der detaillierten Schilderung der Ernährung weist Kyr auf die Bedeutung der Bewegung hin: »Die in geeigneter Weise ausgeführten Körperübungen sind für die Gesundheit von großem Vorteil.«

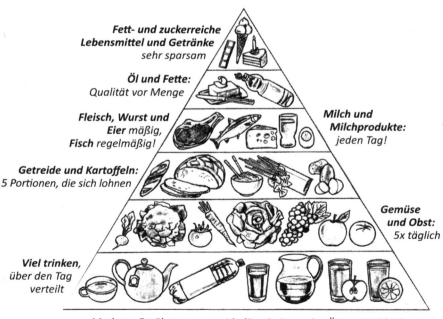

Moderne Ernährungspyramide (Fonds Gesundes Österreich) [11]

Damit macht er die Schüler wieder auf eine ausgewogene und aktive Lebensführung aufmerksam und schließt das Kapitel mit der auch heute noch sehr aktuellen Feststellung: »Wenn Muße und Ruhe im Unmaß stattfinden und nicht zur rechten Zeit, bringen sie größten Schaden.« Die heutige Medizin kann mit einigen typischen langfristigen »Schäden« des chronischen Bewegungsmangels als Beispiel dienen: Diabetes mellitus Typ II, Bluthochdruck, Fettleibigkeit, Arteriosklerose – kurzum das »metabolische Syndrom« – und schließlich die davon ableitbare, wissenschaftlich belegte höhere Sterblichkeit durch das »tödliche Quartett«.

Im weiteren widmet sich der Autor dem Schlaf und meint: »Die Ärzte stimmen darin überein, daß die rechte Länge des Schlafes sieben Stunden betragen soll, und zwar des Nachts«. Heute verfügen wir über wissenschaftliche Beweise für die Richtigkeit dieser Behauptung: Die neuesten Untersuchungen haben gezeigt, daß das Risiko der Fettleibigkeit bei weniger als sieben Stunden oder mehr als sieben Stunden Schlaf signifikant steigt.

Paulus Kyr setzt fort: »In unserer modernen Zeit ist allerdings nicht jeder Schlaf (am Tage) tadelnswert«. Im Mittelalter war er nämlich verboten, aus humoralpathologischen Gründen. Seitdem hat auch diese Behauptung wissenschaftliche Gewißheit erlangt, die neueren Empfehlungen sehen am frühen Nachmittag 20 bis 40 Minuten Ruhe (oberflächlichen Schlaf) vor, was dem physiologischen zirkadianen Rhythmus entspricht, der den Schlaf- und Wachzustand des menschlichen Organismus regelt.

Der Autor macht weiterhin auf die potentiellen Gefahren des Schlafens in der Rückenlage aufmerksam, was heute ebenfalls ein besonders aktuelles Problem ist: Denken wir nur an das obstruktive Schlaf-Apnoe-Syndrom, das besonders häufig bei den auf dem Rücken schlafenden Fettleibigen vorkommt, wobei das Einengen der oberen Atemwege im Schlaf ein Hindernis verursacht. Die Atemstillstände führen zu einer verringerten Sauerstoffversorgung und zu wiederholten Aufweckreaktionen (als automatische Alarmreaktion des Körpers). Die Folge dieser Unterbrechungen ist ein nur wenig erholsamer Schlaf, der zu den typischen Symptomen wie Schnarchen, morgendliche Kopfschmerzen, ausgeprägte Tagesmüdigkeit bis hin zum Einschlafzwang am Tag und verlangsamtem Denken führt. Auch hoher Blutdruck, Schlaganfall, Herzinfarkt kommen bei Betroffenen viel häufiger vor. Ihre Behandlung ist auch heute noch eine echte Herausforderung, mit oft unbefriedigendem Erfolg.

Der Vollständigkeit halber sollten wir auch diejenigen seiner Empfehlungen erwähnen, die aus heutiger Sicht jeder wissenschaftlichen Grundlage entbehren, indessen als Konsequenzen der Viersäftetheorie damals »wissenschaftlich« zwingend waren und die Kyr nicht erfunden hat. Es gibt einige Beispiele dafür im Kapitel »Über Entleerung und Füllung«: Offensichtlich ist die Behauptung nicht stichhaltig: der Aderlaß »nützt wunderbar, wo

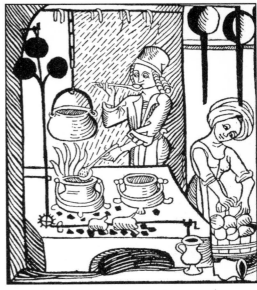

Koch und Küchenmagd (J. Fischer, 1507) [12]

Fülle herrscht an Blut oder Körpersaft oder Speise und Trank, doch auch am Beginn eines Fiebers, das wegen Speise oder Schmerz oder der Schwäche eines Teils des Körpers sich entwickelt«. Der Aderlaß hat derzeit nur noch wenige ärztliche Indikationen, etwa Hämochromatose, Polyglobulie und besonders soziale medizinische Rechtfertigung, wie die Blutspende.

Ebenso fraglich ist der Wahrheitsgehalt der Behauptung, wonach, »wer gesund sein und alt werden will, sich besonders davor hüten muß, täglich den Vomitus zu haben, denn dessen häufiger, anhaltender Gebrauch bringt Taubheit, mindert die Sehkraft, zerreißt die Venen von Brust und Lunge und schadet den Zähnen«. Der Säuregehalt des Magens kann tatsächlich Ätzungen an der Schleimhaut der Speiseröhre verursachen und den Zahnschmelz schädigen, mit Hören oder Sehen hat er aber nichts zu tun. Abgehoben ist hier offensichtlich auf die durch überstarkes – medikamentös hervorgerufenes – Erbrechen sich einstellenden Befindlichkeitsstörungen. In der heutigen verweichlichten Welt würden sich bestimmt viele freuen, wenn Kyrs Meinung wahr wäre, daß das Sprudelbad »die Übungstätigkeit, falls diese mitunter vernachlässigt wurde, ohne weiteres nach Gebühr ersetzen kann«.

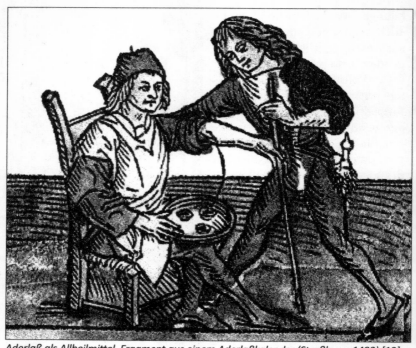

Aderlaß als Allheilmittel. Fragment aus einem Aderlaßkalender (Straßburg, 1492) [13]

Folgende Behauptung besitzt derzeit eine gewisse Aktualität: »Es gibt nichts, was Gesunden wie Kranken mehr nützt als Hungern und Enthaltsamkeit zur rechten Zeit.« Heutzutage sind die verschiedenen »modernen« Diäten, Fasten- und Entschlackungskuren sehr beliebt. Daß der überwiegende Teil von ihnen auf die Gesundheit eine positive Wirkung ausübt, ist freilich keineswegs wissenschaftlich belegt. Nach den neuesten Empfehlungen soll der gesunde Mensch eine ausgewogene, abwechslungsreiche Ernährung und eine gleichmäßige Energiezufuhr anstreben, um die Gesundheit zu erhalten. Das bezieht sich auch auf diejenigen, die abnehmen möchten, natürlich bei verminderter Energiezufuhr und mehr Bewegung. Deswegen müssen in Kyrs Empfehlungen die Ausdrücke »geeignet angewendet« und »Mäßigung« betont werden.

Wir müssen heute ferner folgende Behauptung als »unwissenschaftlich« bewerten: »Das Fließen des Bluts aus der Nase bessert vor allem

Verstopfungen des Hirns und innerliches Herabtropfen des Phlegma vom Haupt«. Die Verstopfungen des Hirns und die aus dem Kopf fließenden Säfte – die Säftelehre glaubte, daß das kalte, feuchte, weiße Phlegma, dessen Übermaß Schaden bringt, im Hirn entstehe – sind für die heutige Medizin nicht mehr zu deuten. Andere Reste mittelalterlicher Bräuche – man denke nur an die jeden Frühling erforderlichen Aderlässe als »Blutreinigung« – stehen indessen in der breiten Öffentlichkeit nach wie vor außer Frage.

Zum Schmunzeln regen uns heute die Textausschnitte bezüglich des Geschlechtslebens an: »Ständiger Venusdienst schadet den Augen und sämtlichen Sinnesorganen, dem Haupt, den Nerven, der Brust, den Nieren, den Lenden und den Hüften, weiters beschleunigt er Alter und Tod. Er bringt ja die gesamte Körperkraft herunter, so daß Pythagoras einstmals die Auskunft gab, man dürfe von dem Venusdienst nicht aufs Geratewohl, sondern planvoll Gebrauch machen, wenn man sich nicht selber schwächen wolle. (...) Die den Venusdienst maßlos ausüben, werden vergeßlich, zitterig, leiden unter Gelenkschmerzen, insonderheit der Hüften, und an Nieren- wie Blasenkrankheiten.« Immerhin machen diese Stellen, die natürlich gleichfalls aus der Humoralpathologie ihre Logik beziehen, auf die Gefahr der Geschlechtskrankheiten aufmerksam, die sowohl damals (Syphilis) als auch heute (HIV) ein großes Problem für das Gesundheitswesen darstellen.

Der zweite Teil des Werkes besteht aus der alphabetischen Auflistung von 208 verschiedenen Lebensmitteln. Diese Liste ist eine vorzügliche Kostprobe der abwechslungsreichen, teils mittelalterlichen, teils raffinierteren Spätrenaissance-Küche. Es ist bekannt, daß die Dreigliederung der Mahlzeiten etwa um diese Zeit entstanden ist. Das Frühstück bestand hauptsächlich aus Suppen und Beilagen. Das Mittagessen fing man auch mit Suppen an, danach folgte Rind- oder Schweinefleisch in scharf gewürzter Brühe. Das Abendessen hatte geringere Bedeutung. In der Renaissancezeit spielten die Süßigkeiten eine zunehmend größere Rolle: Nachdem im Mittelalter Honig verwendet wurde, hat die Zahl der mit Rohrzucker gesüßten Konditorprodukte deutlich zugenommen. Der Honig des Mittelalters dürfte sehr unsauber gewesen sein: Er wird als scharfschmeckend beschrieben, und in der sogenannten doppelten Rezeptur wird immer Honig für die Armen, Zucker für die Adeligen empfohlen. Am Tisch durften auch die verschiedenen Früchte nicht fehlen, man aß aber nicht nur einheimische

Obstsorten, sondern auch – dank der Handelsbeziehungen zu Italien und dem Orient – Südfrüchte. Hier muß darauf hingewiesen werden, daß nach der Humoralpathologie grundsätzlich der Genuß von rohen Früchten als gesundheitsschädlich galt. Man kochte sie deshalb und trank den so entstandenen »Tee«.

Kyr beschreibt im Sinne der Viersäftelehre die Wirkung verschiedener Lebensmittel auf den menschlichen Organismus, manchmal aber auch, wie sie zubereitet werden. Oder er fügt nur eine kurze Bemerkung bei der betreffenden Speise an, entsprechend den Prinzipien des allgemeinen Teils. Infolgedessen gibt es unter seinen Empfehlungen nur wenige Informationen, die auch den heutigen Ernährungsempfehlungen standhalten würden. Es lohnt sich aber, die wichtigsten Lebensmittel aufzuzählen, die von den damaligen Menschen verzehrt wurden. Von den Suppen erwähnt Kyr die Kleie-, die Hähnchen-, die Fleisch-, die Fisch- und die Wirsingsuppe. Er erörtert ausführlich die verschiedenen Fleischsorten, von denen viele im Laufe der Jahrhunderte praktisch aus unserer Küche verschwunden sind (Färse, Zicklein, Schaf, Bock, Stier, Hase, Hirsch, Bär, Taube). An Früchten zählt er den Apfel, die Weintraube, die Quitte, die Zitrone, die Süß- und die Sauerkirsche, die Dattel, die Brombeere, die Feige, die Birne, die Limette, die Apfelsine, den Pfirsich, die Palmenfrucht und die Pflaume auf. Kaum nachvollziehbar (doch nach der Säftelehre konsequent) ist für uns heute, daß Kyr trotz der Vielfalt – und in starkem Gegensatz zur heutigen Wertschätzung – über den Nutzen der einheimischen Obstarten geringschätzig feststellt: Die Früchte, »von denen sich die Menschen nähren, wie Birnen, Äpfel, Pflaumen und Pfirsiche, gewähren, wie man wissen muß, dem Körper eine dünne, befeuchtende Nahrung, sind von geringem Nährwert und erzeugen im Körper schlechten Saft.«

Eine große Bedeutung dieses Gesundheitslehrbuches aus der Mitte des 16. Jahrhunderts liegt darin, daß wir nicht nur die zeitgemäßen ärztlichen Empfehlungen bezüglich des Lebensstils und der Ernährungsgewohnheiten von Kyrs Landsleuten im Karpatenbogen kennenlernen, sondern auch die damalige Nutzung der Nahrungsmittel. Manche der von Kyr beschriebenen Nahrungsmittel waren damals kaum noch verbreitet, andere dagegen nur für gehobene Gesellschaftsschichten erschwinglich. Manches kam offensichtlich über den Fernhandel aus dem Mittelmeerraum auf die Märkte siebenbürgischer

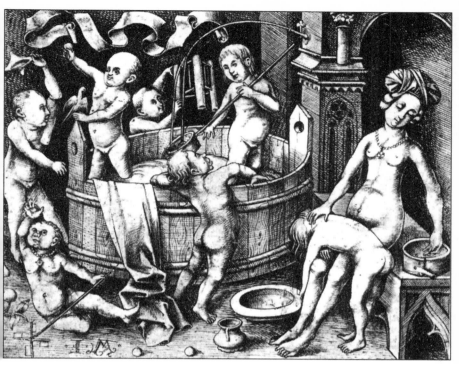

Kinderbad im Spätmittelalter (I. Meckenem, 1490) [14]

Städte wie Kronstadt und Hermannstadt. Uneinheitlich muß auch die Verbreitung der Lebensmittel in den verschiedenen Regionen Sieben-bürgens gewesen sein, wobei geographische sowie ethnisch und kul-turell determinierte Unterschiede eine große Rolle spielten. Über die-se Aspekte erfahren wir jedoch nichts aus dem Büchlein Kyrs.

Es ist dennoch für den heutigen Leser interessant, über das Nahrungsangebot unserer Vorfahren hier Informationen zu erhalten. Dies aus einer Zeit, als heute weit verbreitete Grundnahrungs- und Genußmittel in jener Region Ost-Mitteleuropas noch nicht kultiviert wurden beziehungsweise völlig unbekannt waren: Kartoffel, Mais, Tomate, Sonnenblume, Zuckerrübe, Paprika, Aubergine, Zucchini, aber auch Kakao, Kaffee und anderes mehr. Auch die Milch kommt als Nahrungsmittel, von Säuglingen und Kleinkindern abgesehen, hauptsächlich als Produkt (Käse) vor, denn dem Milchkonsum wur-den schädliche Nebenwirkungen zugesprochen.

Der Genuß von Wein war bereits in der antiken Diätetik erlaubt, er wurde sogar als Medizin eingesetzt, jedoch niemals in unverdünntem Zustand! Diese Art des Weingenusses als »Spritzer« ist bis heute in vielen Gegenden des Landes üblich.

Dem Rotwein wurde blutbildende Wirkung nachgesagt (Signaturenlehre). Über Spirituosen erfahren wir wenig, vermutlich, weil das Schnapsbrennen (Destillieren) zu jener Zeit im Burzenland noch kaum verbreitet war. *Aqua vitae* wird hauptsächlich als Arzneimittel, als Tonikum, empfohlen.

Man könnte noch länger die unter wissenschaftlichen Gesichtspunkten »richtigen« oder »falschen« Aussagen des Werkes erörtern – die *ultima ratio* aber war die zeitgemäße Gesundheitserziehung der Jugend der damaligen Zeit. Das Büchlein diente – sowohl was den Umfang, als auch was den Inhalt betrifft – vollkommen dem gesteckten Ziel. Man kann behaupten, daß es diesem Ziel auch aus heutiger Sicht voll entspricht. Eine besondere Aufmerksamkeit verdient dieses vor über 450 Jahren erschienene Gesundheitslehrbuch jedenfalls in einer Zeit, in der die Erziehung zu einer gesunden Lebensführung zur wichtigsten Aufgabe der zivilisierten Welt geworden ist, um gerade den Zivilisationskrankheiten vorzubeugen. Kyrs Mahnungen und Ratschläge sind heute wenigstens so aktuell wie damals, und wir hoffen, daß die Leser – wie damals die Schüler in Siebenbürgen – im Interesse der Gesundheit von Leib und Seele sich die Weisheiten eines vergangenen Zeitalters zu Herzen nehmen:

»In den Wirren des Gemüts mußt du ehrbare Tröstungen suchen, Freunde und Gäste haben, die nicht traurig sind, dann schlag die Leier, streich die Saiten und sing ein süßtönendes Lied, das die traurigen Herzen erquickt und die Gemütsverfassungen ins rechte Maß bringt.«

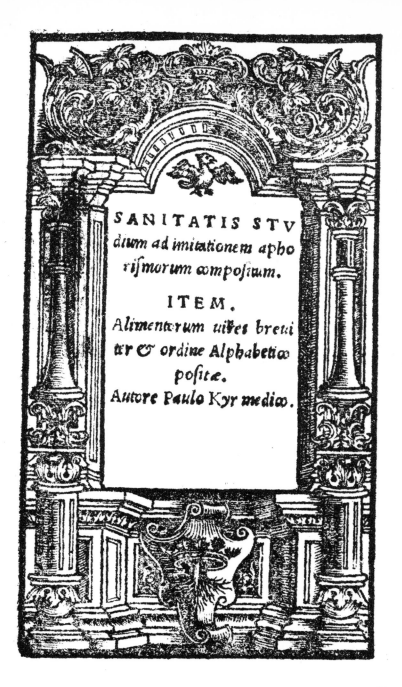

SANITATIS STV
dium ad imitationem apho
rismorum compositum.

ITEM.

Alimentorum uires breui
ter & ordine Alphabetico
positæ.
Autore Paulo Kyr medico.

FAKSIMILE-KOPIE
DES KRONSTÄDTER EXEMPLARS
(SIGNATUR HB 510)

STVDIOSAE IVVENTVTI CO
ronéñ. Paulus Kyr. S. P. D.

VAletudinem bonam tueri CONDItoris prouī
dentia factum eſſe teſtantur uiri diuino ſpiritu
præditi,quemadmodum Moſes ɑbos ſuos diſɑrnens
ac diuus Paulus Timotheo ſuo ad fulaendam ſtoma
chi imbeɑ̈lliutem, parum uini uſum præſcribens.
Et mortalium genus omne hoc affirmare uidetur
ex eo,quod naturæ inſtinctu ſummopere curat,ut ſit
uictus ratio, & uitæ ſeruetur incolumitas. Priſd
quoq; qui bonorum ordines digeſſere, non ſine ra‐
tione primas tribuerunt bonæ ualetudini. Quid e‐
nim refert hominem eſſe diuitem, clarum, nobilem,
eloquentem & uenuſtum, ſi proſpera corporis uale
tudo perit, nonne pauper miſerq; eſt? Quare cum
à Deo inſitum ſit tueri uitam & ſanitatem, et à me
diis clariſſimis ſanctisq; uiris ſemper obſeruatum fu
erit,non conuenit,quenq; neſare eam parœm,ut eti
am Galenus docet,quæ ad bonam ualetudinem tuen
dam pertinet.Non autem uoluptatem,ſed neceſsitatē
ſpectamus, uidelicet, ne corpus in morbos ac uitia
delabatur, uitæq; functiones impediantur. Nam ali
qui ægrotant,non ob proprium corporis ſtatum,ſed
ꝓpter uitioſam uictus rationē, dum aut in deſidia ui
tam agunt,aut nimium laborant,aut in aborū quæ

A 2

45

tuæ quantitatue peccant, aut exercitium aliquod no
xium exercent, aut in somni modo, aut ueneris im
modico usu falluntur, aut etiam ægritudine animi cu
risq; parum neceßarijs se macerant: unde nonnulli
in morbum quempiam grauem incidunt, à quo tota
uita se expliare nequeunt. Qui ergo uictus rationę
uti uolunt, neceße est, ut res non naturales, & ali
mentorum uires agnoscant, & sese ad eas accommo
dare studeant, de quibus hic breuiter tractatum est.
Verum ea ab egregijs autoribus magisq; Galeno se
legimus. Si quid autem prætermißum, uel minus ab
solutum uidebitur, id ex aliorum emolumentis hau
riendum erit. Sed cum puto æquum esse, ut quisq;
pro suo captu et eruditione sua alios iuuet, studiosæ
iuuentuti Coronell. prodeße studui, quod si conse
quutus sum, ut spero, non pœnitebit me laboris.
Pergite igitur studiosißimi iuuenes, ueterem recipere
diætam, et ad euitandos morbos salu
bria præcepta excerpite, quo
mens sana sit in
corpore sano.
1 5 5 1.

DE REBVS NON NATVRA LIBVS.

Q Vemadmodum corpus noftrum per iuftum ufum rerum non naturalium commodius fo uetur, & incolume conferuatur: ita fi finiftre & in ordinate adhibentur, deftruitur.

Res non naturales funt numero fex, ut aër, cibus & potus, motus & quies, fomnus & uigilia, inani tio & repletio, ac animi affectus.

Videndum autem ut quifq; fecundum fui corporis conftitutionem his recte utatur, uel ea natura exhibe te, uel arte & induftria parante, ut fanitatem con feruet potius quam perdas, ac primum quidem ui dendum eft de aëre.

DE AERE.   I.

A ER optimus faluberrimusq; eft, qui purus exi ftit, cuiufmodi eft, qui nec ftagni, nec palu dis halitu infectus eft, nec ex profundo fpecu peftilen tem auram fpirat, nec qui ex cloacis uitium contra xit, nec qui ex animalium, olerum, aut leguminum putredine, aut fimo coinquinatur, nec qui ob ftagnū aut flumen uianum nebulofus eft.

Aër editis montibus in ualle inclufus, qui nullum perflatum reàpit, fuffocans putrisq; eft, fimilis ei q

A 3

in domibus quibuſdam eſt incluſus, in quibus ob pu
tredinem, et perflatus defectum plurimus acruatur
ſqualor ac ſitus.

Vt temperatis corporibus temperatus aër ſalu
berrimus eſt: ita intemperatis quidē is in quo contra
riæ qualitates exuperant, optimus erit: uerbi gratia,
frigidis calidus: calidis frigidus, humidis ſiccus: ſicciori
bus humidus. Quum aërem contraria qualitate præ
ditum habere non liceat, arte paretur.

Aër calidior et ſiccior emendatur, ſi humidiores &
frigidiores domos præparabimus, pauimenta earum
aßidue aſpergentes aqua roſacea, uel aqua pura tan
tum cum aceto: uel cum flabello facto uentulo, tum
ut ex Euripo aliquo aura inſpiret machinantes.
Prætrea ſternere locum frondibus ſalicis, uitis: flori
bus frigidis, ut uiolarum, roſarum: fructibusq; ut
pomis citrinis, aurantijs, limonijs mirè competit: &
ab ignis ſolisq; calore prohibere expedit. Præſtat
etiam locum à pauaßimis adiri: incredibiliter enim
multitudo aërem inficit.

Aër frigidior et humidior corrigitur ex ligno quer
neo, pini, iuniperi, cauſa euaporationis odoriferæ,
quæ ex iſtorum exuſtione eleuatur. Amplius id præ
ſtant ſuffumigationes ladani, thuris, moſchi, Xylo
aloes, ſandaracæ, ſtyracis, ſauinæ, & ſimilium eä
dem uirtutem habentium.

Aër siccior emendatur per decoctiones rerum hu
midarum, ut sunt arborum frondes, herbæ frigdæ
& humidæ, aliæq; huius ordinis finitima.

DE CIBO ET POTV IL.

BOnus cibus est, qui bonum succum procreat:
qui secus habet, malus censetur. Alij magis fri
gidum pituitosumq; succum congerunt, alij magis ca
lidum ac biliosum, nonnulli magis aquosum, alij rur
sus magis melancholicum: horum ergo uicq; abstinen
dum ab ijs cibis potionibusq;, qui eum, quem colli
gunt succum, facile gignant.

Qui particulatim huius uel alterius naturæ cibi
sint, infra de alimentorum uiribus inscripsimus.

Ferculorum numerus non facile binarium excædat:
post hoc in comedendo tempus prolongare non licet.

Consuetudo in cibi assumptione, & in uniuersa
uictus ratione seruanda est: nam insueta molestare
solent.

Si urgente necessitate, ad insueta transeundum e
rit, tum non subito sed paulatim fiat: repentinæ enim
mutationes, ut ait Hippocrates, uitandæ sunt.

Concoctu facilia, ijs qui difficulter concoquuntur,
præmittantur, et humida siccis, et lubricantia adstrin
gentibus antecedant.

Cauendum ne sani sumant cibum, nisi ante mo

diæ fuerint exerautæ, uel hefternu abus defcenderit.

Confueta hora ac appettu prius allidente prande
ant ac cœnent: nec aim hic poftulat abus eft differen
dus: omnis enim mora illi noaua eft.

Ventres hyeme calidiffimæ funt naturæ, in his er
go temporibus eft multus abus fimul fumendus, fed
minus bibere conuenit.

In æftate eft comedendum fæpe bis uel ter in die,
pro uice tamen parum, et de abis fubtilibus ac digef
tibilibus, quia tunc calor naturalis eft debilis, et folu
tio plurima: fed corpus potione multa eget.

In Autumno aliquantulum plus pro uice, de abo
eft fumendum, meraciusq; bibendum.

Cibo ac potu quocunq; etiam tempore expleri
onerofum eft: quanq omnino potu quam abo reple
ri minus noauum eft.

Semper curandum eft, ne penitus defiderium fopi
atur, fed remaneat aliquis appetitus, iuxta illud,
Sic pota ut fitias, fic ede ut efurias.

Inter prandendum aut fæpe et parum bibendum,
aut bis teriue largius potandum.

In tempore cœnandum, ut abum æftate fumamus
horis diei magis frigidis arte uel natura: in Hyeme
contrario modo: in Vere et Autumno medio modo.

Oportet quoq; inftituere uictum, qui ætati et ex
ercitiorum generi accommodus fit: fiquidem fenes fu
allime

facillime ferunt ieiunium & famem, deinde adolef
cenes, minime autem pueri, praefertim alacriores,
deinde fortius exercitij genus tractantes, fortioris om
nia crassiorisq́; cibi & multiplicius exhibiti indigent
administratione.

DE MOTV ET QVIETE. IIII

EXercitium commode administratum, ad sani
tatem tuendam multas utilitates affert: nam ca
lorem augmentat, cuius beneficio membra solida
mollescere, humida tenuari meatusq́ laxiores fieri
accidit: & ob spiritus ualentiorem motum meatus ex
purgare, excrementaq́ expellere necesse est. Sani
tatis studium ad labores impigrum esse scribit Hipp.

Exercitium minime conuenit corporibus non mun
dis, hoc est, abundantibus humoribus malis, aut cru
dis incoctisq́;, aut cibis multis, quae uel in uentre,
uel in uasis continentur: periculum enim est, ne pri
usquam per naturam concoctiones utiles fiant, in om
nes animales partes rapiantur, unde corpori ingens
nocumentum inferatur.

Ante omnem cibum & post euacuationem super
fluitatum maxime quae in intestinis & uesica continen
tur, fiant exercitia: caput enim repletur inde uapori
bus, unde non leue incomodum accidit, & in Epa
te aut ponderis sensus, aut distentionis, aut utrisq́

B

perapitur.

Conueniens est uerno tempore exerare iuxta meri
diem, loco saltem teperato: in æstate ante meridiem, ut
tuto meridiano æstu: in hyeme post meridiem loco ta
men prius ignis beneficio tepefacto, ne quid noceat
frigus: amplius æstate subtilius, hyeme crassius exer
citij genus conuenit.

Exercitationi mensura est adhibenda, tantisperq;
exercendum, dum & corpus intumuit, & color ille
floridus apparet, sudorq; cum calido uapore mixtus
cernitur: tunc ergo inhibenda cum aliquid horum fue
rit mutatum.

Si ultra exercitando pergamus, etiam boni succi
nonnihil educetur, atq; ita tum gracilius corpus fi
et, tum aridius, atq; ad incrementum minus habile.

Exercitij genus quoq; est gestatio nauicularum, le
ctiarum ac curruum. Sub gestatione comprehendi
tur equitatio & uectatio.

Equitacioné mirifice intestina côfirmare tradit Cor
nelius Celsus: et coxendiabus utile esse scribit Plinius.

Si contingat proficisci pedes uel eques totam diem,
hospitatus non ilico cibum uel potum capiat, nisi post
quam quieuerit, & calor ad interiora redierit, tum
cibum uel potum reapiat.

Si necessarium est ultro progredi, somnum bre
uem super cibum dormiat, antequam iter arripiat.

Regula per
utiles ⁊ ratio
rib, 1
11

ne cibus conquassus in stomacho corrumpatur: Nam
optima digestio fit somno & quiete, dicente Galeno.

Sunt & alia exercitij genera, ut cantatio, lucta
tio, saltus, cursus, pilæ ludus, iactus & huiusmodi
multa, qualia Galenus commemorat.

Motus siue exercitium cibum præcedere utile est: à
cibo conuenit uel quiescere sedendo, uel erigi stando,
uel moueri paulatim, uel breui tempore deambula
re, ut motus non sufficiat ad cibi conquassationem, sed
eius in fundo locationem.

Qui legendo et scribendo se exercent, non prope
rè à mensa intendere, sed duabus aut tribus horis in
de uacare debent: & à cœna lucubrantes, horam
unam minime excedere expedit, ne crebro oculisq́;
nocumentum inferatur.

Frictio est loco exercitij, cui sex sunt differentiæ:
dura corpus cogit: mollis laxat aut soluit: multa ex
tenuat, minuit, euaporat ac macrum reddit: aspe
ra sanguinem attrahit ad exteriora: lenis retinet in
membro: mediocris augendi uim obtinet, unde car
nem auget, uitale robur excitat, modicè calefacit, &
efficit, ut distributio nutrimenti sit facilior, & nutri
tio nutrimenti promptior.

Qui carnis augendæ causa friantur, tunc plane fi
nienda est frictio, cũ corpus et intumuit, & ad sum
mum fere tumorem peruenit.

B 2

Oàum & quìes ubi immodica fuerint, & non sua
adhibita tempore, maximo detrimento existunt: cru
ditates enim pariunt, & uiciosorum humorum in
corpore copiam procreant.

Quiete tum utendum, quum ex multa motione cor
pus defatigatum fuerit.

DE SOMNO ET VIGILIA IIII.

Somnus nihil aliud est, quam animalium facul
tatum quies.   Somnus si recte adhibeatur,
multa adfert commoda: nam cibos confiat, humores
concoquit, animi aegritudines obliuione delet, mentis
insaniam corrigit.

Somnus longior conuenit illis, qui perfectam con
coctionem nondum fecerunt, siue istud contingat ex
usu mali cibi, siue uirtutis alteratrias debilitate.

Non conuenit ieiunis, et famem tollerantibus: reple
tur enim inde caput fumis ac euaporationibus eleua
tis à faecibus ac superfluitatibus retentis in stomacho.

Consentiunt media somni iustam longitudinem
esse tempus septem horarum noctu: nam in die dor
mire nemo ex antiquis probauit, et mala ex hoc enu
merat Auicenna ferè haec, destillationes à capite, cor
ruptionem coloris, aggrauationem splenis, laxita
tem neruorum, desidiam ad res agendas, prostratum
appetitum, apostematum generationem, febres &

quædam alia.

Tempore moderno non omnis somnus est uitupe
randus, præcipue si in eo quinq; conditiones obser
uentur, Prima ut sit consuetus: Secunda ut non ilico
super cibum: Tertia ut non sit capite depresso: Quar
ta ut non sit longus: Quinta ut non fiat repentina
expergefactio.

Forma deabitus debet esse supra latus dextrum
primum, deinde supra sinistrum, quo cibus primum
bene ad stomachum descendat, deinde supra iectio
ne Epatis concoctio adiuuetur.

Supra uentrem dormire commodum est concoctio
ni, retinetur enim sic et augetur quoq; calor innatus.

Supinus deabitus occasio est grauissimorum mor
borum, apoplexiæ, paralysis & incubi: propterea
scribit Hippocr. bonum esse ægrum inuenire iacen
tem in latere dextro, aut sinistro, & penitus supi
num deabitum damnans.

In omni somno conuenit, ut fiat in loco non cali
do, nec uaporoso, sed temperato, uel parum frigido.

Somnus prolixus & immodicus infrigidat & hu
mectat, ac præter alia incommoda hoc affert, quod
ne excrementa suo tempore expellantur, sed ut in
corpore detineantur, efficit.

Vigiliæ si modum excæsserint, cerebri bonam tem
peraturam corrumpunt, sensus debilitant, uirtutem

B 3

deſſiunt, cruditatemq́; efficiunt.

Danda eſt opera, ut neq̃ ſomnus, neq̃ uigilia mo
dum excœdat: Nam diœnte Hippocr. ſi modum excœſ
ſerint, malum eſt.

Vigiliæ extrinſecus calefaciunt, intrinſecus infri
gidant & exiccant, et ſæpe ſunt cauſa ægritudinum
acutarum, aliquando phreniridis, maniæ ac melan
choliæ, quæ ſunt ſpecies delijrij.

DE INANITIONE E REPLETIONE. V.

VEnæ ſectio mirifice prodeſt, ubi eſt plenitu
do uel ſanguinis, uel humoris, uel ubi potus
q̃; ac initio inflammationis, quæ aut propter cibum,
aut propter dolorem, aut partium debilitatem pro
uenit.

Pueris uſq̃; ad decimum quartum annum haud de
trahendus, nec ſenibus poſt ſeptuageſimū: niſi in hac
ætate conſtitut multi ſanguinis fuerit, uireſq̃ robuſ
tas habuerit, ut ſi neceßitas iubeat, ijs etiam uenam
ſecabis.

Virium robur obſeruare expedit: ſi enim ualidum
fuerit, & mittendi ſanguinis neceßitas incubuerit,
audacter ſanguinem extrahat: ſin minus, uel nihil,
uel parum ſanguinis auferendum.

Vbi multa euacuatione opus eſt, uerum ſunt im
becilliores, quam ut eandem ferre poßint, tum Ga

teno teste, euacuationem partiri præstat.

Quibus amplæ sunt uenæ, quiq; non nimium gra
ciles sunt, nec candidi, neq; tenera carne præditi, eos
copiosius euacuabimus: contrarios uero, qui parum
sanguinis habent, carnemq; facile transpirabilem,
parcius.

Regio si impensè calida uel frigida fuerit, largam
euacuationem haud sustinet.

Tempus æstiuum et hybernum uenæ secandæ uel
nime idonea erunt: sed quibus à uenis sanguinem
mittere confert, docente Hippocrate, ijs uere secare
uenam oportet.

Tempus in quo fit uenæ sectio conuenit matuti
num: quibusdam etiam posteaquam rerum solita
rum quippiam obierint, sanguinē auferre expedit.

Aegris nullum est uenæ sectionis præscriptum
tempus: quamobrem nec per noctem sanguinem mit
tere ijs, si sic expetat morbus, uerearis.

Vita etiam antracta uenæ sectione expetenda, est
scilicet ubi potusq; copia, et præcipue affatim nutri
entium usus fuerit, tum enim audacter sanguis ex
trahendus: sin minus, contra.

Si præter consuetudinem, uel hæmorrhoides, uel
menses retenti fuerint, tum saguinem mittere ex
pedit.

Quibus præter solitum exercita neglecta, aut ea

cretiones suppressæ fuerint, uenæ sectio haud teme
re adhibeatur.

Quum tres sint in cubito uenæ, ex quibus sanguis
mittitur, sciendum quod interior, quam iecorariam,
ac lienarem, axillaremq́ue, hodie uero basilicam uo
cant, ijs secanda erit, quibus partes collo inferiores
patiuntur: exterior uero, quam humeralem & ce
phalicam nominant, ijs incidenda uenit, quibus par
tes supra ceruicem, uerbi gratia facies aut caput labo
rant: media, quam alio nomine communem, nigram,
matrem, & medianam nuncupant, tunc secanda
erit, ubi uena parti patienti propria obscurior fu
erit.

Deniq́ue duplex est uenæ sectio, una secundum rec
tum, aut è directo fit: altera quæ in opposito fit, sed
hæc longiorem desiderant explicationem, quam ut
hoc in loco commode inseri possit.

Animaduertendum ut tanto citius sanguis restringa
tur, quanto melior exierit: & contra, tanto diutius
ut effluat, permittendum, quanto peior fuerit.

Vbi incisa uena sanguis emanat, ad mutationem
eius ac pulsum animum diligenter attendere opor
tet, idq́ue in sanis & ægris,

Alterum euacuationis genus, est uentris deiectio,
huius usus erit, ubi corpus uitiosis humoribus refer
tum fuerit,

Sanis,

Sanis, qui uitioſorum humorum abundantia mini
me præmuntur, medicamēta purgantia non ſunt pro
pinanda.

Quibus purgandi medicamenti opus erit, ij primũ
curabunt, ut ad purgationem idonei ſint: id quod
balneis & abis humectantibus, corpuſq́; laxius ac
mollius reddentibus fieri poteſt.

Si craſsi ac glutinoſi fuerint humores moleſtantes
necæſſariũ erit, ut inádantur extenuenturq́;: ſic enim
ad expulſionem paratiores erunt, id quod Hippoc.
uoluit dicens, Corpora cum quiſpiam purgare uo
luerit, oportet fluida facere: fluida enim erunt corpo
ra omnibus reſeratis meatibus, & humoribus craſsis
et glutinoſis in corpore inäſis abſterſis et extenuatis.

Vbi humores craſsi ac lenti fuerint, decoctis et ſy
rupis in hoc paratis inadendi et extenuandi, atq́;
adeo, ut facile euacuentur, præparandi erunt.

Humores tenues, uelut flaua bilis, cum uacuatu ſä
ciles ſint ac mobiles, haud indigent præparatione.

Contrarijs alterare oportet: craſſum quidem &
uiſcidum attenuando, tenue autem incraſſando, ut in
naturalem ſtatum redire ualeant: eoſq́; humores
educere oportet, qui corpus moleſtant.

Crudi humores, ſi in aliqua parte firmati ſunt, mo
uendi non ſunt, ſed expectanda concoctio, iuxta Hip
poc. Concocta mediari, & mouere non cruda

C

oportet: neq́; in principijs, modo non turgeant, pluri
ma uero non turgent.

Si in uehementiori motu fuerint humores, et ab alia
parte ad aliam tendunt, concoctio expectanda non
erit, sed potius medicamentis purgantia mollienda
euacuatio, priusquam corporis robur dissoluatur,
aut calor febris augeatur, aut ad aliquam partem
principatum obtinentem humores decumbant.

Cum biliosi humores magna ex parte acutos pari
ant morbos, atq́; turgeant, raro in ijs expectamus
concoctionem, sed statim, nisi aliud obstat, uacuamus.

Si humores tenues in aliqua parte firmati fuerint,
coctionem exigunt, quatenus alterati, edomiti ac na
turæ obsequentes redditi absq́; molestia multa ad con
uenientia loca mittuntur, aut trahuntur. Hæc uer
bosius explicuimus.

Sub cane et ante canem difficiles sunt medicationes.

Accommodißimum uero tempus ad purgationes
uernum esse solet.

In hyeme in homine pituita augescit, uere san
guis, æstate flaua, autumno atra bilis: itaq́; in hye
me, quæ pituitam ducant, æstate, quæ bilem, magis
sunt medicamenta exhibenda.

In regione calida, calidi humores exuperant, in
frigida frigidi.

Regio supra modum calida uel frigida purgatio

60

nes impedit: Similiter tempus calidissimum et frig
dissimum.

Pueri purgationibus inepti existunt: si uero eo
rum aluus adstricta fuerit, mel abo adijciendum, aut
terebenthina quae aeris quantitatem aequet exhiben
da, aut suppositorijs utendum ex melle et pauco
sale.

Senes pari ratione, qui uiribus destituti sunt, pur
gantibus medicamentis minime exagitandi sunt.

Vehementes purgationes fugiendae ac execrandae
erunt: nam uires supra modum deijciunt, et stoma
cho uidrifiae obsunt.

Tertium genus euacuationis est <u>uomitus</u>, unde sae
pe sequitur commodum.

Qui frequenter uomunt, magna ex parte semper
sani sunt: nec enim bilem duntaxat, sed etiam piru
itam uomitus educit, ac ne malis humoribus uentri
culus impleatur efficit, unde caput non parum sub
leuatur.

Vomitus utilis praesertim plenis et biliosis omni
bus existit, si uel nimium se replerunt, uel parum
concoxerunt: nam si plus ingestum est, quam quod
concoqui possit, periculum est ne corrumpatur: pro
inde nihil commodius est, nisi ut antequam corrum
patur, qua uia expelli possit, eijciatur.

Qui singulis mensibus uomere consueuit, contin

biduo hoc agere consultius est, quam interpositis
quindeam diebus: ita enim secundus dies prioris reli
quias extrudit.

Cauendum unice erit ne is, qui ualere & senescere
uolet, ut uomat, quotidianum habeat, nam eius fre
quentia assiduusq́; usus surditatem induat, uisui ob
est, thoracis pulmonisq́; uenas disrumpit, nocet den
tibus, & capitis doloribus, maxime si non à uentri
culo oriantur.

Difficulter uomentes ad uomitionem non sunt co
gendi, sed per inferiora potius purgandi.

Difficiles & inepti ad uomendum sunt mediocri
ter crassi ac pingues, angustumq́; thoracem habentes.

Faciles & idonei ad uomendum sunt, qui tenues
gracilesue sunt, & amplum obtinent thoracem, quæ
Hippocr. exprimere uoluit dicens.

Graciles & facile uomentes purgare superius con
uenit: uomentes uero difficulter & mediocriter bene
carnosos per inferiora.

Quartum genus quo euacuatio perficitur, est cu
curbitula, quam Barbari uentosam nominant.

Ventosa potest materiam euacuare, dolorem solue
re, phlegmonem minuere, inflationem discutere, ani
mi deliquio liberare, ex alto fluxiones transferre,
sanguinis corruptiones cohibere, facultates mensium
corruptrices extrahere, mensesq́; supprimere.

Cucurbitula flau hypporhandrijs affixa, fluxum
sanguinis è naribus retineri .ac constringi docet Ga
lenus: si ex dextra nare, infigenda super hepate, sin
ex sinistra, super liene.

Cucurbitulæ cum scarificatione prosunt oculis diu
tina fluxione laborantibus, tum capitis passionibus,
quiq̃ thorata dorsoq̃; eueniunt reparandam sanita
tem præsidium efficacissimum est.

Hirudines sub scarificatione, quibus pro cucurbita
lis utimur, complecti debent, quæ hic de industria
silentio transimus.

Sextum genus euacuationum balneum existit, et
in uniuersum omnium uis est exiccandi.

Salsa et nitrosa ad frigidas et humidas intempe
ries conferunt: præterea medetur articulorum dolo
ribus, podagræ resolutioni, renum passionibus, asth
maticis, fracturis, callosa substantia indigentibus, ui
aribus manantibus, inflammationibus diuturnis, item
capiti thoracisq̃; fluxionibus obnoxio, uentriculo hu
more infestato, hydropicis, œdematibus, morbo pro
nantibus et pituitosis.

Aluminosa ad sanguinis retentiones, uentriculum
uomiturum, hæmorrhoidas immodice fluentes, muli
eres quæ inordinate purgantur, et quæ frequenter
abortiunt: ad eos deniq̃ qui immodico sudore reso
uuntur, et ad tibiarum uarices prosunt.

Sulphurea neruos emolliunt calefaciuntq́, dolo
res sedant, uentriculum tamen effœminant, & sub
uertunt, omnia cutis uitia extœrunt, quapropter al
phis, leuas, impetignibus, ulœribus antiquis, articu
lorum fluxui, lieni indurato, ieœri, utero, resoluti
onibus, coxendiabus, & scabiei conueniunt.

Bituminosa caput replent, sensuum instrumenta
lædunt, enixe tamen calefaciunt, & prolixe molli
unt, si quis diutius immoretur, præsertim uterum &
uesicam.

Aerea, oculis, ori, tonsillis & uuæ conueniunt.

Ferrea neutriculo & lieni accommodata sunt.

Cuprea articulorum doloribus molestatis, poda
grias, asthmatias, nephretias, ulœrbus malignis au
xiliatur.

Aurea cœliacis doloribus, noluulo, fistulis, poda
græ, ac malignis ulœribus succurrunt.

Quæ ex mixtis qualitatibus constant, pro cuiusq́
uincentis qualitatis ratione agunt.

Aëreum balneum potest materias per totum cor
pus calefacere: præterea quæ inæqualia sunt, æqua
re, & autim laxare, & multa quæ detenta sub hac
fuerunt, uacuare, ut merito sane exercitij interdum
neglecti uicem supplere queat.

Calidum aquæ dulcis solium, si media temperie
sit, calefacit & humectat: sin tepidum sit, humectat

et infrigidat: si iusto calidius fiat, calefacit quidem,
sed non perinde humectat. Quod moderate calidum
fuerit, potest madorem utilem solidis partibus immitte
re, fatigationem et lassitudinem soluere, disacere ple
nitudinem, mitigare, per halitum digerere, duras ten
sasque partes emollire, excrementum putreue, quod
si intus ad cutem haeret, euacuare, flatus diffundere,
somnumque allicere.

Tepidum balneum febribus exicantibus et uehe
mentibus exustionibus confert.

Calidum deniq; solium commodissimum est pue
ris, senibus, uiro, mulieri.

Frigidum totum corpus refrigerat, cutem densat,
et uires firmat: hinc est quod non omnibus conuen
at, sed iis, qui exactius uiuunt, laboribusq; et abis
commodissime utuntur: praeterea nec senibus, ne
q; mulieribus competit, potissimum si diutius in eo
morentur.

Iuuenibus solis et carnosis, aestiuo tempore frigida
natatione uti utile est.

Septimum genus, quo corpus nostrum exacuamus
est sudor, cuius prouocatio utilis est, cum humor ali
quis noxius circa corporis interiora uersatur, et in
febribus praesertim pestilentialibus contingit.

Sudor elicitur uarijs modis, nempe sicco calore ig
nitorum et feruentium lapillorum, fomento calorifi

65

co, aqua calida & similibus?

Octauum genus euacuationis exercitia et frictiones supplent, de quibus supra diximus.

Nonum genus quo corpus tam sanum quam ægrum uacuamus est inedia seu abstinentia: hæc autem bifariam fit: Primum ubi nihil prorsus uel cibi uel potionis assumitur: deinde ubi non nisi quod opor tet, & ad uirtutis conseruationem satis est.

Nihil est quod magis iuuet & sanos & ægros, quam tempestiua inedia & abstinentia.

Sani non facile in morbos incurrunt, si abstinentia commode usi fuerint, ut rectißimè Plinius dixerit. Multo utilißima esse in cibis temperantiam: & Hip. xoster, Sanitatis studium esse non saciari cibis.

Laborantes morbo sic interdum iuuat abstinentia, ut ea morbus magna ex parte expugnetur.

Inedia non utendum, nisi in ijs, qui sunt ualentio ribus uiribus, & crudis refecti sunt humoribus coc tu difficialibus.

Quemadmodum inedia, si tempestiua, & quibus oportet, adhibita fuerit, mirificæ confert: ita si intem pestiua, & quibus non conuenit admota fuerit, ue hementer incommodat: intempestiue adhibetur, ubi uirtus ipsa imbecillis est, & qui bilosi fuerint, & co lore ad igneam naturam propensiorem habuerint, tamen febres accendit, succos biliosiores ac amarulen tiores.

ſtores reddit, & cordis ſtomachiq; morſus, in quietu
dinem, et omnia excrementa acerbiora maligniora
q; efficit.

Deinmum locum, eorum quæ corpus euacuant,
ſomnus ſibi uendicat, non quidem omnis, & quocun
q; tempore factus, ſed is duntaxat, qui fameſcente
iam corpore, aut ſtatim iamiam ab exercitio fit.

Calor natiuus per ſomnum interiora petens, non
inueniens cibum, quem conficiat, utilem ſolidarum
partium humiditate abſumit, & corpus neceſſario
exiccat, & extenuat, id quod Hippocr. teſtatur, di
cens, Somni ieiunum extenuant, carnem liquefaci
unt, & corpus imbecillam reddunt.

Saturum excalefacientes humectant, & alimentum
in uniuerſum corpus diffundunt.

Somnus poſt matutinas deambulationes factus, om
nium maxime ſiccat: idem efficit ſomnus à balneo ad
hibitus.

Somnus immodicæ euacuatos ſiue id fiat medicamen
tis, ſiue exercitijs, ſiue balneis, exiccat atq; extenuat.

Vndecimum quo perficitur euacuatio, eſt urinæ
prouocatio, cuius tum præcipuus uſus eſt, cum obſtru
ctio, uel humorum abundantia circa iecur, eius potiſ
ſimum gibba, renes & ueſicam fuerit.

Circa urinæ prouocationem cauendum ne ſi apoſte
ma aut ulceratio circa renes aut ueſicam fuerint, uri

D

nam moueamus, quod eam potißimum à pudente
particula auellere, nequaquam trahere ad eam con
ueniat: nec si mulieri in utero aut pudendo insedit,
menses huic mouebis.

Duodecimo, quo euacuatio fit sputum existit, cuius
usus est, cum thorax et alia instrumenta respiratii
oni seruientia expurgant: quapropter ubi sputum fu
erit secundum naturam, integram sanitatem instru
mentorum, quibus spiratio perfiatur, significat.

Si sputum aliqua ratione impediatur, et à natura
li recesserit habitu, tantum ea læsa esse demonstrat,
quantum formam naturalem amiserit.

Quæ medico circa sputi eductionem consideranda
sunt docet Galenus in libro de Crisi:

Deinde tertia perfiatur euacuatio per medicamen
ta quæ in ore retinent, et commanducantur, apo
phlegmatismus, Græci uocant à pituita, quam ex capi
te trahunt.

Sub ijs compræhenduntur sternutamenta cientia
et alia medicamenta, quæ cerebrum per nares eua
cuant.

Deinceps quartum euacuationis genus est, proflu
uium sanguinis è naribus, quod præcipue cerebri ob
structionibus, et à capite destillationibus confert,
multosq; alios morbos indicat.

Interdum ubi parū effluxerit, statim per medicamen

ea cohibendũ erit:nonunquã non sine magno incõmo
do cõſtringitur, etſi ob multitudinẽ uidoſi ſanguinis
accidat.Sed uberiorẽ explanationem à mediis petes.

Qũ indeãmum genus corpus euacuans,menſium exiſ
ſit profluuium, quod ſtatis temporibus mulieribus
euenit, ut eo uniuerſum corpus expurgetur, atq; ſa
nitas tueatur.

Si extra conceptionem menſes ſuppreſſi fuerint,
bonam corporis ualetudinem plane deſtruunt, pro
inde atq; plus iuſto promanauerint. Plura ad inſti
tutum facientia ex aliorum libris petenda erunt.

Deãmum ſextum uacuationis genus per hæmor
rhoïdes perfiatur: per naturam plerunq; magnam
atræ bilis copiam eduat,ideoq; permanentes, à mul
tis grauiſſimis morbis tutos ſecurosq; nos faciunt, ut
teſtatur Hippoc: dicens, Hæmorrhoïdes habentes,ne
q; laterum dolore, neq; pulmonis inflammatione,
neq; depaſcente ulcere,neq;furunculis neq;terminis,
neq; lepra, neq; uitiligimbus corripiuntur: et in
aphoriſ. Atra bilis uexatis, et renum paſſionibus,
hæmorrhoïdes ſuperuenientes, bonum: et iterum,
Inſanientibus ſi hæmorrhoïdes ſuperuenerint, inſa
niæ ſolutio fit:et à diurnis hæmorrhoïdibus ſanato,nī
ſi una ſeruetur,periculum eſt,uel aquam inter autem
uel tabem ſuccedere. Plura in alijs libris require.

Deãmum ſeptimum,quo corpus euacuetur,Venus

est, cuius usus etiam aliquis erit, si moderata fuerit: plenitudinem uacuat, corpus agile reddit, durum corporis habitum emendat, & à pituita expurgat.

Venus tristibus, melancholias, & iracundis maximum præsidium est, quosdam à crebris rei Venereæ per somnum imaginationibus liberat.

Venus sicut plurima habet in se commoda, ita contra multorum morborum autor est ijs, qui eo immodiæ utuntur. nam assiduus usus oculis nocet, & omnibus sensorijs, capiti, neruis, thoraci, renibus, lumbis, & coxendiabus, senectutem quoq; ac mortem accelerat: siquidem uniuersum robur deterius reddit, ita ut non temere Pythagoras utendum esse responderit, cum quis infirmior fieri uelit, unde sano magno mortalium bono olim adagio uulgato iactatum est, Tria saluberrima esse, uesâ âtra saturitatem, non re fugere laborem, & naturæ semen conseruare.

Qui immodiæ utuntur Venere, obliuiosi sunt, tremuli, articulorum doloribus, et maxime coxendicum, & renum, uesicæq; uicijs laborant.

In Venerem congressuri uitare debent recentes sad etates, uel cruditates, ebrietatem, famem, fatigationem, uomitum, purgationem & similia, quæ corporis robur dissoluere possunt.

Decima octaua inanitionis species est, insensibilis perspiratio quæ naturæ quiescentis potentia sit.

His quoq; corpora noſtra aut ſuauiter afficiun
tur, aut moleſte læduntur.

Gaudio ſubito allato animam expiraſſe refert Ariſ
toteles, Valerius deniq; maximus, præ gaudio non
nulli admodum puſillanimes mortui ſunt.

Timore ſubitaneo nonnulli morte perierunt præ
ſertim puſillanimes admodum.

Si autem timor & moeſtitia longo tempore haben
tes perſeuerent Hippoc. autore, ex eo atra bilis ſig
nificatur.

Moeſtitia, curæ, animi angor, & cogitationes præ
ſertim grauiores non modicam uim corporibus faci
unt: inducunt enim inquietudinem ac uigilias, unde
ſenſuum leſio eſt, & totius corporis robur minuitur.

Terrore aliquibus animi deliquium ac morbum
comitialem accidiſſe compertum habemus: ſicut con
tra in quibusdam inſaniæ ſpeciebus perterreri ac
expaueſcere prodeſt.

Pudore immenſo nonnullos mortuos eſſe, Plinius
author eſt.

Ira deniq, cui quanta uis eſt, uel inde palam fit,
quod quoſdam ira concitatos, quaſi attonitos, ac extra
ſe poſitos uidemus, inde ſunt aliquando grauiſſimi
morbi apoplexia, paralyſis, articulorum maxime,

D 3

ac totius corporis tremor.

In his igitur animi perturbationibus quære hone
sta solatia, utere annuis & conuiuijs non tristibus,
tange chelin digitis, lude fidibus, canta dulasse
num melos, quo tristia corda reficiantur,
animiq́; habitus moderentur.
Hoc nunc reliquum est,
ut de Alimentorum
uiribus commemo
remus.

ALIMENTORVM VIRES BREVI
ter congestæ & ordine alphabetico positæ.

CIRCA CIBORVM DIFFERENTIAM con
siderandum, quid utile aut noxium: ad co
quendum facile aut difficile: mali succi esse aut boni:
multi aut pauci esse alimenti: aluum ducere aut siste
re: aut aliam uirtutem aut uicium obtinere.

Alimur quidem ab ijs quæ naturæ nostræ commo
da sunt: quæ uero illi aduersantur, nos ad pernici
em ducunt. Cibi nulla omnino ex parte damnandi,
neq; tenues. neq; crassi: nam quæ crassos & glutino
sos humores gignunt, si probè in uentriculo conco
quantur bonumq; in iecinore sanguinem fecerint, ma
xima ad nutriendum efficacia sunt: & quæ difficul
ter concoquuntur, ceu medicamentis adiuuantur, uelu
ti zinzibere, pipere, uinoq;. At qui crassi succi
sunt, corporis perspirationem difficilem reddunt,
præcipue in iecore, renibusq; nonnullas obstructio
nes faciunt: propterea ab eorum usu continuo: & si
boni succi habeantur, abstinendum. Qui mali succi
seu tenues, seu crassos humores gignunt, penitus ui
tandi.

Quæ autem crassitiem, lentorem, austeritatem, dulce
dinem, uiscositatem & pinguedinem habent, crassi
succi sunt, ut quæ iecoris, lienisq; obstructiones fa

unt, tum inchoantem in uisceribus phlegmonem satis augent inflationes, sarrosa uitia, nec non abscessuum generationes proritant.

Quod uero tenue admodum est, uitium in se habet, siquidem parum nutrit, & quæ eò abo nutriuntur corpora, gratilia & imbecilla redduntur. Cum ex abis succus crudus redditur, multiplices morbi gignuntur. Ad bonam igitur ualetudinem abi ac commodatißimi censentur, qui mediam quandam naturam inter ea quæ diximus habent, quiq; non nimis tenaces glutinosiq; sunt. Corporum alia densa sunt, & perspirare non possunt, ob eam causam humidiore egent alimento : nonnulla, & quæ facile in aniuntur, siccatiore ægent: alia item glutinosius, parcius alia, alia uberius alimentum exigunt. Similiter quibus sanguis est melancholicus humidi calidiq; dandi sunt: quibus uero biliosior, frigidi: ubi autem pituitosus existit, abus tunc opus est qui calefaciendi sic candiq; uires habeat: præterea qui probato sanguine abundarint, parcius nutriendi, & in eorum uictu neq; egregie calefaciendi, refrigerandi, humectandi, siccandiq; facultatem obtineat: Edulijs igitur cum ratione utendum, ne nobilißimum animæ domicilium lædamus, sed curiose custodiamus, foueamus, & nutriamus, ut senectutem, quam optamus, nancisca mur, & naturam faciemus ætate uiuendi.

ACETVM

ACETVM mixtæ est naturæ frigidæ et calidæ, sed
utriusq; tenuis, frigida tamen calidam excellit: frigi
dis rebus mediocriter additum, ipsas frigidiore s, cali
dis uero callidiores reddit, sua ficatate stringit. Sto
macho utile, appetentiam exatat, & fastidium per
se haustum discutit. Cibarijs concoctum aluum ad
stringit, et fluxionibus utile: cum melle uero inadit
& subtiliat. Sanguineis & choleriás confert, phleg
matiás aduerfatur, & melancholiás nocet, pinguia
ficat.

ADEPS pinguedine multo ficior est, pauci nutri
menti sunt, et stomacho nocens, potiusq; carnium non
alentium sunt condimenta, quam alimenta.

AGNI caro calida est & humida, multiq; alimen
ti: pituitofa est, & uelociter defcendit propter eius
humiditatem.

AGRESTA, omphacium Græcis, fuccus est uuæ
immaturæ, adstringens egregie, & ficcans: eoq; flui
dis affectibus & præsertim stomachis accommoda
tur. Aceto minus ficcat, dissoluitq;. Appetentiam
incitat, stomachum & epar ca'idum roborat.

ALLIA corpus calefaciunt, humores crassos tenu
ant, lentosq; incidunt: cruda omnino nihil. Allium
autem mandunt, non ut obfonium, sed ut falubre
medicamentum, quod digerendi & obstructiones
aperiendi habeant facultatem: elixa uires habent im
B

beatliores, succi autem prauitatem non amplius rete net, sicut nec porrum nec cæpæ, cum elixa bis fuerint. Abstinendum tamen ab assiduo usu, quum is, qui uescatur, natura fuerit biliosus. Solis enim qui uel succum pituitosum, uel crudum & crassum ac lentum acceruauit, ubi eiusmodi sunt accommodi. Nocent cruda oculis, capiti, renibus, pulmoni & sitim patientibus: Sed eius nocumentum decoctione frangitur.

ALAE anserum non sunt cæterorum alis deteriores, sed ad coquendum & nutriendum sunt accomodæ, & ijs adhuc magis gallinarum: uerum iuniorum & probe nutritorum.

AMYGDALAE dulces calidæ sunt & humidæ: nihil habent facultatis adstringentis. Tenuandi facultas ac detergendi in eis præpollet: quia tum uiscera purgant, tum humores è pulmone ac thoracæ sputis expectorant: neq; uentri subducendo conferunt, neq; corpus multum nutriunt, sed sunt boni succi.

AMYGDALAE amaræ qualitatem habent præpollentem, hæ ad pus et succos crassos ac lentos ex thoracæ & pulmonibus expuendos plurimum conferunt: præterea ad obstructiones splenis, epatis, renum ac ueficæ utiles.

AMYLVM refrigerat mediocriter, acria et aspe ritates lenit. Cum lacte magis nutrit.

ANETHVM *ábi appetentiam facit, cruditates se dat, praesertim uiride, inflationes finit & singultus lenit. Aridi anethi comae seminisq; decoctum potu lac euocat.*

ANATVM *caro anserina calidiorem uim habet, & ad decoquendum difficilis, generansq; naufeam & superfluitates. Vide Auium genus.*

ANISVM *emendat uisum, stomachum confortat, flatus discutit.*

ANSERVM *et anatú caro impinguant macilentum, et maduntur cú multis speciebus calidis, ob concoctio nis difficultatem. Et humidiores inter carnes auiú do mesticarú sunt anserum. Vide Alae & auium genus.*

AQVA *praestantissima & alterius substantiae ex pers, refrigerat & humectat. Optima aqua censen da est, quae nullum aut gustu aut odore qualitatem repraesentat, sed protinus bibenti suauis est, & uisu pura limpidaq;, ac quae à praecordijs statim descendit. Quae ad septentrionem spectat, à sole auersa, tarde permeat, lente calefit, & refrigeratur: quae autem ad orientem per uenas terrae prorumpens, citissime calefit, itemq; refrigeratur protinus, hanc optimam esse sperandum est. Aquam limosam foediq; odoris, ac absurdas resipientem qualitates recte decoques, atq; ita potui dabis uinum temperatum. Non autem desunt qui cibos ac potiones aduersus aquarum ui*

Ra inuenerunt: alij enim aerum decoctiones præbi
bunt, alij foeniculum præmandunt. Aqua imbrium
leuißima, dulcißima, limpidißima, tenuißimaq; est:
etsi putrefactioni opportuna, tamen saluberrima
censetur. Aqua ex glacie, & niuibus insaluberrima
est. Hæc enim quamuis nullam iuuenum corporibus
sensibilem læsionem inferant, semsim tamen occul
teq; crescente uicio, cu iam ætas progreßu temporis
inclinarit. Senibus est inutilis & præcipue his, qui
podagra & neruorum ægritudinibus laborant, ac
omnibus qui minime exercentur, nocet.

AQVA mulsa, require Hydromeli.

AQVA uitæ simplex, tristibus, melancholicis &
pituitosis utilis est: caput suo calore confortat, memo
riæ opitulatur, & calorem naturalem auget: stoma
chum frigidum & phlegmaticum calefacit, digestio
nem iuuat. Nec caput, nec alia membra sinit infri
gidari imposita.

AQVA Sacharata in calida affectione præstat
Hydromelitide. Vide Hydromeli.

AQVA hordei, si debet nutrire, hordeum sit con
fractum. Si autem alterarare, abstergere, & minus
nutrire, integrum coquatur. Si uolueris sitim miti
gare, asperitatem lenire, inflammationem extingue
re, et pectus ac præcordia humectare, pulmonemq;
lenire, tunc hordeu debet bene decoraiari ab utroq;

corilæ.

ARIETVM carnes sunt conuenientiores corpori
temperato, carnibus uaccinis, et ab autumno, usq; ad
medietatem ueris sunt malæ, & in æstate bonæ. Vi
de plura Carnes probe elixæ.

ARMORATIA, require Raphanus agrestis.

ASPARAGVS abstergit, calore & frigiditate me
dius est: celerius quàm reliqua olera in sanguinem
mutatur: stomacho boni sunt, sed non semper, prop
terea sale & oleo conditis, cum mediocriter cocti
sunt, uti oportet, alij paucam acetum adijciunt, ita
iucundiora sunt, stomachumq; magis iuuant, tamen
paucum dant corpori alimentum, & non boni suc
ci. Renum & iecoris obstructiones aperit, præser
tim radices & semen. Ramuli eius cum butyro &
aceto cocti, sicut lupulus, uentrem leniunt. In hor
tis plantatur, & in nonnullis locis lapidosis & are
nosis sponte prouenit.

AVELLANAE, Vide nux iuglans, & nuces auel
lanæ.

AVRES cartilaginosæ sunt, similiter rostra, quo
rum extremitates comeduntur, & ad concoctionem
sunt pertinaces.

AVIVM genus paucissimum præstat nutrimen
tum, uolucrum caro ad coquendum facilior, præ
pue perdicu, columbæ, galli gallinacei et gallinæ: tur

E 3

79

dorū uero et merularū, paruorūq; passerum quam
prædictarum est durior: his turturis, palumbis, ana
tisq; caro est durior: phasionorum, quod ad concoc
tionem et nutrimentum attinet, gallinis est similis:
his durior est pauonis caro, et ad coquendum diffici
lior. Quæ autem assa sunt et frixa, ea sunt sicciora:
quæ uero in aqua elixa, alimentum corpori præbent
humidius. Anserum caro est excrementicia, multoq;
ad coquendum est difficilior, quam prædictorum uo
lucrum: ipsarum tamen alæ ad coquendum et nutri
endum accommodæ: magis adhuc gallinarum: uerum
iuniorum et probe nutritorum caro præstantissima:
pessima autem gradilia et annosorum. Pedes pau
lo minus omnino abi sunt inepti. Gallorum testes
sunt præstantissimi, præcipue altilium.

BATI fructus. Require Rubi fructus.

BAVCIAS. Vide Dauam.

BETA abstersoria uentrem subducit, stomachum
interdum erodit, ob id edulium stomacho est noxi
um, si largius sumatur: Iecoris lienisq; meatus ob=
struit. corpori autem paucum alimentum accedit.

BLETA parum refrigerat et humectat, neq;
stringit, neq; laxat, et parum alimenti præstat.

BOLETI, require Tuber.

BORAGO, eandem uim cum buglossa obtinet.
Vide Buglossa.

BOVIS aro. uide **Carnes** probe elixæ.

BRASSICA hortenſis bis coɕa, ſi edatur, aluum cohibet: ſemel autem non tamen uehementer coɕa cum oleo & ſale comeſta, magis ſubduat. Exiguum corpori dat alimenti.

BVBVLAE carnes. uide **Carnes** probe elixæ.

BVGLOSSVM humidum calidumꝗ temperamen tɔ eſt, eamꝗ ob cauſam uino inieɕa lætiɕam animu conciliare diɕur.

BVTYRVM recens idem efficit quod oleum recens. Nutrit & corporis ſubſtanɕam auget. Si buty ro corpus inunxeris, & friɕeris carnes, atim pin guem non aliter ac ſi oleo friɕiſſes, reddet. Stoma chum quidem humeɕat, ſed emendatur ſtyptiɕs. Largius epotum aluum mollit, & reſoluit.

CANCRI fluuiatiles multi ſunt nutrimenti, & non facile in ſtomacho corrumpuntur, uerum concoc tioni repugnant. Autumno & Vere pigueſcunt, et plenilunio magis. Coɕi aſthmatias & phthiſias pro ſunt. Valent etiam contra uenena. Aqua ſtillatitia ex cancris tritis confert paraliticis et conſumptis: au rem enim augmentat mane & ueſperi pota.

CANNABIS ſemen flatus diſcutit, capiti aduerſa tur largius ſumptum, prauos humores creat, & ge nituram exarefacit, concocto eſt difficile. Sunt qui uo nocumento frangunt aceto & melle.

CAPITA eſui apta, multum nutriunt, augent ſperma, & digeſtionem tardant, nocent autem ſtomacho.

CAPPARIS minimum alimenti in corpus diſtribuit. Viridis plus habet alimenti: ex ſalitura autem amittit plurimum, & niſi ſal eluatur, omni alimento deſtituitur, aluum tamen ſubducit, appetentiam collapſam excitat, et pituitam in uentre detergit ac ſubducit. Purgat lienis epatisq́; obſtructiones. Vti autem eo oportet ante omnes cibos ex oximelitide, uel aceto & oleo.

CAPRARVM caro malum ſuccum efficit. uide Carnes probe elixæ.

CARNES probe elixæ, optimum gignunt ſanguinem, potiſſimum ex animalibus boni ſucci. Suum caro potentiſſime nutrit. Bubulæ carnes ſuillam ſuperant. Bouis caro temperamento eſt, ſicciore quam ſus. Vituli carnes ad conficiendum perfectis bobus præſtantiores. Sic hœdi capris. Capra manus quam bos eſt ſicca. Porcelli alimentum nobis præbent multum, & eorum pedes aptiſſimi ſunt. Agni carnem habent humidiſſimam & pituitoſam. Onium excrementoſior, & ſucci deterioris. Caprarum caro præbet ſuccum uitioſum, & acrimoniam habet: iuuenum ſunt ſapidiores. Hircorum tum ad coquendum, tum ad ſuccum bonum generan-
-dum

illi eſt deterrima. Arietum hanc ſequitur. Tautoriũ
poſt. Carnes caſtratorũ in ijs ſũt præſtantiores. Senũ
autem peßimæ cum ad coquendum, tum ad nutrien
dum: quemadmodum ſues ipſi. Leporum caro ſan
guinem gignit craßiorem, ſed melioris ſucci quam
bubula & ouilla. Ceruina non minus ijs ſuccum uiſ
coſum generat & concoctu difficilem. Vrſina caro
alijs deterior eſt.

CARVI ſeu cari ſemen calefacit & ſiccat, flatusق́
digerit, ſtomacho utile, & concoctionem iuuat.

CASEVS omnium præſtantißimus eſt ſuauißimus.
Recens, pinguis, dulcis & modica ſalis particeps, mul
tum nutrit. At ob ſucci craßitiem calculus in renibus
procreatur. Vetus & acris deteſtatur, quia ægre
concoquitur, ſitim facit & uidoſos ſuccos generat.

CASTRATA nõ caſtratis, pinguia macris præſtãt.

CASTANEAE calidæ ſunt & ſiccæ, ſiue elixen
tur, ſiue aſſentur, ſemper ſunt prauæ: adſtringunt,
præſertim tunica, quæ carnem & corticem media in
traurſat.

CAVLIS, uide Braßica.

CAEPAE humores inducunt, appetentiam repa
rant, uentrem mollifiant, & urinam prouocant.
Bonum efficiunt colorem: ſed uiſum hebetant, &
uentoſitatem faciunt, ac infirmis nocent. Coctæ uero
tutius ſumuntur, & plus alunt. require Allium.

F

CERASA dulcia aluum subducunt, uerum stoma
cho incommoda: austera aluum stringunt, et stoma
cho utiliora sunt: adda ob madendi uim quam ha
bent, pituitosis excrementosisq; stomachisq; prosunt:
flauam bilem reprimunt, sitim extinguunt, & eden
di desiderium inducunt. Alimentum corpori præ
bent tenue & humidum, ac sunt pauci nutrimenti,
sicut cæteri fructus fugaces. uide Fructus.

CEREBRVM est pituitosum, crassi uiscosíq; succi,
lente transit, concoctioni aduersatur, stomachum læ
dit, & nauseam excitat: probe autem coctum, &
cum sale alijsq; modis apparatum, alimentum cor
pori præstabit non contemnendum.

CHEREFOLIVM stomachi uentositatem resol
uit, oppilationem tollit, renibus & uesicæ utile.

CEREVISIA ex optimis granis tritici, hordei, si
ue auenæ, bene cocta, clara & antiqua, optima cen
setur. Crassos humores gignit, carnem auget, uen
trem mollit & inflat. Ex hordeo decocta frigidior
est: ex tritico uero magis nutrit, magisq; oppilat,
quæ autem ex hordeo & auena incoquitur, minus
opilat, minus flatus gignit, minusq; nutrit. Crassi
or deterior, tenuis melior existit. Cum lupulo co
cta, uentrem mollit, & urinam prouocat, sed cere
bro debiliori, si multum lupuli habuerit, nocet. Ma
la & parum cocta uentris tormina, inflationes, &

84

ollam paßionem inducit. Recens et turbida ijsdem
malis obnoxia est, quibus male coctæ: præterea ue
narum meatus obstruit, flatus gignit, anhelitum dif
ficilem reddit, phlegmata auget, stranguriam facit,
& calculosis nocet. Ebrietas ex cereuisia deterior et
diuturnior est quam ex uino. Sciendum quoq; prandi
um uel coenam (si modo cætera pariter adsint, & ni
hil obstiterit) utilius à cereuisia, quam à uino incho
ari. Qui ex nimia uini potatione sitit, cereuisiam bi
bat: hæc enim sitim mendosam tollit. Acetosa cereui
sia stomacho & neruis plerunq; nocet.

CERVINA caro. require Carnes probe elixæ.

CICER est edulium non minus quam faba flatulen
tum, sed ualentius nutrit quam illa: Venerem inci
tat, abstergit magis quam faba. Succus eius bibitur
contra calculum in renibus, quem comminuit: pro
uocat urinam et menses, nigrum potißimum. Album
mundificat renes, Splenem & epar. Cum ouis &
cæpis augent naturam, impinguant corpus, & hu
mectant siccitates.

CINNAMOMVM calidum est et siccum: digerit
super omnia æque calida: præsidium est non par
uum aduersus omnes prauas dispositiones stomachi:
humores crassos, qui in eo inhæserunt, tenuat ac ter
git. Cerebrum confortat, iecur & renes putreq;
pectus alit: matricä uexatä uesicæq; languidæ pro

F 2

deſt: Artubus torpeſcentibus, ac tremulis lacertis u ̃
res addit.

CYDONIA ualent contra fluxum ſanguinis ante
cibum, ſuccus eorum ſedat uomitum. Succus cum
melle coctus datur ijs, qui deiectam habent appeten
tiam: habeat etiam quippiam piperis albi, zinzibe
ris & aceti: cum ſacharo idem praeſtat.

CYMINVM ſatiuum condimentorum omnium
faſtidijs amaßimum, magnus uſus in ſtomachi reme
dijs: diſcutit pituitas, inflationes, tormina, & inteſti
norum dolores.

CITRIVM, ſeu malum medicum. Pars exterior
acris eſt, & propter duritiem concoctu eſt difficilis.
Si corpus parce ſumptum fuerit, ſtomacho robur in
duat. Pars media, quae neq; acida, neq; acrem ha
bet qualitatem, corpus nutrit. Interior pars ſiue aci
da, ſiue aquoſa fuerit, craßi ſucci eſt, ac pituitae ge
nerandae apta, & frigida.

CITRVLLI ut cucumeres urinam prouocant, uen
trem laxant, & ſitim mitigant. Eorum nocumenta,
uide Cucumer.

COLVMBAE caro concoctu eſt difficilis: ex iuni
oribus meliores ſunt. uide Carnes probe elixae.

COR ad coquendum eſt difficile, & tarde perme
at: ſi tamem probe concidatur, alimentum corpori
exhibet non parum uſq; mali ſucci.

CORIA et aues auium sunt meliores inter omnia animalium, parum alunt, tarde decoquuntur, & al uum adstringunt.

CORIANDRVM copia sumptum, mentem non leui periculo tentat: ob id semen aceto maceramus, officinis coriandrum praeparatum uocatur, sic enim praeparatum, bonum est stomacho, & eundem cor roborat, ac cibos in uentriculo, donec probe conco= quitur, retinet. Coriandrum subtritum aceto, carnē incorruptam aestate seruari tradit Plinius.

CORNI arboris fructus acerbus, si edatur, ualide uentrem adstringit, parum, alit, & tarde decoqui tur.

COTVRNICES insipidiores alijs auibus sunt, sensibus mala sunt, uentri inuisa, & mali alimenti, malisq́; febribus exitium: ex ijs tibi coena non sit, sed leue prandiolum.

CROCVS calidus est & siccus, parum & medio criter adstringit, qua facultate cor et partes alias ro borat, & suo calore moderato et siccando modice co quit & digerit. Hunc quoq́; stomachus, triste pec tus, & uiscera amant. Somnum conciliat. Illo ue ro mediocriter utendum: nam immodice sumptus, pallorem contrahit, & capitis dolorem abiq́; facit in appetentiam.

CVCVMERES urinam cient sicut Pepones qui ex

F 3

cumeres belle concoquunt, & se impleuerint iis, pra
uius succus ex ipsis post longum tempus in uenas colli
gitur: qui postea exiguam ad putrendum occasionem
nactus, febres malignas accendit, & si celerius digeri
non possunt, in succum fere lætalibus uenenis simi
lem uertuntur. Summatim omnia poma refrigerant
humectantq́s, imbecilliter alunt, & uidosum huma
rem gignunt. Semen cit urinam, abstergit, & calcu
losis utile est.

CVCVRBITA refrigerat humectatq́s, ob id exi
guum præbet alimentum, uentrem subducit, et sitim
extinguit. Semen urinam cit, et calculos in renibus
confringit. Eius nocumentum uide Cucumeres.

DACTYLI. require Palmæ fructus.

DAVCVM quod Staphylinum & pastinaca dici
tur, cuius radix comeditur cruda et cocta, & minus
nutrit rapis: calefacit, laxat, subtiliat, urinam pro
uocat, inflat, & sanguinem non satis benignum ge
nerat. Ori grata, stomacho utilis, appetentiam ex
citat, & Ventrem in cibo mouet. Syluestris daudi se
men minime flatus creat, sed urinam cit. Err atica
officinis Bacatis dicitur, satiuo similis est, et effectum.

DEVTERIA. uide Lora & Vuæ albæ.

ERVCAE semen calidum est, et libidinem capitisq́s
dolorem excitat. Phlegma incidit, uentositates resol
uit, & epatis splenisq́s obstructionem aperit. Ca

pilis autem dolorem tum infert, quam quis ipso solo
uescatur.

,FABAE inflant et abstergunt. Pisum non adeo fla
tuosum est. faciunt somnia mala & lassitudinem, he
betantq; sensum, nisi sal addatur.

FARINACEVS pollen uirtute respondet Amylo,
sed calidior est. uide Triticum.

FOENICVLVM si edatur, aut semen eius cum
ptisana bibatur, mammas lacte replet. Semen come
stum, oculos incolumes seruat, & uentrem inflatio
ne obnoxium æquat, calculumq; è lumbis communit.

FAEX uini desiccat, discutit, atq; adstrictoria facul
tas ei accedit. Vtendum ea tum in humidioribus, tum
in fluidis affectionibus.

FICVS aridæ in secundo fere ordine sitæ. Hæc
ipsis insunt bona, quod uentrem promptæ perme
ent, & quod facile totum corpus peruadunt, & ab
stergendi insignem habent facultatem: quo fit ut ipsa
rum usum ne phretia multas arenulas exernant.
Carnem laxam, ut fabæ, generant. Flatibus uen
trem implent. Si quis largius esitauerit ab eis, of
fenditur. Sanguinem non admodum probum gig
nunt. Habent etiam tenuandi facultatem & inciden
di, quæ uentrem quoq; ad excretionem irritant,
renesq; expurgant. Iecori autem lieniq; inflatione
obsessis sunt noxiæ, nisi cum calidis, ut cum zinzibe

re *et* alijs inafiuis sumantur. Cum iuglådåde ñuå
præaffumpta ineffiada reddit uenena.

FRAGA mediocriter refrigerant, sitim sedant, et
sunt gustatu iucundißimo, grataq́; stomacho, sed exi
gui alimenti. Cum uino *et* Sacharo sumpta, uri
nam dent *et* dlalosis profunt. Valent quoq́; ad
éa, quæ Rubi Idæi fructus potest.

FRVCTVS quibus homines uefcuntur, ut pira, po
ma, pruna, persica, sare oportet, tenue humidumq́;
ex se alimentum corpori præbere, et sunt paua nu
trimenti, ac uitiosum humorem progignunt.

FVNGORVM alimentum est pituitosum *et* frigi
dum, prauiq́; succi: nonnulli ipsorum manducati, exi
tium adferunt, præsertim qui inter ipsos natura coti
stant putridæ qualitatis partiapi. uide Tuber.

FVRFVREVM iusculum modica calefadt *et* siccat.
Parű alit. Cum aceto incitat appetitũ, et stomacho ca
lidiori competit: uerum cum melle frigidiori utilius
est: cum milio aut oleo communi plus nutrit.

GALLINAE caro cibus est temperatus, quia nec
calidæ sunt, nec frigidæ: pulchrum efficiunt colo
rem. uide plura Auium genus.

GALLORVM ueterum iusculum uentrem laxat.

GARIOPHYLI uim memorem cerebri confor
tant, his tenebrosa reluctant lumina, cor calefaciunt,
stomachum *et* iecur roborant, *et* uim digestinam
uires

...re iuuant, ac fere cunctis interioribus ualent.

GLANDES non minus quam frumentacea alunt, sed concoctu difficiles, crassi succi, & tarde permeant. Castaneae omni ex parte his praecellunt.

GLANDVLAE carnes suaues sunt, sed mammarum praecipue suum cum lacte satent: hae autem non minus quam carnes alunt.

HEPAR omnium animalium crassi est succi, ac ad coquendum difficilis, tardeq; permeat, & cum digeruntur, multum nutriunt. Sapidius est hepar anserum piguium et gallinarum, deinde porcorum im pinguatorum. Hepar caprinum comestum epilepsiam inducit: idem facit hepar hircinum assum & manducatum.

HIRCORVM caro deterrima est, siue succi bonitatem, siue concoctionem respicias. uide Carnes probe elixae.

HORDEVM minus quam triticum alit. Ptisana ob cremorem in decoctione redditum, plus alimenti praebet, quà poleta ex hordeo. uide plura Ptisana.

HOEDI carnes praestantiores sunt capris. uide Carnes probe elixae.

HYDROMELI, latinis Melicratum & aqua mulsa dicitur. Hoc modo praeparari debet, octupla aquae portio melli admisceatur incoquiturq;, donec spumare desinat. Non admodum biliosis utilis est,

G

ut quæ in bilem degeneret. Decocta medietate uino aut loræ, in recreandis uiribus respondet, & simi lem uim adipiscitur. Confert intemperaturæ potissi mum frigidæ, imbecillis, laboranti stomacho, aut ci bum fastidienti: item tussientibus, peripneumoniacis, & immodico sudore correptis. Cum plurimum æra ginis sibi uendicat, ægrotantibus noxium. Verum in calida temperatura præstantior est aqua sacharatas Quod si ex his, post usum septem dierum, aut ui res nimis collabutur, aut uentriculus male concoquat; ad uinum redeundum, uel potius uinum mellis, quod Mulsum appellant, transeundum. Aqua mulsa cru da utimur, cum mollire deiectionem aut uomitionem inacire uolumus. Inflationes autem & tormina ex citat.

INTESTINA, stomachus, & inulus, concoctioni aduersantur: succum gignunt non plane sanguine um, neq; incalpatum, sed frigidiorem et crudiorem. Proinde multum temporis requirunt priusquam sa tis confici & in probum sanguinem mutari queunt.

INTYBVM frigidi humidiq; temperamenti, sed minus quam Lactuca existit.

IVNIPERI fructus hepar et renes purgat, & suc cos crassos ac lentos tenuat. Alimentum uero ex ip so exiguum corpori hominum accedit. Si quis ip sum largius sumpserit, stomachum mordet, caput ci

lefat & replet: doloribus quandoq; infeſtant uen
trem. Vrinas mediocriter uacuat.

IVS gallorum ueterum. uide Gallorum ueterum
iuſculum.

IVS è furfure. uide Furfureum iuſculum.

IVS eſculentum recentium piſaum aluum & per
ſe, & cum uino potum deijcit: priuatim in hunc
uſum confidtur ex peras & ſaxatilibus, nec alijs ui
rus olentibus: coquuntur autem in aq ua, oleo, ane
tho & ſale.

IVS caulium & per ſe, & cum pauco ſale tepide
potum laxat uentrem.

LAC omne tribus conſtat ſubſtantijs, caſeoſa, ſe
roſa, & pingui. Caprarum lac eſt mediæ conſiſten
tiæ: omnium craſſius eſt. craſſius autem ualentius nu
trit, tenuius minus. Lac facile in uentriculo in caſe
um cogitur, ob id mel illi aut ſal immiſcemus. Om
nium quæ mandimus lac optimum optimi ſucci eſt.
Qui uero eo multum utuntur, eſt periculoſum: tum
maxime ijs, qui calculis generandis ſunt appoſiti: ie
cur item obſtruunt ijs, qui hoc affectu facile præben
di poſſunt: tales autem ſunt, qui fines eorum uaſo
rum, qui cibum ex ſimis uiſceris in gibba tranſmu
tat, ſunt anguſti. Thoracis autem et pulmonis par
tibus lac omne eſt utile: capiti uero, niſi quis ipſum
habeat admodum firmum, non eſt accommodum, ut

nec hyporhondrijs, quæ leui de causa inflantur. Lac
quod serosum est, succos crassos tenuat, & aluum
subducit: quod uero caseosum est, aluum sistit, &
succos crassos gignit, ex quibus in hepate obstructio
nes, & in renibus calculi oriuntur. Nocet quoq; assi
duus usus dentibus & gingiuis nisi cum uino ablutio
fiat: præterea febricitantibus malum est.

LAC acidum, Græcis oxigalacte, non bene consi
dit uentriculus quauis de causa frigidior. Tempertus
uero, quamuis ægre consiat, tamen aliquantum. Ven
triculi calidiores commodo aliquo fruuntur. Quod
uero in stomacho non fuerit coctum, acidum aut fu
mosum euadit. Siquidem caloris inopia in acorem,
eiusdem autem excessum in nidorem aut fumum uer
tit. Frigidum est ac crassi succi: calculos in renibus
gignere solet: gingiuis ac dentibus nocet. sitim ex
tinguit.

LACTVCA succū habet omnium olerū præstan
tissimū: siquidem plurimū sanguinem generat. Quidā
æstatis tempore mandunt ipsam crudam. plerique
priusquam in caulem assurgit, ipsa in aqua cocta
utuntur. Lactuca uesperi mansa, somnum conciliat, & choleram reprimit. Succum habent frigidum
& humidum, non tamen est praui succi: neq; strin
git, neq; laxat. sitim mitigat. Sed ualeat si uult gau
dia nostra Venus.

LAGANA. *require Panis.*

LENS *craßi uidosiq; fucci eft,et atram bilem pro*
duat. Bis *coɗta aluum cohibet, uentris fluxu; fiant,*
ftomachum, inteftina & totum uentrem corroborat.
Cœliacis & dyfenterias accommodus. Crudæ minus
nutriunt, fed promptius deijauntur: nam cortex la
xat, medulla ftringit. Decoɗtum cum oleo et fale
potum, aluum proritat. at quia inflationes mouet,
fatureia admifcendum eft.

LEPORIS *caro. require* Carnes *probe elixæ.*

LEMONII *fruɗtus aufterus cum uino cœliacis, dy*
fenterias & fanguinem fpuentibus datur. Præterea
uires habet ficut malum citrium, & mala aurantia.
require Citrium.

LIEN *praui fucci creditur, ut qui fanguinem me*
lancholicum generet,

LINGVA *parum alimenti habet, boni fucci eft*
& facile digeritur.

LORA. *require* Vuæ albæ.

LVPVLVS *frigidus eft, bilem & fanguinem ar*
æt. Ramuli cum uino, uel oleo, uel butyro coɗti,
uentrem, ut afparagus, leniunt. nonnulli adijaunt
modicum aceti & falis: fic enim fumpti, appetentiam
incitant.

LVPVS *alimentum fane tum ex hoc, tum ex alijs*
pifcibus prouenit, fanguinem gignit confiftentia te

G 3

cuiorem, quam qui ex pedestribus animalibus sum̄
tur. uide Pisces optimi.

MACIS tertio ordine siccat, interq́; calorem & fri
giditatem medium obtinet: adstringit, cœliacis, &
intestinorum torminibus auxiliaris est, stomachum
roborat, et concoctionem iuuat: hepati, asthmaticis,
iliacis, & cardiacis in cibo & potu conuenit.

MALA punica seu mala granata minimum corpo
ri præbent nutrimentum: succus eius uentriculum
roborat, adeo, ut humorem in tunicis contentum ex
pellat. Dulcia ualent contra asperitatem pectoris,
succus educit choleram, & confortat stomachum &
hepar. Acetosa uero conueniunt hepati calido, et dolo
ri orificij stomachi, uomitumq́; sedant: nocent uero
pectori & uoci. Eorum acini uentrem stringunt,
magis quam succus: efficacius his adhuc malicorium.

MALA aurantia ualent sicut citria mala. require
igitur Citria mala.

MALIS omnibus frigida et excrementicia inest hu
miditas: & quæ in eorum censu tenera & aquosa
sunt, frigiditate cæteris & humiditate præstant: dul
cia aquosa quidem, non tamen manifeste frigida sūt:
austera dulcibus quidem frigidiora, sed minus humi
da: acida frigida quidem uerum imadendi humores
uentriculo inhærentes uim testantur: si succum cras
sum in uentre inuenerint, ipsum imadunt, ac deor

ſum ſubducunt, ob id deieſtiones humectãt: ſi uen
trem purum inuenerint, magis ſiſtunt. Auſtera ſi
ue acerba ſunt apta in uomitu, diarrhea, ac dyſente
ria: ualent quoq; contra choleram, inflammationes,
et ſyncopen. Dulcia, matura, fragrantia, & ad hye
mem durantia ad calidius uergunt, & eius ſuccus ce
lerius diſtribuitur: ſtomacho nauſeunti ſuccurrunt,
appetentiam inducunt, digeſtionem iuuant, & cor
confortant, animumq; lætificant: quod ſi acrimoniam
habuerint: citius ſubducuntur. nocent poma neruis.

MALVM medicum. uide Citrium.

MARZAPANIS optimum alimentum præbet,
bene concoquitur, pectori & renibus conuenit, im
pinguat, Venerē incitat, et urinæ ardorem mitigat.

MEDVLLA oſſium, cerebro eſt dulcior, iuuandi
or ac pinguior, in cæteris ei reſpondet. Nauſeam
prouocat ſi liberius ſumatur: nutrit tamen ſi probe
conficiatur.

MEL ob acrimoniam aluum ad excretionem pro
ritat: non coctum in uentriculo ac inteſtinis flatus
quoſdam gignit, et urinam mouet. Elixũ ſine aqua,
magis nutrit. Senibus ac in uniuerſum frigidis tempe
ramenti corporibus mel eſt accommodum, pulmo
nem lenit, et ſtomachum à putredine tutatur. AEta
te autem florentibus & calidis in bilem uertitur.

MEL ſachar, ſeu Sacharum magis melle nutrit,

ventri subducendo accommodatum, stomacho & re
nibus uesicaeq; conuenit. Coctum & despumatum
sedat sitim & tussim. Mellis uires aequales obtinet,
praeter quod nec stomacho noceat, nec sitim faciat,
ut mel.

MELICRATVM. uide Hydromeli.

MELONES aluum leniter molliunt. Semina uri
nam prouocant, renes et uesicam purgant, lapidem
frangunt, & cutim mundificant. Succus imbecilliter
alit. uide Cucumeres.

MILIVM & panicum refrigerant, siccant, pauxil
lum nutriunt, et aluum cohibent. Cum butyro aut
pinguedine suauius editur, facile concoquitur, uen
trem minus sistit, magisq; nutrit. Rustici lacte incoc
tum mandunt, & bonum succum procreat. Oriza
eodem modo, quo milium coquitur. uide Oriza.

MORA immatura inflationem faciunt & strin
gunt. Matura impense humectant, mediocriter re
frigerant, ac ante alios cibos praesumpta, uentrem
soluunt, non admodum ingrata stomacho, sed exigui
alimenti. Dulcia sunt calida: acetosa uero frigida.
Si diu in uentre manserit, sicut melones corrumpun
tur. Succus eius utilis apostemati gutturis. Eandem
facultatem habet Rubi fructus.

MVLSVM è uetere uino austeroq; & bono melle
factum, praefertur: minus enim inflat, ac celeriter id
genus

genus in usum uenit, uetus corpus alit. media ætate
aluo prodest, et urinam pellit, à summo cibo sump
tum nocet, inter initia potum, implet, deinde appe
tendi auiditatem reuocat. Fit mulsum duabus uini
metretis, admixta una mellis. Alij quo celerius præ
beri possit, mel cum uino coquunt, & ita transfun
dunt. Bibitur ad propulsationem intemperaturæ
frigidæ ususq; celeber ad crebri, neruorum, & alia
rum partium affectus frigidos: eoq; podagricas, ar
thricis, phreneticis & senibus utile.

MVSTVM. require Vuæ albæ.

NVX aquatica. uide Tribulus aquaticus.

NVX moschata crebrum & membra spiritualia
ab algore læsa confortat comesta: hæc quoq; stoma
cho, iecori, uiciato spleni, & oculis subuenit: has
quoq; aluus fluida & uesica amat.

NVX iuglans, quod in eo clauditur, edendi ap
tum, natura oleosum, facile bilem auget: uiridis est
accommodatior, & uentrem citat: arida ubi in aqua
commaduerit, membrana ipsius interior adimatur,
consimilem uiridi potestatem obtinet. Dentium stupe
factioni conferunt. in ore pustulas quandoq; gene
rant, et linguã aggrauãt. Iuglãs auellana minus nu
trit, et stomacho gratior. Sũt concoctu difficiles, bilio
sæ, & capitis dolores inferentes.

NVCES auellanæ, quas ponticas uocant, frigidi

H

res sunt, & austeræ: alimentum præbent exiguum, & stomacho infestæ sunt.

NVX Indica calida est & humida. Sanguinem bo nū generat, pars interior seu medulla addit in sper mate.

NVX pinea. uide Pini nucleus.

NVX pistacea. require Pistacia.

OCVLI ex animalibus. musculus & pinguedo co meduntur: musculi uelocius descendunt: pinguedo ue ro natat in stomacho: medium uero ipsius melius est.

OLEVM dulcißimum calefacit, lenit, humectat, facile concoquitur, & cito nutrit. Idem efficit quod butyrum recens. uide Butyrum recens.

OLEVM lini calidum est et humidum. Si cum melle & pipere pro placenta sumatur, pectus et tus sim lenit, stomacho frigido et intestinorum uicijs util le, ac Venerem incitat largius sumptum.

ORIZA cibus est temperatus leuis ad digerendū. Cum butyro cocta non retinet uentrem. Nauseam stomachi et intestinorum mitigat. Cum lacte generat oppilationem, et impinguat. Minuit urinam, eges tionem, & uentositatem. Cibus ex rizo & milio eo d m modo coquitur, & eandem fere facultatem obti nent. Cum lacte humectat siccitatem: propterea d bus temperatus in humiditate & siccitate, inclinans ad frigiditatem: nutrit corpus multum. Verum cibus est inconueniens habentibus oppilationem renum et hepatis, ac lapidem in renibus. Sumitur autem tuti us cum lacte amygdalino & sacharo.

OVA gallinarum et phasianorum sunt præstantio ra: deteriora uero anserum. Tremula sunt præstan tißima: sorbilia minus ouidem nutriunt, sed facilius subducuntur. Cocta ad coquendum sunt difficilia, & tardi transitus, craßiusq; alimentum corpori tri buunt. Quæ uero in calidis cineribus aßantur, tar dius permeant, ac peioris sunt succi. Quæ in sar tagine sunt spissata, peßimum habent alimentum: nam interim dum coquuntur, in nidorem uertuntur, & succum crassum prauumq; gignunt. Suffocata ue ro elixis & aßis sunt meliora: quæ supra modum sunt crassa elixis & aßis sunt similia. Quæ uero ad mediocrem craßidem peruenerunt, melius quam dura concoquuntur, et alimentum corpori dant præ stantius. Mollia pectus alunt, tußim sedant, rauce dini uocis apta sunt: stomachum, iecur, renes et uen trem mulcent, uesicamq; fouent. Dura mali nutri menti ac difficillimæ concoctionis habentur. Ouum to tum acetio incoctum si assumatur uentris fluxiones de sicat: si acerbum aliquod adiunxeris aut frixeris, multo redditur efficatius.

OVILLA caro. uide Carnes probe elixæ.

H 2

OXIMELI *fanitatis tuendæ gratiâ ætatibus natu rifq; omnibus utilißimum.* Siquidem obstructiones omnes difcutit, adstrictosq; meatus ita aperit, ut nulla in parte craßi glutinofiq; humores depræhen dantur: fed bonam habitudinem roburq; efficere non poßunt.

PALMAE *fructus, palmulæ uocatæ, officinis Dac tylus, calidus mediocriter est, uifceribus roborandis & stomacho idoneus est,* maxime qui iam ematuru it: uentrem retinet, craßos glutinofosq; humores gignunt. Capitis faciunt dolores in cibo plures fumptæ, omnium maxime lædunt uirides.

PALVMBA. *uide Auium genus.*

PANIS *purißimus tardißime deijcitur, filigineus plurimum alimentum præstat: post fimilaceus: ter tio loco medius: quartum est fordidarum genus: fur furaceus est postremus, minimumq; omnium nutrit.* Concoctu autem inter panes funt facillimi, qui pluri mum funt fermentati, & pulcherrime fubacti, ac ig ne moderato affati: Porro qui fermento omnino ca rent, nemini prorfus est accommodus. At qui fuper foca pauimentum aut cineres affantur praui funt: nam extimæ partes fupra modum funt affatæ, inti mæ autem crudæ. Quod fi cafei aliquid addatur læduntur uel fortißimi. Placenta funt craßi fucci, & fuccos crudos gignunt, uentremq; cohibent, nifi mel

tis quippiam admiſceatur. Lagana autem, quæ ex ſi
milagine componuntur, craſſi ſunt ſucci, & tarde
ſubſident, iecorisq́; meatus, per quos fertur alimen
tum obſtruunt, lienis imbecillitatem augent, calculos
deniq́; in renibus gignunt. Quod ſi belle cocta fue
rint, atq́; in ſanguinem mutata, admodum nutriunt:
cum melle uero miſtam habent qualitatem. Placenta
ex lacte & caſeo craſſi ſucci alimonia præſtat, et no
cent ſicut lagana. Panis hordeaceus frigidior eſt pa
ne triticeo, et parum nutrit. uide Triticum elixum.

PAPAVERIS ſatiui ſemen refrigerat, ſi cum pane
aſſumatur, mediocriter ſomnū conciliat, ſumptumq́s
liberalius ſoporem induat, ægre concoquitur, ca
put lædit idemq́; aggrauat. Corpori autem nullum
memorabile præſtat alimentum. Cum pane et mel
le placenta ſumpta minus refrigerat, minusq́; nocet,
ac magis nutrit.

PASSER ſiccat. Si uis eſſe ſalax, hic cerebella da
bit. uide Auium genus.

PASSVLAE multum nutriunt, humiditates mun
dificant et laxant. confortant ſtomachum, et ualent
contra dolorem inteſtinorum.

PAVONVM caro ad coquendum difficilior eſt gal
linis. Debent autem poſt interfectionem per noctem
ſuſpendi, & tandem bene decoqui. Valet utentibus
exercitijs, & ſtomacho calido.

H 3

PEDES *paua sunt nutrimenti*, & *paulo minus omnium abo sunt inepti: porcellorum uero aptis sint.*

PERDICES & *phasiani in natura sunt propin qui, et conueniunt conualescentibus. Et meliores in ter carnes phasianorum, coturnicum & turturum cum comeduntur in autumno. uide Auium genus.*

PERSICORVM *sucus, & ueluti caro facile cor rumpitur, prauaq; omnino est. Id communiter te nendum ea ante alios cibos esse sumendam: ita enim cillus sub ducuntur, et alijs cibis uiam muniunt. Quae si postremo fuerint, una secum alia quoq; corrum punt. Meliora sunt odorifera: & nisi cum uino odorifero sumantur: humores corrumpunt. Mollia uentrem laxant, siccata tenent.*

PETROSELINVM *esculentum flatibus dissutien dis accommodatissimum. Illud edat, quem phlegma ta uexant in capite, iecore, splene & renibus, calcu losis quoq; accommodum.*

PHASIANI *caro leuis est stomacho, uolucrum huic primi debentur honores. uide Perdices.*

PINGVEDO. *require Adeps & pinguedo.*

PINI *fructus in aqua maceratus, ut acrimoniam suam exuat, temperatus redditur, opplens ungui ne suo obstruensq;. Boni quidem suci est crasiq; & ad nutriendum ualens, non tamen facile conco* gitur.

PIPER *album stomacho est accommodatius, & acrius nigro.* Vis omnium calefacit, ualetudinem tuetur, appetentiam mouet, & concoctionem adiuuat, cholericis inutile est.

PYRA conferunt stomacho, inhibentur senibus, ni si comedant post zinziber. Immatura infrigidant, & uentrem stringunt. nocent autem colicae. Pyrorum usus pomorum usui omnino similis est, aliquantum nutriunt. require Fructus.

PISA tota substantia cum fabis quandam habent similitudinem, & eodem modo cum fabis sumuntur: sed non aeque ac fabae sunt flatulentae, nec detergendi difficultatem habent, ideo segnius quam illae per aluum secedunt. Cortice deposito salubriora sunt, et cum lacte amygdalino sapidiora. Cocta cum iusculo carnis, aut cum oleo lini et pauco cymino, aut pipere magis nutriunt, minusque inflant.

PISCES omnes frigidi et humidi sunt. Optimi autem sunt petrosi, durarum carnium, frangibiles, sapidi, et qui in aquis munda, arenosa, & fluuijs gignuntur, & ubi aqua rapide fluit, ac copiosa est. Non autem boni qui in stagnis, nec magnos fluuios recipiant, neq; habeant largum effluuium. Pessima sunt stagna, ex quibus nihil aquae effluit, sed stabilis est. Alimentum quod ex piscibus prouenit, sangui

nem gignit consistentia tenuiorem, quàm quod ex pi
destribus animalibus sumitur. Pisces recentes corpus
humectant, lac & sperma multiplicant. Caueant
ab usu pisćium habentes stomachum debilem, uel ma
lis humoribus repletum. Semisalsi pisces meliores
sunt recentibus. Et salsi multum temporis, non sunt
boni. Non sunt comedendi pisces & carnes simul,
nec pisces et lactania post alios abos. Pisces parum
salsi, in paucæ quantitate sumpti, reuocant appe
titum.

PISCACIAE parum nutriunt, stomacho medio
criter conducunt, & hepar roborant: qualitate
enim aromaticam, sub amaram, subadstringentemq́
habent.

PLACENTA. require Panis.

POMA. uide Malis omnibus, & Fructus.

POMA granata. uide Mala punica.

POMA aurantia. uide Mala aurantia.

POMA citrina. require Citrium.

PORCORVM et porcellorum caro. uide Carnes
probe elixæ.

PORTVLACA nutrimentum habet exile, idq́; hu
midum & frigidum ac lentum. Vtilis in febribus. ar
dentibus.

PRVNA corpori minimum alimenti præbent, uti
lia tamen ijs, quibus propositum est uentrem medio
criter

erius humectare ac refrigerare. Sicuti uero usui es
se possunt, ueluti ficus. Optima sunt cum mediocri
adstrictione magna et laxa. Exigua uero dura aar
baq; peiora sunt. Cocta in melicrato, in quo plus
culum sit mellis, aluum admodum deijciunt, si quis so
la sumpserit, uel melicratum post ipsa sorpserit,
non autem statim post prandendu, sed aliquid tempo
ris interponendum. Pruna incocta præmandunt ij,
quibus extenuante dieta utendum est, uerum ijs al
uum magis deijciunt. Pruna dulcia extinguunt si
tim, educunt choleram: senibus non conueniunt, ni
si biberint uinum uetus. Sicca remouent appetitum
abi. Dulcia recentia nocent stomacho. Syluestrium
prunorum baccæ, uel earum succus, Acatia officinis
dictus, euidenter adstringunt, uentremq; reprimut.
   PTISANA uim refrigerandi habet, & hume ctat
cum in concoctione intumuerit: his quoq; mel, aut
cyminum, aut piper, aut acetum inijciatur. Elixa
cum cortice detergit: sine cortice humectat. Probe
parata, tum sanis, tum ægrotis hominibus præsta
bit. Siquidem lentor eius leuis, continuus, blandus,
lubricus & humidus moderate, sitim arcet, & ad
abluendum, si quid opus est, idoneus: neq; tormina
gignit, deniq; in uentriculo non exturgescat. Opti
mus cibus existimatur, bonumq; succum gignit, atq;
non parum alimenti corpori confert: semi putres suc
                                                    I

ços concoquit, incommodum humorem transmutat:
Nec adstringit, nec uentriculum euertit, neq; pericu
li discrimine laborantibus eam dare inconuenit: nec
his qui indigeant uenæ sectione, aut purgatione, aut
quopiam clysteri: nec quorum uenter excrementis
redundat, aut ingenti cruditate turbatis, febribus item
ardentibus accommodatißima.

PVLMONES sunt facilis digestionis, & eius nu
trimentum est modicum et phlegmaticum. At quod
ad nutriendum attinet, hepate est inferius.

PVLLVS facile concoquitur, sanguinem bonū gig
nit, & omnibus temperaturis conuenit. Cum agres
ta coctus, multum alit, choleram reprimit, cordi, sto
macho, hepati, & renibus utilis.

RAPA cruda sumpta, concoctu est difficilis ac fla
tulenta, stomachoq; noxia: uerum cum sale facit ap
petere cibum, & urinam prouocat. Aquæ incocta,
nullum plantarum genus minus nutrit. At cum car
nibus uel piguedine cocta & assumpta, plus nutrit,
et semen genitale auget. Continue sumpta, crassum
succum procreat.

RAPHANVS satiuus manifeste calefacit, et attenu
andi facultatem habet, estq; obsoniū magis quam ali
mentum. Sumitur recte ante cibum ex aceto aut sale,
alui ducendæ gratia: secundum cibum nequaquam.
Aliqui caulem elixantes mandunt cum oleo, sale et

aceto, ut rapæ caulem ac sinapi & lactucæ: nutr
magis caulis iste, quam cruda radicula. pauaßimum
et ipse habet nutrimentum. Radix in cibo grata est
ori, sed stomacho parum accommoda: præsumpta
sensus exacuit, appetitum imitat, sed cibum in stoma
cho supra se suspendit: à cibo sumpta, magis digesti
oni conferre creditur. Comesta à ieiuno prout anti
dotum magnum & adiutorium sanitatis & tutamen
tum corporis: sed inflat, et ructus fœtidos fáat. Suc
cus eius ex aqua acceptus fungorum nocumentis et ue
nenis resistit.

RAPHANVS agrestis, quam Romani Armorad
am uocant, calefacit, urinam ciendam utilior est ra
phano sativo, in reliquis similes uires obtinet. Cum
aceto, aut uino, aut melle, aut iusculo carnis sump
tus cibi appetentiam prouocat, et digestionem iuuat.

RAPVNCVLVS parum alit, crudi in acetariis si
ciunt appetere cibum.

RENES craßi ac praui succi sunt, et concoctu dif
ficiles.

ROSMARINVS gelido capiti, hepati renibusq́s
suo calore aptus est in cibo. Corroborat cerebrum,
sensus interiores, memoriam et cor. In pestilentia do
mum tutum præstat cremata: nam nidore improbam
aëris perniciem diluit. Tremori ac resolutioni parti
um succurrunt.

I 2

ROSTRA cartilaginosa sunt siaut aures: ad con
coctionem pertinaces.

RVBI fructus maturus calefacit, et mediocriter ad
stringit: stomacho efficaciores quam satiua mora.
Immaturus acerbus est, et ualde siccat. Si quis lar
gius uescatur, capiti dolores sentiet: alij stomacho
anguntur. uide Mora immatura.

RVBI Idaei fructus maturus, est olfactu et gustatu
iucundissimo, fragi rubri aemulo. Eadem praestat,
quae supra dictus, et quae mora matura. uide Mora.

RVBVS caninus fructum fert oliuae nucleo simi
lem, cum maturescat rubentem: qui siccatus, et in ui
no coctus et potus, sic tamen ut sine interioribus la
nis illis, quae fauabus et arteriae nocent, sumantur, al
uum sistit magis quam ruborum.

SABVCI flos. Hic tibi odor, decor, et cibus est:
hunc amat caput, stomachus et hepar.

SAL calidus est et siccus, cibos insipidos praepa
rat, et facit per membra transire: eius facultas, qui
bus admouetur, humores superfluos tenuat, digerit,
siccatq́;. Cibaria multum salsa, debilitant uisum. dis
cutit lassitudines ex oleo illitus. Sal adustus mundifi
cat dentes.

SALVIA calida est et sicca: in cibo sumpta, con
fortat cerebrum, stomachum et hepar: utilis ner
uis, manuum tremori, et paralitias. in fluidis uen

tribus satis apta. Ad eadem efficax est saluiæ ui
num.

SERAPIVM acetosum conuenit omnibus comple
xionibus, & ætatibus. sitim sedat, & hepar infrigi
dat. Cum radiabus efficatius datur contra obstruc
tiones: cum melle minus inadit.

SERVM lactis aluum subduat, præsertim quà hoc
potu plurimum utuntur: si ipsam magis subduære ue
lis, salis quam plurimum inijcies. Datur quoq; comi
tialibus, melancholicis, paralyticis, in lepris, elephan
tijs, ac articularibus morbis: ualet item cutis infectio
nibus, splenis oppilationibus & duriciei & hoc ra
tione euacuationis humorum crassorum ac melancho
licorum lieni infertorum.

SILIQVAE, xyloceratæ quoq; dictæ, recentes
praui succi ædulium est, sunt et lignosum: stomacho
inutiles, aluum soluunt: eædem siccatæ sistunt, sto
machoq; utiliores fiunt, urinam cient, et tussientibus
ualent.

SYNAPIS calefacit interiora, & subtiliat cibos
grossos, et modicum ex eo prouocat urinam, et mul
tum laxat. semen masticatum. utile contra paraly
sim linguæ. Comestum uero officit uisui, & calido
capiti ac iecori.

SPINACHIA frigida & humida est, uentrem
mollificat, flatus colligit. Vomitiones conatat, nisi

I 3

primum ius eliciatur: stomacho inutile.

STOMACHVS, uide Intestina.

SVVM caro. uide Carnes probe elixae.

TAVRORVM caro. uide Carnes probe elixae.

TESTES animalium ad coquendum sūt difficiles, ac mali prauiq́; succi. Soli gallorum gallinaceorum praecipuae altilium sunt praestantißimi, ut qui mul tum nutriunt, et sperma augent.

TRIBVLVS aquaticus mediocriter refrigerat, et leniter humectat. Ex hoc etiam in farinam molito per inopiam annone panes fiunt.

TRITICVM in primo ordine calefacit, siccando hu mectandoq́; medium est, nonnihil etiam glutinosum, et obstruendi efficax est. Elixum coctu difficile est, & inflationes creat: ubi uero concoctionem exper tum est, alimentum praebet ualentißimum. In pa nem autem coctum, minus inflat, minusq́; aegre conco quitur, utpote, fermēti et salis particeps. uide Panis.

TVBER humorem reddit frigidiorem, et succi cras si sunt. Fungi uero frigidi pituitosi et mali succi sūt. Boleti his minus nocentes sunt: ac nisi exactius deco ti edantur, periculi occasionem praebent: eoq́; nonnul li cum pipere aut sale assa mandunt.

TVRDI hyeme praesertim multum alunt: pauca re crementi sunt. uide Auium genus.

TVRTVRES calidi sunt & sicci, in cibo aluum

adſtringunt, & dyſentericis commode dantur. Eli
guntur autem earum pulli, qui nos in Venerem rapi
unt. uide Auium genus.

VACCINA caro. uide Carnes probe elixæ, &
Arietum carnes.

VBERA multum nutriunt, uerum ex animalibus
minora ſunt, meliora, & lac augent.

VINVM in uniuerſum omne nutrit. Nouum in
flat, & ægre concoquitur, inſomnia parit grauia,
& urinam det: neruos minus tentat. Craſſum, no
uum et dulce plurimi eſt nutrimenti, ſed no æt ſtoma
cho. Tenue minus nutrit, uerum ueloaus per mem
bra diſtribuitur. Dulce uentrem fluere facit minus
quam urinam. ſtomachum inflat, ac aluum & inte
riora, ut muſtum, turbat: ſed minus inebriat, reni
bus & ueſicæ aptiſſimum. Auſterum ſtomacho ami
cum eſt, & per urinã celerius tranſit: uerum ægre
in corpus diſtribuitur, minuſq; alit: caput dolore ten
tat, & temulentiam gignit. Acerbum ad aborum di
geſtionem per membra accommodatiſſimum, aluum
& cæteras fluxiones cohibet, minuſq; urinam expel
lit. Vino ueteri nerui læduntur, et reliqui ſenſus. In
ſecunda ualetudine paucum aqua dilutum, innoxie
ſumitur. Vinum rubens ac craſſum, concoctu diffici
le eſt, ſed ſanguini generando accommodatiſſimum,
& ebrietatem creat: poſt nigra, craſſa, & dulcia.

Album tenue est modicæ caliditatis & paua nutrimē
ti: stomacho utile, & faile in membra distribuitur.
Giluum, quod medium est, medias inter utrunq; ut
res habet. In secunda tamen & sinistra ualetudine
cum primis laudatur album. Quæ uetustate dulcef
aunt, renibus & uesicæ accommodatiora redduntur.
Vetera ualde tenuia et candida uehementius urinam
dunt, & dolores capitis mouent, neruosq; largius
pota tentant: siquidem obsessos neruos quotidie re
mittit. AEtate medium utraq; uitia fugit, & ad uic
tus sanorum ægrotorumq; usurpatur: hoc enim sua
natura calorem in nobis refoallat, unde concoctio
melior, & sanguis probus euadit, abos per omnia
corporis membra faile deduat: quamobrem ex mor
bo emaciatos reficit, corpusq; ipsorum auget. Etiam
ibi cupiditatem facit, pituitam extenuat, bilem per
urinam educit, & bonum colorem facit, animi lætiti
am uoluptatemq; parit, robor adijcit, & somnum
conciliat. Immoderata uini potatio contrariorum oc
casionem præbet: eoq; temulenti animo turbantur,
desipiunt, tremunt, graui somno præmuntur et an
te tempus senescunt debilitanturq;: qua de causa im
modica uini potatio diligenter uitanda est. quanquam
longiori temporis interuallo liberaliter bibere condu
cat: ita namq; urina largius & sudores promouen
tur. Nocet autem ebrietas omnis, & maxime assi
dua.

uia.

VINVM *abfinthites accommodatũ eft ftomacho,* *et abum non appetentibus, icanorefis, regio morbo correptis & nephretias.* Verum cum eius fucco ul *num temperatum, nonnullis capitis grauedinem & dolorem induat.*

VINVM *faluic. uide Saluia.*

VINVM *fublimatum. uide Aqua uitæ fimplex.*

VITVLORVM *iuniorum carnes temperatiores funt in humiditate ac ficatate, & funt præftantiores carnibus bouinis perfectis, facile concoquuntur, & funt boni fucci. uide Carnes probæ elixæ.*

VOLVCRVM *caro. uide Auium genus.*

VRSINA *caro. uide Carnes probe elixæ.*

VRTICA *extenuat, uentrem fubduat, & modi ce alit.*

VVAE *albæ laxant magis nigris, & quanto duldo res fuerint, tanto calidiores: funt iuuamento pecto ri & pulmoni. nocent hepati, fpleni ac uefica, & fi tim inducunt: aquofitas earum eft calida & humi da. Aëni funt frigidi, ficci, & ftyptici. Vuæ magis nutriunt fructibus fugaabus, minimumq́ praui fucci habent. Caro uero quæ ex ipfis gignitur, non eft firma ac denfa, & minus alunt quam ficus. Muf tum laxat, & ni uelociter pertranfeat, flatibus implet. Quæ dulces funt, fuccum habent calidio*

K

rem: austeræ & addæ frigidiorem. Omnium usu
est tutißimus. si quis moderate sumat, & cum uuæ
maturæ fuerint carnosæ. Quod uero ab uuis auste
ris & addis est expressum, ad omnia est peßimum.
Deuteria uero seu Lora ocyus per urinas redditur,
si dulaor & suauior: si uuæ addæ et acerbæ fuerint,
minus at urinas.

VVAE passæ alijs calidiores sunt, stomacho gratio
res, ualentius alunt, sed minus subducunt aluum.
Alimentum copiosius distribuitur ex pinguibus &
dulcibus: partius ex austeris & macris. Valentius
nutriunt si exempta fuerint acini: nam sunt frigidi,
sicci & styptica.

ZINZIBER abo conuenins est, & cum condimen
to assumitur. Excalefactoriam uim & ex
coquentem habet. aluum le
niter mollit. stomacho
utilis est.

TABVLA EDVLIORVM.

MVLTVM NVTRIENTIA SVNT,

Anserum alæ cum pectoribus.

Alæ anatum, gallinarum & caponum.

Alui omnium uolucrum.   Lac craſſum.

Oua ſorbilia.   Panis triticeus, siligineus.

Frumentum coctum.   Cicer ruffum.

Dactyli dulces.   Castaneæ.

Vuæ paſſæ dulces.   Cancri.

Rapæ.   Fabæ.   Mel deſpumatum, Vinum omne.

PARVM NVTRIVNT,

Animalium uuluæ. Ventres, Inteſtina. Aures.

Caudæ. Adipes.   Caro ſeneſcentium.

Auium genus ſi comparetur, cum genere pedibus ite rantium. Omnes piſces. Panis hordeaceus.

Panis furfuraceus. Pultes ex hordeo. Milium.

Amygdala. Pruna. Fabæ uirides. Raphanus.

Perſica. Capparis. Sinapi. Aſparagus.

Daucus. Allia. Porra cruda. Malagranata.

Pyra.

BONI SVCCI SVNT.

Lac recens ſtatim à mulctura potum, ante omnem ci bum.   Oua recentia ſorbilia.   Phaſani.

K 2

Gallinæ. Pulaſtræ. Aues paruulæ montanæ.
Piſcauli ſaxatiles. Porcelli recentes. Partes anima
lium quæ ſunt circa os. Pedes porcorum. Anima
lia agreſta. Panis purus. Ptiſana bene parata.
Fabæ. Ficus maturæ. Caſtaneæ. Vuæ maturæ
Cicer ruſſum. Lactuca. Vina bene olentia dulcia
bene deſiccata. Cichorium.

MALI SVCCI SVNT.

Piſces ſtagnales in paludibus & lutoſis. Pecoris
caro. Caro hircorum, caprarum. Carnes ue
tulæ & aridæ. Ceruorum renes.
Teſticuli fœminarum. Cerebella: niſi gallorum.
Caſei molles. Legumina. Lens. Cicer ruſſum.
Animalia marina. Fructuum genera, quæ in po
mi nomen ueniunt. Pyra Perſica. Meſpila.
Mala granata non matura. Pruna, niſi optime ma
turuerint. Ceraſa. Pepones. Cucumeres.
Ficus aridæ. Raphanus. Corna mala. Cæpæ.
Allium. Porrum. Braſſica cruda. Holera agre
ſtia. Bulbi non bene cocti. Vina craſſa, male
olentia, inſuauia, auſtera.

FACILE CONCOQVVNTVR.

Panis bene conannatus. Piſces ſaxatiles omnes.
Auium caro. Turtures. Perdices. Phaſiani.
Caro caponum & gallinarum. Pulli columbini,
plus etiam alæ cæteris membris. Anſeris iecur.

Caro porcorum recentium. Caro uitulina.

Caro cæruorum. Omne genus uolucrum pullo
rum gallinacæorũ. Oua forbilia. Lactuca. Malua.
Vina leuia, melius aufterum.

QVAE DIFFICVLTER CONCOQVVN=
TVR.

Caro Caprina,	Ceruina, Bubula.
Caro Hirana,	Taurina.
Caro Anferum.	Anatum.
Sues inuetrati.	Omnia intranea.

Cor. Aures. Renes. Hepar,

Vuluæ. Inteftina. Caudæ.

Medulla dorfi. Cerebra.

Tefticuli integrorum ætate animalium.

Querquedulæ. Palumbes.

Aues afperioris carnis.

Omnes uentres uolucrum.

Cochleæ. Cancri. Oua tofta.

Cafeus antiquus & toftus. Oxygala,

Farina, & quicquid fine fermento pinfitur.

Fabæ. Phafeoli. Ciær. Oriza.

Milium. Lens. Caftanea. Glans.

Ficus Immaturæ. Dactyli. Siliquæ.

Vuæ aädæ & aufteræ.

Poma antequam maturuerint.

Pyra. Rapa. Napus, Bulbi crudi.

K 3

Olera, præter Cichorium & Lactucam.
Vinum crassum. Mustum.

GENERANTIA LAC.

Semen fœniculi. Radix fæniculi.
Anisum. Anethum. Pastinaca.
Hordeum. Raphanus. Eruca.
Aqua casei ueteris cocti.
Oua sorbilia. Mel cum croco.

INFLANTIA.

Fabæ. Cicer. Lupinum. Milium.
Punicum. Succi omnes.
Ficus arida. Dactyli recentes. Massa ex farina.
Rapæ. Napi crudi. Bulbi crudiores. Mel non
probe coctum. Lac. Vina dulcia. Mustum.
Vinum quodcunq; non defecatum et recens.

OPPILACIONES DISCVTIENTIA
ABSTERGENTIA ET SECANTIA.

Ptisana. Vuæ passæ. Cicer nigrum. Fabæ.
Melopepon. Ficus arida. Pistatia. Amygdala.
Mel. Raphanus. Serum lactis. Vinum tenue.
Vinum lymphatum.

CRVDOS HVMORES GIGNVNT.

Cruda. Dactyli uirides. Rapæ. Napi radix.
Vuluæ quadrupedum. Ventres. Interiora. Oxi
gala. Bulbi cocti cum aceto mansi. Panes hordeacei.

TENACEM SVCCVM GIGNVNT.

Casei graues & densi. Siligo. Tenontes. Neruosæ
Partes labiales. Lingua. Suilla caro. Caro ag
nina. Dactyli.

MEDIA INTER TENVANTIA ET CRASSANTIA.

Carnes gallinarum, Phasianorum, Carnes Capo
num, Perdicum, Columbarum, Turdorum, Passe
rum, Merularum. Ficus. Pisces saxatiles. Vinum
subflauum.

CRASSVM SVCCVM GENERANTIA.

Panis siligineus male coctus. Panis frumentaceus si
ne fermento. Quicquid ex farina confiatur. Legu
minum fere cuncta. Pisces cetosi. Cochleæ. Amy
lum. Carnes æruinæ. Carnes caprinæ. Carnes
Bubulmæ. Renes. Iecur. Testiculi. Lac coctum. Casei omnes. Oxygala. Oua frixa indurata.
Dactyli. Castaneæ. Rapæ. Napi. Bulbosa
omnia. Ficus non maturæ. Cucumeres. Poma
immatura. Passum uinum dulce.

REDVNDANTIA.

Anseres. Pisces cænosi. Pisces staguales, & fere
omnes. Medulla dorsi. Cerebrum. Viscera om
nia. Palumbes. Aues in paludibus & stagnis. Om
nia animalia infantia. Fabæ uirides. Cicer.

FACILE CORRVMPVNTVR.

Persica. Omnia præcocia.

Cuncti horni fructus. Omnia humida et mali succi.
Et omnia ante abum sumenda; ut alius permeent,
ne putredine sua etiam alios humores; et abos cor-
rumpant, si ab alijs cibis sumantur.

C'ALEFACIVNT EX CIBIS.

Frumenta tosta. Dactyli dulces. Poma mediocri
ter dulcia. Vuæ dulces. Vuæ passæ dulces. Eruca.
Raphanus. Rapa. Napus. Sinapi. Pyrethrum.
Allium. Cæpæ. Porrum. Vinum dulce. Case
us antiquus. Et quæ cum alimentis miscentur, ut
Piper, Zinziber, Nux moschata, Maas, Crocus,
Chariophili, Cinamomum, Cyminum, Mel.

REFRIGERANTIA.

Hordea. Pepones. Cuaimeres. Cuairbitæ.
Citrulli. Sicomora. Vuæ austeræ et acidæ. Pyre
Poma acerba. Cerasa acria. Mala granata.
Lactuca. Cichorium. Portulaca. Papaueris se
men. Aqua. Acetum. Vinum lymphatum.

AREFACIVNT.

Lens. Brassica. Orobi bis cocti. Milium.

HVMECTANT.

Ptisana. Pepones. Cumeres. Cuairbita.
Citrulli. Lactuca. Beta. Nuces uirides Ciar
uiride. Aqua calida humectat et calefacit.
Aqua frigida humectat et frigefacit. Vtraq; tamen
corpori admota neruos offendit.

INDV

INDVRANTIA OPPILATIONES
INTERANEORVM.

Lac quod parum habet ferum, multum uero cafea
aum.

Dulcia cuncta.   Melicratum.

Dactyli pingues & crudi.

Cuncta quæ ex filigine comparantur.

Vina dulcia.

TARDI TRANSITVS SVNT.

Siliginea cuncta.   Panis non purus.

Cerebra.   Corda.   Iecora.

Medulla dorfi.   Frumentum coctum.

Lupini.   Fabæ.   Pifa.   Lentes excorticatæ.

Pyra.   Poma.   Siliquæ.   Oua tofta.

Vinum dulce præfertim aufterum, atrum fine dulce
dine, craffum, nouum.

QVAE EX EDVLIIS VENTREM
MOVENT.

Lentis in prima de xctione ebulido.

Braffica ex oleo & fale.

Pifaum ius cum fale.   Blitum.

Ius ueteris galli.   Ius caulium.

Iuuenes animalium carnes.

Turtur mediocriter it aluum.

Panis cibarius qui multum habet furfurum.

Recens cafeus cum melle.

L

Melones si ante alium abum sumantur.
Ficus aridæ & uirides.   Vuæ dulces & uirides.
Pruna humida & arida melle confecta.
Poma acerba. Cerasa dulcia. Vinum dulce.
Cuncta humida & aquosa.

QVAE EX EDVLIIS ALVVM COHIBENT.

Vuæ passæ acerbæ. Pyra syluestria.
Mala granata acetosa. Lens. Oriza.
Milium.   Acetum.   Hepata animalium.
Cotonea. Pruna syluestria. Acatia.
Agresta. Oua indurata ex aceto.
Vinum acerbum & rutilum.

CIBI SANGVINEI.

Omnis abus boni succi.
Caro perdicum, phasiani, pullorum.
Amygdala dulcia. Oua. Lactuca.
Vinum dulce odoriferum.

CIBI CHOLERICI

Porrum. Allium. Cæpæ. Sinapi.
Piper. Mella. Dulcia omnia. Vina dulcia.

CIBI PHLEGMATICI,

Poma. Pyra. Persica. Pruna.
Cerasa. Fructus fere omnes.
Iuscula. Aqua. Lac. Oxygala.
Caseus recens. Omnia fere glutinosa.

Nimia saturitas. Quies nimia. Pisces omnes.
Alui & intestina quadrupedum. Omenta.
Animalium neruosæ partes. Melones.
Cucumeres. Citrulli. Cucurbitæ. Pelles.
Cerebrum. Pulmo. Spinæ medulla.
Aguna caro.

CIBI MELANCHOLICI.

Caro bubulina, Hircina, Taurina,
Caprina, Ceruina, Leporina, Vulpina,
Aprina, Asinina, Camelorum.
Omnes carnes ueteres & salitæ.
Legumina omnia. Lens. Brassica.
Panis Furfuraceus. Panis ex milio.
Caseus uetus. Cibus coctu difficilis.
Salsa omnia. Pisces marini. Vina nigra, crassa.

PVTREDINEM CAVSANT.

Calida & humida. Flatus Austrini.
Cibi calidi & humidi.
Omnes fructus incocti, immaturi.

PVTREDINEM PROHIBENT.

Salsa omnia. Acetosa. Aceto permixta.
Muriæ. Cibi frigidi & sicci.
Omnia infrigidantia & siccantia.
Herbæ frigidæ & siccæ. Flatus Borealis.

CORPVSCVLVM MINVVNT.

Sicca. Arida. Frigida. Vigiliæ.

L 2

Labor Exercitium nimium. Curæ.
Triſtidæ. Amor immodicus.
Lucubrationes immodicæ.
Pernidoſiſsimum autem in omni uita, quod nimium
eſt.

    CORPVS IMPINGVANT.

Dulcia. Pinguia. Multum nutrientia.
Friction mediocris. Somnus. Animus hilaris.

    FINIS.

IMPRESSVM IN INCLYTA
TRAN SYLVANIAE
CORONA.

ANNO. M. D. LI,

Gesundheitslehre, nach dem Vorbild der Aphorismen[1] zusammengestellt, ferner Kräfte und Wirkungen der Nahrungsmittel, kurz dargeboten und alphabetisch angeordnet

von dem Verfasser Paulus Kyr, dem Arzt

Übersetzt von Konrad Goehl

Paulus Kyr wünscht der studierenden Jugend von Kronstadt Heil und Wohlfahrt.
Daß die Bewahrung eines guten Gesundheitszustandes auf die Vorsehung des Schöpfers zurückgeht, bezeugen Männer, die mit göttlichem Geist ausgestattet waren, wie Moses, der die Speisen unterschied (indem er die reinen von den unreinen trennte), und der göttliche Paulus, der seinem Begleiter Timotheus zur Stärkung seines schwachen Magens mäßigen Weingenuß vorschrieb.

Und das Geschlecht der Sterblichen scheint alles dieses zu bestätigen, insofern, als sie sich durch den Naturinstinkt mit größter Anstrengung bemühen, die Vernunft ihrer Lebensweise und die Unversehrtheit des Lebens zu bewahren. Auch die Alten, welche die Güter dem Rang nach ordneten, maßen nicht ohne vernünftigen Grund einer guten Gesundheit den größten Wert bei. Was nützt es nämlich einem Menschen, reich, berühmt, vornehm, redegewandt und anmutig zu sein, wenn die beglückende Gesundheit seines Körpers zugrunde geht: Ist er nicht arm und elend dann?

Wenn also die Bewahrung von Leben und Gesundheit von Gott eingegeben ist und dies von hochberühmten Ärzten und von heiligen Männern stets beachtet wurde, schickt es sich nicht, wie auch Galen schon lehrt, daß irgend jemand nicht über das Wissen verfügt, wie die gute Gesundheit zu bewahren ist. Nicht dem Vergnügen folgen wir,

---

[1] Das heißt: in Form von kurzen Lehrsätzen nach dem Vorbild der »Aphorismen« des Hippokrates. Kyr weist darauf hin: Er schreibt keinen Traktat!

sondern der Notwendigkeit, wenn wir ins Auge fassen, wie wir es verhindern, daß der Körper in Krankheiten und Gebrechen abgleitet und die Lebensfunktionen behindert werden. Denn viele, die krank sind, sind es nicht wegen ihrer persönlichen Körperverfassung, sondern infolge ihrer fehlerhaften Lebensweise: Entweder bringen sie ihr Leben in Trägheit zu, oder sie arbeiten über das Maß, oder sie sündigen bei Qualität [A2v] oder Quantität ihrer Speisen, oder sie betreiben eine schädliche körperliche Übungstätigkeit, oder sie gehen fehl beim Ausmaß ihres Schlafes oder bei unmäßigem Liebesdienst, oder sie schwächen sich durch eine Krankheit ihrer Seele und durch völlig unnötige Sorgen.[2] Davon verfallen einige in eine schwere Krankheit, aus der sie sich ihr ganzes Leben lang nicht mehr befreien können.

Wer also seine Lebensweise nach der Vernunft ausrichten will, muß notwendig die nicht natürlichen Verrichtungen und Einflüsse[3], ferner Kräfte und Wirkungen der Nahrungsmittel kennen und sich schließlich bestreben, sich an das zu halten, wovon dieses Buch in knapper Form handelt. Ich habe alles dies den Werken ausgezeichneter Gewährsleute, vor allem aber dem Galen entnommen. Sollte es aber scheinen, daß etwas übergangen oder zu wenig vollständig behandelt ist, wird der Leser dies aus den Werken anderer Autoren schöpfen müssen. Doch da ich glaube, es sei recht und billig, daß ein jeder entsprechend seiner Fassungskraft und seiner Bildung andere unterstützt, habe ich mich bemüht, der studierenden Jugend von Kronstadt zu nützen. Wenn ich dies so, wie ich hoffe, erreicht habe, will ich Arbeit und Mühe nicht bereuen.

Macht euch also daran, ihr studierenden, wißbegierigen Jünglinge, die altbewährte Ordnung der Lebensführung aufzufassen, und nehmt die heilbringenden Vorschriften entgegen, mit denen man die Krankheiten vermeidet, auf daß denn ein gesunder Geist auch in einem gesunden Körper wohne.

---

[2] Dies ist bereits die Aufzählung der *sex res non naturales* und gibt die Gliederung der folgenden Abhandlung an.

[3] Das sind die *sex res non naturales.*

DIE NICHT NATÜRLICHEN VERRICHTUNGEN UND EINFLÜSSE [A3]

So wie unser Körper durch den rechten Gebrauch der nicht natürlichen Verrichtungen besser gewärmt und gepflegt und unversehrt erhalten wird, so wird er auch, wenn sie verkehrt und ungeordnet angewendet werden, zugrunde gerichtet.

Es gibt sechs nicht natürliche Verrichtungen: Luft, Speise und Trank, Bewegung und Ruhe, Schlafen und Wachen, Ausleerung und Anfüllung (des Leibes) und schließlich die Gemütsverfassungen.

Man muß nun darauf achten, daß ein jeder entsprechend seiner körperlichen Verfassung in der richtigen Weise von ihnen Gebrauch macht, ob sie von der Natur her auf ihn zukommen oder durch Kunst und Fleiß geschaffen sind, damit er seine Gesundheit bewahrt und nicht verliert.

Zunächst soll von der Luft die Rede sein.

I. VON DER LUFT

Die beste und gesündeste Luft ist jene, die rein ist, welcher Art sie auch sei, die nicht durch den Aushauch eines Teiches oder Sumpfes verdorben ist, die nicht aus einer tiefen Höhle einen Pesthauch atmet, die nicht aus Abwasserkanälen Schäden gesammelt hat, noch aus der Fäulnis von Tieren, von Gemüsen oder Hülsenfrüchten oder durch Mist unsauber wird, schließlich die nicht infolge eines nahen Teiches oder Flusses neblig ist.[4]

Luft, die von hohen Bergen kommt und im Tal eingeschlossen ist, so daß sie dort keinen Durchzug empfängt, führt zu Erstickung und wird faulig, ähnlich derjenigen, die [A3v] in gewissen Häusern eingeschlossen ist, worin wegen Fäulnis und mangelnden Durchzugs sich sehr viel Schmutz und Schimmel anhäuft.

So wie für Körper ausgeglichener Komplexion[5] eine ausgeglichene

---

[4] Sechs Punkte
[5] Komplexion ist die körperliche wie auch seelische Verfassung eines Menschen aufgrund der Mischungsverhältnisse seiner Körpersäfte (Blut/*sanguis,*

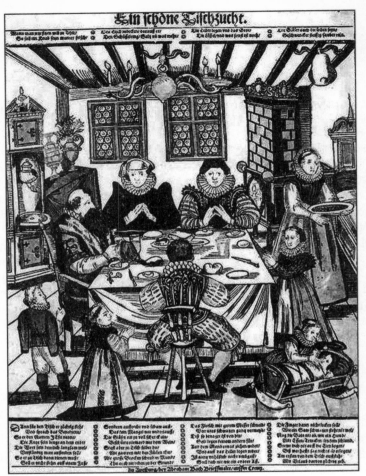

Eine schöne Tischzucht (A. Bach d. Ä., 17. Jahrhundert) [15]

Luft die gesündeste ist, so wird für Körper mit unausgeglichener Komplexion diejenige Luft am besten sein, in der die jeweils entgegengesetzten Eigenschaften überwiegen: Beispielsweise wird kalten Körpern warme Luft und warmen Körpern kalte Luft, feuchten Körpern trockene und allzu trocknen Körpern feuchte Luft gut tun. Wenn jemand eine Luft mit entgegengesetzter Qualität nicht haben kann, muß er sie künstlich herstellen.

Gelbgalle/*cholera*, Schwarzgalle/*melancholia* und Weißschleim/*phlegma*).

Zu warme und zu trockne Luft läßt sich verbessern, wenn wir die Häuser so behandeln, daß sie feuchter und kälter werden, indem wir den Estrich fleißig mit Rosenwasser oder mit reinem Wasser, das nur Essig enthält, besprengen oder wenn wir mit einem Blasebalg einen kleinen Luftzug erzeugen und dergestalt ins Werk setzen, daß uns ein Lufthauch anweht wie aus einem Wasserkanal.

Außerdem nützt es wunderbar, den Ort des Aufenthalts mit Weidenblättern und Weinlaub zu bestreuen, mit kühlenden Blumen wie Veilchen und Rosen, und ferner mit Früchten wie Orangen, Pomeranzen und Limonen; auch ist es zuträglich, Feuerhitze und Sonnenglut fernezuhalten. Besser ist es zudem, wenn sehr wenige Leute Zugang haben; in unglaublicher Weise verdirbt nämlich eine Menge von Menschen die Luft.

Zu kalte und zu feuchte Luft verbessert man mit Eichenholz oder mit Pinien- und Wacholderholz, wegen des wohlriechenden Brodems, der sich bei ihrer Verbrennung aus ihnen erhebt. Noch besser gewähren diese Wirkung Räucherungen mit Laudanum-Gummi, Weihrauch, Moschus, Aloeholz, Sandarachharz, Storaxharz, Sebenbaumholz und vergleichbaren Mitteln, die gleiche Kraft und Eigenschaft besitzen. [A4]

Zu trockne Luft wird durch das Abkochen befeuchtender Mittel verbessert, als da sind Laub von Bäumen, kühle und feuchte Kräuter und andere dieser Gruppe nahestehende.

II. VON SPEISE UND TRANK

Eine gute Speise bringt guten Saft hervor; verhält sie sich anders, wird sie als schlecht beurteilt. Manche Speisen erzeugen besonders den kalten, phlegmatischen[6] Saft, andere mehr den warmen, cholerischen[7], einige mehr den wässerigen, wieder andere mehr den schwarzgalligen, melancholischen; die Leute also, die den Saft, den die Speisen und Tränke jeweils erzeugen und ansammeln, selbst leicht herstellen, müssen sich demgemäß von diesen fernhalten.

---

[6] *Pituita* ist das römische, in der Renaissance wieder aufgegriffene Wort anstatt des mittelalterlichen *flegma*.
[7] *Biliosus* entspricht dem mittelalterlichen *cholericus*.

Welche Speisen im einzelnen diese oder jene Natur besitzen, haben wir weiter unten bei den Kräften und Wirkungen der Nahrungsmittel beschrieben.

Die Zahl der Gänge soll beim Mahl nicht leicht die Zahl zwei überschreiten; ferner ist es beim Essen nicht erlaubt, die Zeit hinauszuziehen.

Beim Einnehmen des Mahls und bei der gesamten nach der Vernunft ausgerichteten Lebensweise ist die Gewohnheit einzuhalten; denn Ungewohntes pflegt Beschwerden zu verursachen.

Muß man aber bei drängender Notwendigkeit zu Ungewohntem überwechseln, darf das nicht plötzlich, sondern nur langsam und allmählich vor sich gehen; jeder plötzliche Wechsel, sagt Hippokrates[8], sei zu vermeiden.

Das Leichtverdauliche[9] soll dem, was schwerverdaulich ist, vorangehen, ferner Befeuchtendes dem Trocknenden und Schlüpfrigmachendes (Abführendes) dem Zusammenziehenden (Verstopfenden).

Gesunde haben sich zu hüten, daß sie keine Speise einnehmen, eh sie nicht eine maßvolle körperliche Übungstätigkeit [A4v] erledigt haben oder eh nicht die Speise des Vortags (in den Darm) abgestiegen ist.

Sie sollen zu gewohnter Stunde und nur, wenn Appetit sie vorher lockt, Frühstück einnehmen und zu Mittag essen; das Essen darf auch unter keinen Umständen verschoben werden; denn jede Verzögerung schadet.

Im Winter ist der Bauch von sehr warmer Natur. In dieser Jahreszeit muß man also viel Speise zugleich essen[10]; Trinken jedoch ist weniger am Platz.

Im Sommer ißt man oft zwei- bis dreimal am Tag, aber jedesmal wenig, und zwar feine und verdauliche Speisen[11], weil da die natürliche Wärme schwach ist und die Abführwirkung am größten; dafür braucht der Körper viel Flüssigkeit.

Im Herbst (und ebenso im Frühling) ißt man bei jeder Mahlzeit etwas mehr an Speise (als im Sommer), und den Wein trinkt man schwächer gemischt. Sich mit Speise und Trank zu füllen, ist zu jeder

---

[8] Hipp., Aph. 2,51
[9] *Concoctus, -ûs* entspricht der mittelalterlichen *digestio*.
[10] Aph. 1,15
[11] Aph. 1,18

Zeit eine Belastung; dennoch ist allgemein im Übermaß zu trinken weniger schädlich als das Essen.

Man muß allezeit darauf achten, daß Sehnsucht und Verlangen nicht völlig eingeschläfert wird, sondern immer noch etwas Appetit zurückbleibt, nach dem Spruch: »Trink so, daß du noch Durst, iß so, daß du noch Hunger hast.« Beim Frühstücken soll man entweder häufig und nur wenig trinken, oder zwei- bis dreimal und dafür reichlicher.

Man muß zu rechter Zeit versuchen, im Sommer das Essen in den Tagesstunden zu genießen, die kühler sind, sei es durch Kunstmittel oder durch die Natur; im Winter ist es umgekehrt; im Frühling und im Herbst wählt man ein Mittelmaß.

Es ist ferner erforderlich, sich eine Lebensweise einzurichten, welche dem Lebensalter und der Art der körperlichen Übungstätigkeit angepaßt ist: weil nämlich die Greise [B] sehr leicht Fasten und Hunger ertragen; danach folgen heranwachsende Jünglinge; am wenigsten jedoch die Knaben, deshalb bedürfen vorzüglich die lebhaft-feurigeren[12], sodann die eine starke Art der Übungen Betreibenden einer Versorgung mit rundum stärkerer und fetterer sowie auch öfters dargereichter Speise.

III. VON BEWEGUNG UND RUHE

Eine angemessen verrichtete körperliche Übungstätigkeit bringt viel Nutzen bei der Bewahrung der Gesundheit; denn sie vermehrt die Wärme, deren Wohltat es mit sich bringt, daß harte Körperteile und Glieder weich, feuchte (und dicke) schlank (und entwässert) und die Körpergänge, wo die Säfte fließen, erweicht werden; weiters muß sie durch die stärkere Bewegung des Atemhauchs notwendig auch die Körpergänge reinigen und die Ausscheidungen hinauswerfen. Die richtige Bemühung um die Gesundheit sei Anstrengungen gegenüber unverdrossen, schreibt Hippokrates[13].

Am wenigsten bekömmlich ist die Übungstätigkeit für Körper, die nicht rein sind, das heißt: die Überfluß haben an bösen Säften oder an

---

[12] Aph. 1,13
[13] Der Satz steht so nicht in den »Aphorismen«

unverdauten, ungekochten, also unverarbeiteten Säften oder an vielen Speisen, die im Magen oder in den Gefäßen, also in den Gedärmen, sich befinden: da besteht nämlich die Gefahr, daß sie, noch ehe die Natur nützliche Kochung und Verdauung zuwege gebracht hat, in alle Körpergegenden[14] hinausgerissen werden, wodurch dem Körper ein riesiger Schaden entsteht.

Vor jedem Mahl und nach der Ausfuhr der überflüssigen Säfte, vor allem derer, die sich in Därmen und Harnblase

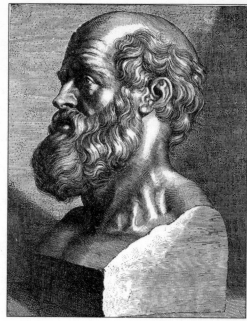

Hippokrates von Kos, bedeutendster griechischer Arzt der Antike, ca. 460-370 v. Chr. (P. P. Rubens, 1638) [16]

aufhalten, muß Übungstätigkeit stattfinden: Der Kopf füllt sich nämlich seitens dieser Säfte mit Dünsten an, wovon nicht wenig Ungemach statthat, und in der Leber nimmt man Schwere wahr oder Völlegefühl oder beides. [Bv]

Bekömmlich ist es, in der Frühlingszeit gegen die Mittagsstunde sich zu üben, an einem Ort, der ausgeglichen ist nach Wärme und Kälte, im Sommer vormittags, um die Mittagshitze zu meiden, im Winter nachmittags, an einem Ort, der vorher durch ein Feuer lau gemacht worden ist, damit die Kälte keinen Schaden bringt; weiters bekommt im Sommer besser eine feinere, im Winter besser eine reichlichere Art der Übungstätigkeit.

Der Übung ist ein Maß aufzuerlegen: Man darf nur so lang üben, als der Körper rund und fest ist, blühende Farbe zeigt und solange der Schweiß mit warmem Dunst gemischt auftritt; ändert sich einer

---

[14] Gemeint sind offenbar die *extremitates*, wo die *digestio tertia* stattfindet, welche eben nur mit »gekochten, verdauten«, also verarbeiteten Körpersäften stattfinden kann, und keinesfalls mit »rohen«.

dieser Umstände, muß man in der Übung einhalten. Wenn wir nämlich (in diesem Fall) zu üben fortfahren, wird auch vom guten Körpersaft nicht wenig ausgeführt, und so wird dann der Körper allzu
mager, besonders aber allzu trocken und ist für sein weiteres Wachs-
tum ungeeignet.

Eine besondere Art der Übungstätigkeit ist das Fahren auf Booten,
Sänften und Wägen. Zum Ausfahren zählt auch das Reiten und das
Lenken auf dem Kutschbock.

Cornelius Celsus überliefert, daß das Reiten auf wunderbare Weise
die Gedärme stärkt; Plinius schreibt, es sei gut für die Hüften.

Wenn sich's ergibt, daß man den ganzen Tag zu Fuß oder als Reiter
reist, dann darf man, wenn man eingekehrt ist, nicht auf der Stelle
Speise oder Trank genießen, sondern erst, nachdem man geruht hat[15]
und die Wärme ins Körperinnere zurückgetreten ist: dann darf man
Speise oder Trank genießen.

Wenn die Notwendigkeit besteht, daß man noch weiterreist, nimmt
man nach dem Mahl »eine Mütze voll Schlaf«, eh man seinen Weg
wieder in Angriff nimmt, [B2] damit nicht die Speise im Magen ge-
stampft und zugrunde gerichtet wird. Die beste Verdauung geschieht
nämlich bei Schlaf und Ruhe, wie Galen schon anmerkt[16].

Es gibt noch weitere Formen der körperlichen Übungstätigkeit, als
da sind Singen, Ringen, Springen, Laufen, Ballspiel, Weitwurf und viel
dergleichen, wie's Galen erwähnt.

Es ist nützlich, wenn Bewegung oder Übungstätigkeit dem Mahl
vorausgehen; nach dem Mahl ist's bekömmlich, im Sitzen zu ruhen
oder aufrecht zu stehen oder sich gemach zu bewegen oder ein Weil-
chen spazierenzugehen[17], doch so, daß die Bewegung nicht ausreicht,
um die Speise im Magen zu stampfen, sondern nur, daß sie ihren Ort
auf dem Magengrund findet.

Die sich im Lesen und im Schreiben üben, dürfen das nicht eilends
nach Tisch in Angriff nehmen, sondern müssen zwei oder drei Stunden danach pausieren; die nach dem Mahl noch nachts arbeiten wollen, denen bekommt es wohl, mindestens eine Stunde verstreichen zu
lassen, damit nicht Hirn und Augen Schaden nehmen.

---

[15] Hier Randglosse mit handförmigem Hinweiszeichen: *Regula perutilis viatori-
bus* – höchst nützliche Regel für Reisende!
[16] Ein Widerspruch zur Lehre der Salernitaner!
[17] Kyr widerspricht sich selbst.

Anstatt der Übungstätigkeit gibt es das Abreiben, und zwar hat das sechs Unterscheidungen: Die harte Art zieht den Körper zusammen; die weiche löst und führt erweichend ab; die langdauernde, reichliche wirkt säfteverdünnend, zehrt aus, läßt den Brodem entweichen und macht mager; die rauhe zieht das Blut in die äußeren Körpergegenden; die sanfte hält's im Körperteil zurück; die mittelmäßige dagegen besitzt Wachstumskraft: sie mehrt das Fleisch, erweckt die Lebenskraft, erwärmt im rechten Maß und hat zur Folge, daß Verdauung und Verteilung[18] des Nahrungsstoffs leichter geschieht und so die Nährwirkung des Nahrungsmittels rascher eintritt.

Die sich abreiben lassen, um ihr Fleisch zu mehren, haben zu beachten: die Abreibung muß dann in vollem Umfang vorgenommen werden, wenn der Körper geschwollen und beinahe zu seiner größten Anschwellung gelangt ist. [B2v]

Wenn Muße und Ruhe im Unmaß stattfinden und nicht zur rechten Zeit, bringen sie größten Schaden; denn sie führen herbei, daß Speisen unverdaut bleiben, und fördern so die Entstehung einer Menge von schädlichen Säften im Körper.

Von Ruhe macht man erst Gebrauch, wenn nach vieler Bewegung der Körper abgeschlafft und müde ist.

IV. VOM SCHLAFEN UND WACHEN

Der Schlaf ist nichts anderes als die Ruhe der Lebenskräfte[19].

Wenn der Schlaf richtig angewendet wird, bringt er viel Vorteil und Nutzen; denn er verdaut die Speisen[20], verarbeitet die Körpersäfte, tilgt Krankheiten der Seele durch Vergessen und rückt Wahnzustände zurecht.

Ein längerer Schlaf ist zuträglich für jene, die ihre vollständige Verdauung noch nicht zustandegebracht haben, sei es infolge des Genusses schlechter Speise, sei es durch Schwäche der einen oder anderen[21] Wirkungskraft.

---

[18] *Distributio* meint hier offenbar den mittelalterlichen Fachausdruck *divisio* (= *digestio*).

[19] Diese *facultates* heißen im Mittelalter *virtutes* bzw. *spiritus*.

[20] Widerspruch zur Lehre der Salernitaner.

[21] Zu lesen ist: *alterutrius*

Er ist unzuträglich für Fastende und Hungerleidende; davon füllt sich das Haupt nämlich mit Rauch und Brodem an, der aus der Hefe (der verdauten Speise) sich erhebt wie auch aus den überflüssigen Säften, die im Magen zurückgehalten sind.

Die Ärzte stimmen darin überein, daß die rechte Länge des Schlafes sieben Stunden betragen soll, und zwar des Nachts; denn am Tag zu schlafen, hat keiner von den Alten je gebilligt; und Avicenna zählt ungefähr folgende Übel auf, die davon kommen: Herabfließen des Körpersafts[22] vom Haupt, Zerstörung der (gesunden) Hautfarbe, Belastung der Milz[23], Erweichung der Nerven und Stränge, Trägheit im Handeln, Niederschlagung des Appetits, Entstehen von Eiterknoten, Fieber und noch [B3] viel anderes Übel.

In unserer modernen Zeit ist allerdings nicht jeder Schlaf (am Tage) tadelnswert[24], vorzüglich wenn dabei fünf Bedingungen beachtet werden. Erstens: Man ist daran gewöhnt. Zweitens: Man schläft nicht sofort nach dem Essen. Drittens: Man schläft nicht mit gesenktem Kopf, viertens: der Schlaf dauert nicht lang. Fünftens: Es darf kein plötzliches Erwachen stattfinden.

Die Erscheinungsgestalt des Liegens: Erst muß man auf der rechten Seite liegen, später auf der linken, damit die Speise zuerst gut zum Magen hinabsteigt und hierauf durch das Liegen des Magens auf der Leber die Verdauung befördert wird[25].

Das Schlafen auf dem Bauch ist der Verdauung gleichfalls zuträglich, denn so wird die natürliche Wärme zurückgehalten und sogar vermehrt. Auf dem Rücken zu liegen kann der Anlaß für schwerste Krankheiten sein, wie Schlagfluß, Lähmung und Albtraum. Deswegen schreibt Hippokrates, es sei gut, einen Kranken auf der rechten oder linken Seite liegend vorzufinden, und er verdammt das Schlafen auf dem Rücken ganz und gar.

Bei jedem Schlaf ist es bekömmlich, daß er an einem Ort statthat, der weder heiß noch voller Brodem ist, sondern ausgeglichener Temperatur oder ein bißchen kühl.

---

[22] Gemeint ist hier das *flegma*; sein Herabfließen bewirkt die Krankheiten der Atmungsorgane von Nase bis Lunge, schadet dem Hirn und macht die Augen schwach und trübe.
[23] Mit der *aggravatio splenis* ist wohl die *oppilatio* gemeint, die Verstopfung.
[24] Kyr begründet hier seine Abweichung von der Tradition sehr diplomatisch!
[25] Der Magen steht auf der ihn erhitzenden Leber wie ein Topf auf dem Herd.

Hinausgezogener, maßloser Schlaf kühlt ab und befeuchtet den Menschen und führt neben anderen Unannehmlichkeiten dazu, daß die Stuhlausscheidungen[26] nicht zur rechten Zeit ausgestoßen, sondern im Leib zurückgehalten werden.

Wenn dagegen die Zeiten des Wachseins das Maß überschreiten, zerstören sie die ausgeglichene Komplexion des Hirns, schwächen die Sinneswahrnehmungen, bringen die Lebenskraft [B3v] zum Erliegen und machen, daß die Körpersäfte roh und unverdaut bleiben.[27]

Also muß man sich Mühe geben, daß weder Schlafen noch Wachen das Maß überschreitet; denn, wie Hippokrates sagt: Alles, was das Maß überschreitet, ist schlecht.[28]

Nachtwachen wärmen äußerlich, innerlich machen sie dagegen kalt und trocken und sind deshalb häufig die Ursache hitziger Krankheiten, bisweilen auch von Hirnwut[29], Raserei und Trübsal, die allesamt Arten des Wahnsinns sind.

V. VON AUSLEERUNG UND ANFÜLLUNG

Der Aderlaß nützt wunderbar, wo Fülle herrscht an Blut oder Körpersaft oder Speise und Trank, doch auch am Beginn eines Fiebers, das wegen Speise oder Schmerz oder der Schwäche eines Teils des Körpers sich entwickelt.

Knaben bis zum vierzehnten Lebensjahr dürfen nicht zur Ader gelassen werden, auch nicht Greise nach dem siebzigsten Jahr; es sei denn, daß ein Greis in diesem Alter noch vollblütig ist, robuste Kräfte hat und dann die Notwendigkeit solches gebietet: dann darfst du auch in diesem Fall die Ader öffnen.

Es ist nützlich, die Stärke der körperlichen Kräfte zu beobachten: Wenn diese Stärke kraftvoll ist und die Notwendigkeit des Aderlasses plötzlich auftritt, dann soll der Arzt mutig zur Ader lassen; im andern Fall darf gar kein Blut oder nur wenig abgenommen werden.

Wenn eine große Ausleerung vonnöten ist, die Kräfte aber zu geschwächt sind, solche zu ertragen, dann muß man, wie Galen [B4] bezeugt, den Aderlaß in Teilen vornehmen.

---

[26] Die *excrementa* heißen im Mittelalter viel schöner *egestiones*.
[27] Hipp., Aph. 2,3
[28] Aph. 2,4
[29] Diese *phrenitis* heißt im Mittelalter *frenesis*.

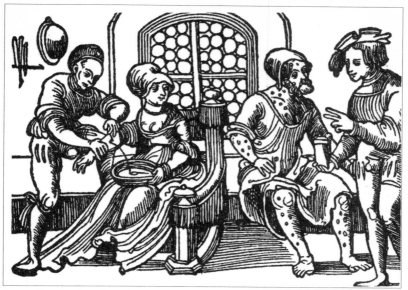

Aderlaß und Behandlung beim Barbier-Chirurg (A. Seitz, 1520) [17]

Menschen, die weite Venen haben, nicht allzu schmächtig sind, nicht von weißer Gesichtsfarbe noch allzu zartem Fleisch, dürfen reichlicher zur Ader gelassen werden; im Gegensatz dazu die, die wenig Blut haben und ein Fleisch, das leicht schwitzt, entsprechend weniger.

Eine Gegend, die unmäßig warm oder kalt ist, läßt einen reichlichen Aderlaß nicht zu.

Sommers- wie Winterszeit sind für den Aderlaß am wenigsten geeignet; doch wenn der Aderlaß den Menschen Nutzen bringt, muß man (auch dann) die Ader öffnen, wie Hippokrates lehrt.

Die Zeit, in der ein Aderlaß gut bekommt, ist der Morgen; bei manchen aber nützt es, Blut zu nehmen, nachdem sie einen Teil der gewohnten Geschäfte getan haben.

Bei Kranken gibt es keine vorgeschriebene Zeit des Aderlasses; deshalb mußt du dich selbst des Nachts nicht scheuen, Blut zu nehmen, wenn die Krankheit dies fordert.

Man muß ferner dem Lebenswandel nachfragen, wie er vor dem Aderlaß war, etwa ob eine Menge Speis und Trank, vorzüglich ob genügend Nahrungsmittel genossen worden sind: Dann nämlich mußt du mutig Blut abnehmen, andernfalls weniger.

Wenn gegen die Gewohnheit die Hämorrhoidalblutung oder die Monatsblutung ausgeblieben ist, dann ist Aderlaß angezeigt.

Wer gegen die Gewohnheit seine körperlichen Übungen vernachlässigt oder die Stuhlausscheidung [B4v] unterdrückt hat, dem darf
nicht ohne weiteres gelassen werden.

Da am Ellenbogen drei Venen sind, aus welchen Blut gelassen wird,
muß man wissen, daß die innere, welche man Leberader (*vena hepa-
tica*), Milzader (*vena lienalis/splenica*) oder Achselhöhlenvene (*vena
axillaris*), heute indessen Königsvene (*vena basilica*) nennt, bei Leuten anzuschneiden ist, bei denen Körperteile unterhalb des Nackens
leiden; die äußere dagegen, die man Schulterader (*vena humeralis*)
und Stirnader (*vena cephalica*) nennt, muß man bei jenen öffnen, die
an den Körperteilen oberhalb des Nackens leiden, zum Beispiel am
Angesicht oder am Haupt; die mittlere, die mit verschiedenen Namen benannt wird: Gemeinader (*vena communis*), Schwarzader (*vena
nigra*), Mutterader (gemeint ist die *vena saphena*) und Mittelader
(*vena mediana*): die ist dann anzuschneiden, wenn die Ader, die dem
leidenden Körperteil zugehört, allzu versteckt liegt.

Schließlich muß man wissen: Eine Vene wird zweifach aufgeschnit-
ten, einmal der Länge nach, zum zweiten Mal im Gegensatz dazu, also
im rechten Winkel; doch dieser Punkt bedarf einer Erklärung, die zu
lang ist, als daß man sie an diesem Ort bequem einflechten kann.

Zu beachten ist, daß der Blutstrom desto schneller beschränkt und
abgebunden werden kann, je besser er herausgekommen ist; und genau so das Gegenteil: Man muß ihn um so länger fließen lassen, je
schlechter er war.

Sobald nach Anschnitt einer Vene das Blut ausströmt, muß man auf
den Wechsel des Blutflusses sowie auch auf den Pulsschlag sorgsam
achten, und zwar bei Kranken wie auch bei Gesunden.

Eine zweite Form der Entleerung ist die Stuhlausscheidung[30]. Von dieser Möglichkeit macht man Gebrauch, wenn der Körper mit bösen
Säften gefüllt ist. [C]

Gesunden, die durch einen Überfluß an bösen Säften nicht belästigt
werden, darf man Abführmittel nicht darreichen.[31]

Diejenigen, denen die Anwendung eines Abführmittels vonnöten ist, müssen zunächst dafür sorgen, daß sie zur Purgaz (oder
Stuhlausscheidung) auch geeignet sind; dies kann durch Bäder und

---

[30] *Ventris deiectio* ist ein Renaissanceausdruck für die mittelalterliche *egestio*.
[31] Aph. 2,37

140

befeuchtende Speisen, die den Körper erweichen und erweichend abführen, geschehen. Wenn die belästigenden Körpersäfte dick und klebrig[32] sind, wird nötig sein, daß sie stückelnd und lösend eingeschnitten und verdünnt werden. So werden sie nämlich zur Ausfuhr geeigneter gemacht, wie auch Hippokrates[33] spricht: Wer die Körper reinigen will, muß machen, daß sie (innen) flüssig sind; flüssig werden die Körper (innen) sein, wenn alle Körpergänge, da die Säfte fließen, entriegelt sind und wenn die dicken, klebrigen Säfte im Körper zerstückelnd eingeschnitten, abgefegt und verdünnt sind.

Sind die belästigenden Körpersäfte dick und träge-klebrig, müssen sie durch Abkochungen[34] und Sirupe, die dazu geschickt sind, zerschnitten und verdünnt werden; und zwar sind sie dergestalt vorzubereiten, daß sie leicht hinausgeführt werden können.

Dünnflüssige Säfte, wie die gelbe Galle[35], bedürfen keiner Vorbereitung, weil sie leicht auszuführen und beweglich sind.

Erforderlich ist demgemäß die Komplexionswandlung ins Gegenteil: Dicker, klebriger Saft muß verdünnt, ein dünner dagegen verdickt werden, so daß sie fähig sind, in den Naturzustand zurückzukehren; ferner ist es erforderlich, die Säfte auszutreiben, die dem Körper zur Last fallen.

Rohe und unverdaute Säfte, die sich in irgendeinem Körperteil festgesetzt haben, darf man nicht in Bewegung setzen, sondern muß ihre Durchkochung abwarten, wie Hippokrates[36] sagt: Es ist erforderlich, zusammengebackenen Krankheitsstoff zu behandeln und nur den durchgekochten in Bewegung zu setzen. [Cv] Das darf auch nicht am Anfang der Krankheit geschehen, es sei denn, sie schwellen auf; die meisten Krankheitsstoffe aber schwellen nicht.

Wenn die Säfte in zu starker Bewegung sind und von dem einen Körperteil zum andern streben, darf man nicht abwarten, bis sie verdaut und verteilt sind; besser ist es, hinsichtlich der Purgiermittel[37] eine milde Ausfuhr herbeizuführen, bevor die Körperkraft geschwächt

---

[32] also phlegmatisch
[33] Aph. 2,9
[34] Das sind eigentlich Formen von Teebereitung.
[35] *Flava bilis* meint natürlich die *Cholera*.
[36] Aph. 1,22
[37] *Medicamenta purgantia* ist vielleicht zu lesen als *medicamentis purgantibus*: durch Purgiermittel.

oder die Fieberhitze vermehrt wird oder die Säfte sich auf eines der Hauptorgane[38] werfen.

Da gelbgallige (cholerische) Säfte größtenteils hitzige Krankheiten hervorrufen und auch noch anschwellen, warten wir auch bei ihnen selten, bis sie verdaut und verteilt sind, sondern entleeren sie sofort, wenn nichts dagegenspricht.

Wenn dünnflüssige Säfte sich in irgendeinem Körperteil festgesetzt haben, erfordern sie, daß sie verdaut werden, damit sie dann, umgewandelt in ihrer Komplexion, gezähmt und der Natur gehorsam gemacht, ohne viel Mühsal zu erregen, zu den Orten, wo sie am Platze sind, geschickt oder gezogen werden können. Das haben wir jetzt äußerst wortreich entwickelt. Merkspruch: Während der Hundstage oder vorher / Macht Abfuhr der Säfte dem Menschen Beschwer.[39]

Die geeignetste Zeit zur Purgaz pflegt aber der Frühling zu sein.

Im Winter vermehrt sich im Menschen der Kaltschleim, das Phlegma[40], im Frühling das Blut, im Sommer die Gelbgalle[41], im Herbst die Schwarzgalle[42]. Deshalb sind im Winter meist Mittel darzureichen, die das Phlegma austreiben, und im Sommer die Cholera.

In warmer Gegend gewinnen die warmen Körpersäfte die Oberhand, in kalter Gegend die kalten.

Eine Gegend, die übers Maß warm oder kalt ist, behindert die Purgaz. [C2] Desgleichen die sehr warme und sehr kalte Jahreszeit.

Knaben sind der Purgaz nicht angepaßt. Ist bei ihnen der Bauch kalt und zusammengezogen, gibt man der Speise Honig bei oder reicht Terpentin, so groß wie eine Kichererbse, oder setzt Zäpfchen ein aus Honig und ein bißchen Salz.

Greise, die ihre Kraft verloren haben, dürfen aus gleicher Ursache durch Purgiermittel nicht beunruhigt werden.

Heftige Purgationen sind zu meiden, ja, zu verfluchen, denn sie werfen die Kräfte nieder übers Maß, und sie schaden geradezu wunderbar dem Magen.

---

[38] Die *partes principatum obtinentes* sind offenbar die *membra principalia* (Hirn, Herz, Leber und Milz).

[39] Aph. 4,5

[40] *pituita = flegma*

[41] *flava bilis = cholera*

[42] *atra bilis = melancolia*

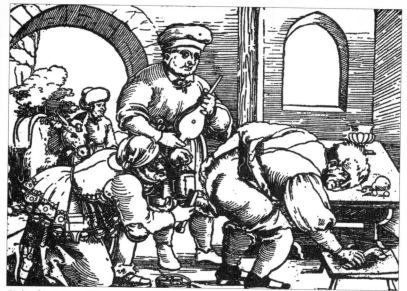

Einlauf mit Druckklistier zur darmentleerenden Abführung (Holzschnitt, 1550) [18]

Die <u>dritte Art</u> der Ausleerung ist das <u>Erbrechen</u>, der Vomitus[43], aus dem häufig Nutzen und Wohlgefühl folgt.

Die sich häufig erbrechen, sind zum großen Teil allezeit gesund; denn das Brechen führt nicht allein die Galle aus, sondern auch den Weißschleim und verhindert, daß sich Magen und Bauch mit bösen Säften füllen, wodurch denn auch das Haupt nicht wenig erleichtert wird[44].

Der Vomitus ist nützlich vorzüglich für vollgefüllte und gelbgallige (cholerische) Menschen, wenn sie sich entweder allzu sehr angefüllt oder zu wenig verdaut haben; denn wenn mehr eingenommen und gegessen worden ist, als verdaut werden kann, besteht die Gefahr, daß es (im Magen) verdirbt. Daher gibt es nichts Besseres, als daß diese zuviel gegessene Speise, bevor sie verdirbt, ausgeworfen wird, auf dem Weg, da sie ausgeworfen werden kann.

Wer die Gewohnheit hat, allmonatlich den Vomitus zu gebrauchen, ist besser beraten, [C2v] dies an zwei aufeinanderfolgenden Tagen zu tun, als fünfzehn Tage dazwischenzuschieben. So nämlich wird der zweite Tag die Überbleibsel des Vortags hinausstoßen.

---

[43] *Vomitus* ist das medizinisch herbeigeführte Brechen, *nausea* das natürliche.
[44] Weil bei mangelhafter Verdauung böse Dämpfe aus der im Magen faulenden Speise zum Haupt emporsteigen.

Wer gesund sein und alt werden will, muß sich besonders davor hüten, täglich den Vomitus[45] zu haben, denn dessen häufiger, anhaltender Gebrauch bringt Taubheit, mindert die Sehkraft, zerreißt die Venen von Brust und Lunge, schadet den Zähnen und bringt Schaden durch Kopfschmerzen; die sind besonders mißlich, wenn sie nicht vom Magen ausgehen[46].

Die, denen der Vomitus schwerfällt, darf man nicht dazu zwingen, sondern muß sie durch Abführen nach unten (also durch Stuhlgang) reinigen.

Schwierig und ungeeignet für den Vomitus sind die mittelmäßig Dicken und Fetten sowie Menschen mit einer engen Brust.

Geeignet und passend für den Vomitus sind die Schlanken und Mageren sowie Menschen, die eine weite Brust haben; von ihnen spricht Hippokrates[47], indem er sagt:

Magere und leicht speiende Menschen führt man schicklich nach oben ab; die aber schwer speien und mittelmäßig fleischig sind, nach unten.

Die <u>vierte Art</u>, womit die Ausleerung vonstatten geht, ist der <u>Schröpfkopf</u> (cucurbitula), den die Barbaren[48] »ventosa« nennen.

Der Schröpfkopf kann den Krankheitsstoff entfernen, Schmerz auflösen, Schwellung vermindern, Aufblähung auflösen, vom Ausbleiben der Lebenskraft befreien, Flüsse von oben (das Herabfließen des Kaltschleims vom Haupt) umleiten, Verderbnisse des Blutes einhalten, Umstände, die den Monatsfluß verderben, abziehen und den Monatsfluß (wenn er nicht aufhören will) unterdrücken. [C3]

Ein trockener Schröpfkopf, auf der Bauchgegend unter den Rippen[49] angebracht, hält den Blutfluß aus der Nase zurück und zieht ihn zusammen, wie Galen lehrt. Kommt das Blut aus dem rechten Nasenloch, setzt man den Schröpfkopf oberhalb der Leber, kommt's aus dem linken, oberhalb der Milz an.

---

[45] *Ut vomat* ist wohl zu lesen als *vomitum*.
[46] ... sondern vom *flegma*, das aus dem Gehirn kommt, erzeugt werden.
[47] Aph. 4, 6-7
[48] Damit sind zweifellos die Salernitaner gemeint. Kyr mag die in der salernitanischen Terminologie übliche Bezeichnung *ventosa* nicht benutzen, er zieht den absonderlichen Ausdruck *cucurbitula* vor. Hier spricht derselbe Geist, der die Architektur des Mittelalters den Goten, also den nämlichen Barbaren, zuschrieb.
[49] »Hypporhandriis« ist Druckfehler aus *hypochondriis*.

Schröpfköpfe mit Hauteinschnitt nützen den Augen, die langdauernden Fluß leiden, sodann allen Leiden des Hauptes und Leiden, die an Brust und Rücken auftreten.

Der Gebrauch des Schröpfkopfs bedeutet eine sehr wirksame Hilfe bei der Wiederherstellung der Gesundheit.[50]

Blutegel in Verbindung mit Hauteinschnitt, die wir anstatt der Schröpfköpfe benutzen, müßten (als fünfter Punkt) hier eingeschlossen und dargestellt werden. Wir übergehen sie indes hier absichtlich.

Die sechste Art der Ausleerung des Körpers ist das Bad. Es hat unter allen Methoden die allgemeinste Kraft, Säfte fließen zu machen und so den Körper auszutrocknen.

Salzbäder und Natronbäder bringen Nutzen bei kalten und feuchten Komplexionsstörungen; außerdem heilt ein solches Bad Gelenkschmerzen, Fußgicht, Nierenleiden, Asthma und Knochenbrüche, schließt Hautleiden durch Schwielenbildung, heilt fressende Geschwüre mit Ausfluß, langdauernde Entzündungen, desgleichen Flüsse in Haupt und Brust, einen durch feindseligen Körpersaft bösartig gewordenen Magen, Wassersüchtige, Ödeme, Leute, die durch Krankheit auffallen und Phlegmatiker (deren Leiden der Kaltschleim verursacht).

Alaunbäder nützen beim Zurückhalten eines Blutflusses, helfen einem Magen, der zum Erbrechen neigt, nützen ferner bei unmäßig fließenden Hämorrhoiden, helfen Frauen, deren Monatsfluß unordentlich erfolgt und die oftmals Fehlgeburten erleiden, schließlich denjenigen, die durch unmäßigen Schweißausbruch ihre Säftereinigung haben, und sind nützlich gegen die Krampfadern der Schienbeine.

[C3v] Schwefelbäder erweichen und wärmen die Sehnen und Stränge, lindern Schmerzen, machen den Magen weich und folgsam und ändern seine Verfassung, reiben ferner alle Hautleiden ab, wodurch sie gegen weiße Hautausschläge, Eiterflechten, altverstockte Geschwüre, Gelenksgicht sowie auch verhärtete Milz und Leber, Flüsse aus der Gebärmutter, Hüftleiden und Krätze angebracht sind.

Erdpech- oder Asphaltbäder füllen das Haupt (mit Dünsten) an und verletzen die Sinnesorgane; eifrig eingesetzt wirken sie aber wärmend

---

50 »*Eveniunt reparandam*« ist hier etwa folgendermaßen zu lesen: »... *eveniunt. Usus cucurbitulae ad reparandam* ...«

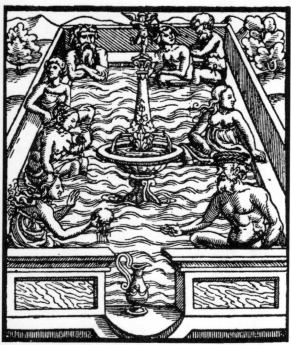
Vergnügliches Mineralbad für Jung und Alt (J. Huggelin, 1559) [19]

und längerdauernd eingesetzt erweichend, wenn man jeweils lange darin verweilt, vorzüglich auf Gebärmutter und Blase. Erzbäder sind gut für Augen, Mund, Mandeln und Rachenzäpfchen. Eisenbäder sind geeignet für Magen und Milz.

Kupferbäder helfen Leidenden, die durch Gelenkschmerzen gequält werden, Gichtbrüchigen, Asthmatikern, Nierenkranken und bei bösartigen Geschwüren.

Goldbäder helfen bei Schmerzen des Unterleibs und der Gebärmutter, Fisteln, Fußgicht sowie bösartigen Geschwüren.

Bäder, die aus vermischten Eigenschaften bestehen, wirken im Sinn der jeweils vorherrschenden Qualität.

Ein Luftbad kann im ganzen Körper Krankheitsstoff erwärmen, weiters Unausgeglichenheiten in der Komplexion ausgleichen, die Haut erweichen und viele Krankheitsstoffe, die unter ihr zurückgehalten sind, hinausführen, so daß dies Bad die Übungstätigkeit, falls diese mitunter vernachlässigt wurde, ohne weiteres nach Gebühr ersetzen kann.

Eine Wanne mit warmem Süßwasser von mittlerer Temperatur erwärmt und befeuchtet; lauwarm befeuchtet es [C4] und kühlt; ist es wärmer als billig, erwärmt es zwar, befeuchtet aber nicht in gleicher Weise. Wenn das Bad mäßig warm ist, kann es nützliche Feuchtigkeit den festen Körperteilen zuführen, Ermüdung und Schlaffheit auflösen, pralle Gefülltheit auseinandertreiben, sänftigen und durch seinen Dunsthauch verdauen, harte, gespannte Körperteile weich machen oder auch faulige Ausscheidung, die im Körperinneren an der Haut haftet, hinaustreiben, Darmwinde verteilen und den Schlaf anlocken.

Ein lauwarmes Bad hilft gegen austrocknende Fieber und heftige Verbrennungen

Ein warmes Wannenbad schließlich ist für Knaben, Greise, Mann und Frau sehr bekömmlich.

Ein kaltes kühlt den ganzen Körper aus, macht die Haut fest und dicht und stärkt die Körperkräfte; deshalb ist es nicht allen bekömmlich, sondern nur jenen, die genau und pünktlich leben, von körperlicher Tätigkeit und Speise den angemessensten Gebrauch machen; Greisen und Frauen[51] nützt es nicht; vorzüglich, wenn sie sich zu lange darin aufhalten. Allein Jünglingen, die viel Fleisch haben, ist zur Sommerszeit ein kaltes Bad von Nutzen.

Die siebte Art, wie wir unseren Körper entleeren, ist der Schweiß. Es kann nützlich sein, ihn hervorzurufen, wenn ein schädlicher Körpersaft sich im Leibesinneren aufhält. Außerdem erfolgt Schweißausbruch vor allem bei Pestilenzfiebern.

Der Schweiß läßt sich auf unterschiedliche Arten hervorrufen, nämlich durch die trockene Hitze der im Feuer glühend gemachten Badesteinchen, durch einen wärmenden Wickel, [C4v] durch Warmwasser und ähnliches.

Die achte Art der Ausleerung stellen die körperlichen Übungstätigkeiten und Abreibungen dar, von denen ich oben gesprochen habe.

Die neunte Art, in der wir einen Körper, gesund wie krank, entleeren, ist Hungern oder Enthaltsamkeit. Das geschieht auf zwei Wegen: erstens, wenn platterdings gar nichts an Speise oder Trank genossen wird; zweitens, wenn nichts genossen wird, als was erforderlich und zur Wahrung der Kraft genügend ist.

Es gibt nichts, was Gesunden wie Kranken mehr nützt, als Hungern und Enthaltsamkeit zur rechten Zeit.

Gesunde geraten nicht leicht in Krankheiten, wenn sie auf rechte Weise enthaltsam gewesen sind, wie Plinius sehr richtig gesagt hat: Am nützlichsten beim Essen ist das Maßhalten. Und unser

---

51 Greise sind von melancholischer, Frauen von phlegmatischer Komplexion: Beide sind von Natur aus schon kalt.

Hippokrates spricht: Die Bewahrung eines guten Gesundheitszustandes besteht darin, beim Essen nicht satt zu werden (sondern schon vorher aufzuhören).[52] Denen, welche an einer Krankheit leiden, hilft mitunter Enthaltsamkeit derart, daß durch sie die Krankheit zum Großteil bezwungen wird. Das Hungern soll man nicht anwenden, außer bei Leuten, die sehr starke Kräfte haben und die mit rohen, schwer zu verdauenden und zu verarbeitenden Säften angefüllt[53] sind.

Wie das Hungern, wenn es zur rechten Zeit und bei den Leuten, die es nötig haben, eingesetzt wird, wunderbar nützt, bringt es ebenso heftig Schaden, wenn es zur Unzeit und bei Menschen, denen es nicht bekommt, angewandt wird. Zur Unzeit wird es angewandt, wenn die Körperkraft schwach ist. Bei Leuten, die viel Gelbgalle besitzen (also Cholerikern) und deren Gesichtsfarbe sich der feurigen Natur zuneigt, kann es dennoch Fieber entzünden, die Körpersäfte noch cholerischer und bitterer [D] machen[54] und Beißen in Herz und Magen, dazu noch Ruhelosigkeit bewirken; außerdem macht es alle Stuhlausscheidungen sehr bitter und übel.

Den zehnten Platz unter den Möglichkeiten, den Körper zu entleeren, nimmt der Schlaf ein, freilich nicht jede Art von Schlaf und nicht zu jeder beliebigen Zeit, sondern allein, wenn der Körper zu hungern beginnt oder sofort nach einer körperlichen Übungstätigkeit.

Wenn die (dem Körper) eingeborene Wärme während des Schlafs das Körperinnere aufsucht[55] und dort keine Speise vorfindet, die sie aufzehren könnte, so verbraucht sie die Feuchtigkeit[56] der festen Körperteile und trocknet so ganz zwangsläufig den Körper aus und zehrt ihn aus, wie dies Hippokrates[57] bezeugt, indem er spricht: Schlaf zehrt den Nüchternen aus, macht das Fleisch flüssig und den Körper schwach.

Den Gesättigten aber erwärmt der Schlaf und gibt ihm Feuchtigkeit, weiters verteilt er die (Kraft der) Nahrung im gesamten Körper.

---

[52] Am Rand ist hier Hinweiszeichen in Form einer Hand.
[53] *Refecti* ist zu lesen als *referti*.
[54] Bittergeschmack hängt mit der warmen Qualität zusammen.
[55] Nach den Salernitanern sinkt die Körperwärme während des Schlafs, deshalb wird die Speise im Magen unvollkommen verdaut.
[56] Zu lesen ist: *humiditatem*.
[57] Kyr benutzt anscheinend eine Ausgabe der ›Aphorismen‹, die umfangreicher war als die uns heute vorliegenden.

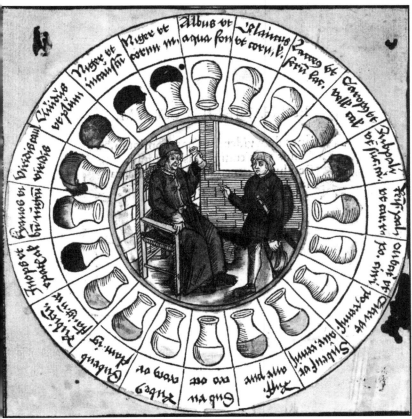

Harnfarbenkreis – ein weit verbreitetes Diagnosemittel (U. Pinder, 1506) [20]

Schlaf nach morgendlichen Spaziergängen wirkt stärker austrocknend als jeder andere; ebenso wirkt indes der Schlaf nach einem Bad. Alle Menschen, die sich über das Maß entleert haben, sei es durch Arzneigebrauch, durch Körperübungen oder durch Bäder, trocknet der Schlaf und zehrt sie aus.

Die elfte Art, Ausleerung zu erreichen, ist das Hervorrufen des Harns. Man wendet sie vorzüglich an, sofern Verstopfung oder Säfteüberfluß vorliegt bezüglich der Leber: dabei geht es vor allem um den Leberhöcker, weiters um Nieren und Harnblase.

Wenn ein Eiterknoten oder ein fressendes Geschwür rund um Nieren und Blase vorliegt, muß man sich davor hüten, [Dv] Harn hervorzurufen; im Gegenteil ist es bekömmlich, ihn von dem leidenden Körperteil abzuziehen, auf keinen Fall dorthin zu führen. Du wirst ja auch nicht, wenn ein Eiterknoten einer Frau in Gebärmutter oder Schamgegend sitzt, den Monatsfluß bei ihr hervorrufen.

Die zwölfte Art, in der die Ausleerung geschieht, ist der Schleimauswurf. Ihn wendet man an, wenn die Brust und die anderen Organe, die der Atmung dienen, eine Reinigung brauchen[58]. Wenn bei dieser Gelegenheit der Schleimauswurf der Natur gemäß auftritt, zeigt er die völlige Gesundheit der Organe an, durch welche die Atmung erfolgt.

Wenn der Auswurf aber auf irgendeine Art behindert wird und vom natürlichen Aussehen abweicht, zeigt er, daß diese Organe verletzt sind, und zwar in dem Maße, in dem er von seiner natürlichen Erscheinungsgestalt abweicht.

Was der Arzt in Zusammenhang mit dem Schleimauswurf bedenken muß, lehrt Galen im »*Liber de crisi*«.

Die dreizehnte Art der Entleerung geschieht durch Arzneimittel, die im Munde behalten[59] und durchgekaut werden: Schleimabführmittel (*apophlegmatismi*)[60] heißen sie bei den Griechen, nach dem Weißschleim (*phlegma*), den sie aus dem Haupt abziehen.

Unter ihnen werden auch die Niesmittel mit einbegriffen und andere Arzneien, die das Hirn durch die Nase entleeren.

Die vierzehnte Art der Entleerung ist das Fließen des Bluts aus der Nase, was vor allem Verstopfungen des Hirns und (innerliches) Herabtropfen (des Phlegma) vom Haupt bessert, dazu viele weitere Krankheiten anzeigt.

Bisweilen muß man, wenn ein wenig Blut geflossen ist, durch Geben von Arznei den Blutfluß sogleich [D2] einhalten. Nicht selten läßt er sich nur unter großen Beschwerden durch zusammenziehende Mittel stillen, obgleich er sich der Menge schlechten Blutes wegen eingestellt

---

58 *Expurgant*: zu lesen ist: *expurgantur*.
59 *Retinent*: zu lesen ist: *retinentur*.
60 Zu lesen ist: *apophlegmatismos*. Das Verbum dazu heißt: *apophlegmatizo*.

hat. Eine reichlichere Erklärung mußt du dir aber bei den Ärzten holen.[61]

Die fünfzehnte Art der Entleerung ist die Monatsblutung, die den Frauen zu festgesetzten Zeiten widerfährt, so daß dadurch ihr ganzer Leib gereinigt und ihre Gesundheit bewahrt wird. Bleiben außerhalb einer Schwangerschaft die Monatsblutungen aus, so zerstört das völlig die Kraft und Gesundheit des Körpers, ebenso wenn sie mehr als billig ausfließen. Mehr, was zur Regulierung der Monatsblutungen zu unternehmen ist, muß man den Büchern anderer Fachleute entnehmen.

Die sechzehnte Art der Entleerung erfolgt durch die Hämorrhoiden. Auf diese Weise geht durch die Natur meist eine große Menge Schwarzgalle (*melancholia*) hinaus; deswegen machen diese Blutungen, wenn sie sich fortsetzen und andauern, uns vor vielen sehr schweren Krankheiten sicher und bewahren uns, wie dies Hippokrates bezeugt, wenn er spricht: Menschen, die Hämorrhoiden haben, werden weder vom Seitenschmerz noch von Lungenentzündung noch einem fressenden Geschwür noch von Furunkeln oder faulem Krebsgeschwür, Lepra noch Hautflechten ergriffen. Und in den ›Aphorismen‹ spricht er: Die zu viel Schwarzgalle haben und an den Nieren leiden, für die ist es gut, wenn Hämorrhoiden dazukommen.[62] Und abermals sagt er: Wenn Wahnsinnige Hämorrhoiden bekommen, löst sich der Wahnsinn auf.[63] Weiters: Wenn einer vom täglichen Hämorrhoidalfluß geheilt wird bis zur letzten Ader, dann besteht die Gefahr, daß Wassersucht oder die Schwindsucht auf dem Fuße folgt.[64]
Mehr mußt du dir in andern Büchern suchen.

Die siebzehnte Art, die den Körper entleert, ist der Venusdienst. [D2v] Auch hierbei wird der einen Nutzen haben, der das Maß einhält: Venusdienst treibt die Überfülle aus, macht den Körper beweglich, bessert eine verhärtete Haltung und reinigt von Kaltschleim.

---

[61] Da der Verfasser selbst Stadtarzt von Kronstadt war, dürfte er hier auf die medizinische Fachliteratur Bezug nehmen. Doch warum macht er keine Angaben?
[62] Aph. 6,11
[63] Aph. 6,21
[64] Aph. 6,12

Der Venusdienst bringt Traurigen, Schwarzgalligen (Melancholischen), aber auch Zornwütigen vorzüglich Schutz und Hilfe; manche Menschen befreit er von häufigen sinnlichen Bildern, an denen sie im Schlaf zu leiden haben.

So wie der Venusdienst sehr viel nützliche Folgen hat, bewirkt er freilich auch die Entstehung vieler Krankheiten bei Menschen, die ihn unmäßig gebrauchen: Ständi-

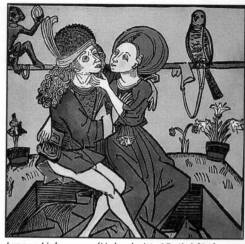

Junges Liebespaar (Holzschnitt, 15. Jh.) [21]

ger Venusdienst schadet den Augen und sämtlichen Sinnesorganen, dem Haupt, den Nerven, der Brust, den Nieren, den Lenden und den Hüften, weiters beschleunigt er Alter und Tod. Er bringt ja die gesamte Körperkraft herunter, so daß Pythagoras einstmals die Auskunft gab, man dürfe von dem Venusdienst nicht aufs Geratewohl, sondern planvoll Gebrauch machen, wenn man sich selber schwächen wolle. Deswegen[65] wurde ja auch über das Gesunde, das große Gut der Sterblichen, einstmals im Volkssprichwort verbreitet: Drei Dinge seien die gesündesten: diesseits der Sättigung zu essen, Anstrengung nicht zu fliehen und den zeugenden Samen zu wahren.

Die den Venusdienst maßlos ausüben, werden vergeßlich, zitterig, leiden unter Gelenkschmerzen, insonderheit der Hüften, und an Nieren- wie Blasenkrankheiten.

Die sich zum Venusdienst zusammenfinden wollen, müssen frische Sättigung meiden sowie auch rohe, unverdaute Magenfüllungen, Trunkenheit, Hunger, Müdigkeit, Ausleerung nach oben, Säftereinigung und dergleichen Belastungen, welche die Körperkraft auflösen können.

---

[65] Nach *unde* ist *de* zu ergänzen.

Die achtzehnte Art der Entleerung ist die nicht wahrnehmbare Ausdünstung, die durch die Kraft der Natur eines Ruhenden stattfindet. [D3]

VI. VON DEN GEMÜTSVERFASSUNGEN

Durch die Gemütsverfassungen werden unsere Körper sanft berührt oder unsanft verletzt.

Daß infolge einer plötzlich erlebten Freude ein Mensch sein Leben aushauchte, berichtet Aristoteles; Valerius Maximus schließlich erzählt, vor Freude seien einige Kleinmütige gestorben.

Durch plötzlich eingetretne Furcht sind gleichfalls einige gestorben, vor allem sehr Kleinmütige.

Wenn aber Menschen lange Zeit in Furcht und Traurigkeit verharren, wird dadurch, sagt Hippokrates[66], Schwarzgalligkeit (Melancholie) angezeigt.

Traurigkeit, Sorgen, Beklemmung der Seele, vor allem sehr schwere Gedanken tun dem Körper nicht geringe Gewalt an; sie bringen nämlich Unruhe und Schlaflosigkeit, wodurch die Sinneswerkzeuge Schaden nehmen und die gesamte Körperkraft vermindert wird.

Daß einigen durch Furcht die Ohnmacht widerfahren ist oder die Fallsucht, ist Erfahrungstatsache; im Gegensatz dazu kann es indessen auch von Nutzen sein, bei manchen Arten des Wahnsinns erschreckt zu werden und in Furcht zu geraten.

Daß einige durch unmäßiges Schamgefühl gestorben sind, dafür ist Plinius Gewährsmann[67].

Und was schließlich den Zorn betrifft: Wie groß dessen Kraft ist, wird daraus ersichtlich, daß wir vom Zorn erregte Leute sehen, die gleichsam angedonnert sind und sozusagen außer sich gesetzt, woraus denn auch die schwersten Krankheiten erfolgen, wie Schlagfluß, Lähmung, der Gelenke vor allem, [D3v] und Zittern des gesamten Körpers.

In diesen Wirren des Gemüts mußt du ehrbare Tröstungen suchen, Freunde und Gäste haben, die nicht traurig sind, dann schlag die

---

[66] Aph. 6,23
[67] nat. hist. 26,1 (Dort geht es freilich um einen Hautausschlag, der so entstellend ist, daß der Tod wünschenswert erscheint.)

Leier, streich die Saiten und sing ein süßtönendes Lied, das die traurigen Herzen erquickt und die Gemütsverfassungen ins Maß bringt.

Nun bleibt mir noch, von den Kräften und Wirkungen der Nahrungsmittel zu handeln. [D4]

Kräfte und Wirkungen der Nahrungsmittel, kurz zusammengefaßt und alphabetisch geordnet

Was die Unterschiede der Speisen betrifft, muß man erwägen, was nützlich oder schädlich, leicht oder schwer verdaulich, von gutem oder schlechtem Speisesaft, großem oder geringem Nährwert ist, den Stuhlgang ausführt oder stehen macht oder noch eine andere Tugend oder Schwäche besitzt.

Wir nähren uns von den Stoffen, die unserer Natur gemäß sind; die aber, die ihr widersprechen, führen uns ins Verderben.

Speisen darf man aus keinem Grund völlig verdammen, weder die schmalen noch die fetten; denn alle Nahrungsmittel, die dicke und klebrige Säfte erzeugen[68], sind, wenn sie nur im Magen recht gedäut und in der Leber dann in gutes Blut verwandelt worden sind, von sehr nährender Wirkungskraft. Die aber schwer verdaulich sind, lassen sich durch Arzneien unterstützen, etwa durch Ingwer, Pfeffer und Wein. Speisen, die dicke Säfte bringen, machen die Ausdünstung[69] des Körpers schwierig und bewirken vor allem in Leber und Nieren immer wieder Verstopfungen[70]; deshalb muß man ihrem beständigen Genuß, auch wenn sie gute Säfte mitbringen, entsagen. Die aber schlechte Säfte bringen, müssen, ob sie nun dicke oder feine[71] Körpersäfte machen, ganz gemieden werden.

Nahrungsmittel, die dicke, zähe[72], herbe[73], süße[74], klebrige und fette Eigenschaft haben, erzeugen grobstoffliche[75] Säfte, so daß sie Verstopfungen von Leber und Milz hervorrufen, [D4v] vor allem aber

---

68 In der salernitanischen Terminologie sind das *humores spissi* (*melancolici* oder *flegmatici*) und *viscosi* (*flegma viscosum*), also jeweils von kalter Qualität.
69 Vielleicht ist auch die Atmung gemeint.
70 mittelalterlich: *oppilationes epatis et splenis*
71 *humores subtiles*, von der *cholera*, also warm
72 *cibi viscosi*, also *flegmatici*
73 *cibi stiptici* (zusammenziehend, herb und kalt)
74 Süß ist von warmer Qualität.
75 *humores grossi*, also kalte Körpersäfte

ein beginnendes Geschwür in den Därmen nicht wenig vergrößern, weiters Aufblähungen, verhärtete Geschwüre und nicht zuletzt die Bildung von Abszessen anlocken.[76]

Was aber ziemlich schmale Speise ist, hat den Fehler in sich: Es nährt zu wenig, und die Körper, die sich von dieser Speise nähren, werden schmächtig und schwach. Wenn aus den Speisen roher Saft gewonnen wird, entstehen vielfältige Krankheiten. Als besonders geeignet für die Herstellung guter Gesundheit gelten infolgedessen jene Speisen, die eine mittlere Natur zwischen den Eigenschaften haben, die wir oben benannten, und nicht allzu zähe und klebrig sind.

Die Körper sind zum einen Teil dicht (also trocken), können nicht ausdünsten und brauchen deshalb ein sehr feuchtes Nahrungsmittel; manche, die leicht entleert werden (weil sie feucht sind und weich), brauchen ein äußerst trockenes; wieder andere benötigen sehr klebrige, andere kärgliche, wieder andere reichliche Nahrung.

Ähnlich muß man jenen, die schwarzgalliges[77] Blut haben, befeuchtende und erwärmende Speisen reichen, jenen aber, die mehr gelbgalliges[78] Blut haben, kühlende Speisen; ist das Blut reich an Kaltschleim[79], wird eine Speise nötig sein, die wärmende und trocknende Kräfte besitzt; und die an gutem Blut Überfluß haben, müssen sehr sparsam ernährt werden, und die Speisen für ihren Lebensunterhalt dürfen weder die Fähigkeit haben zu erwärmen noch abzukühlen, noch zu befeuchten, noch zu trocknen[80].

Wir müssen also alle Nahrungsmittel mit Vernunft gebrauchen, damit wir nicht das edle Haus der Seele schädigen, sondern sorgsam beschützen, bewahren[81] und nähren, damit wir das Greisenalter, das wir uns wünschen, erreichen und die Natur zufriedenstellen durch ein langes Leben. [E]

---

[76] Dieser Absatz bietet eine besonders repräsentative Sammlung unklarer, aber klassisch römischer, von den Renaissancegelehrten in die Medizin gewaltsam eingeführter Termini.

[77] *Melancolia* ist kalt und trocken

[78] *Colera* ist warm und trocken

[79] *Flegma* ist kalt und feucht

[80] Damit die ausgeglichene Komplexion des Blutes nicht verändert wird

[81] Wohl ein Zitat aus der bekannten Segensbitte vor Beginn der Messe (am Ende des *Asperges me*): *Exaudi nos, Domine sancte, Pater omnipotens, aeterne Deus, et mittere digneris sanctum Angelum tuum de coelis, qui custodiat, foveat, protegat, visitet atque defendat omnes habitantes in hoc habitaculo. Per Christum Dominum nostrum.*

ACETUM (Essig) ist von gemisch-
ter warmer und kalter Natur;
beide Qualitäten sind schwach,
die kalte überwiegt jedoch die
warme. Kalte Stoffe, in Maßen
beigegeben, macht er kühler,
warme dagegen wärmer; durch
seine trockne Komplexion wirkt
er zusammenziehend. Er nützt
dem Magen, weckt den Appetit;
und trinkt man ihn so, wie er ist,
beseitigt er Ekel und Brechreiz.

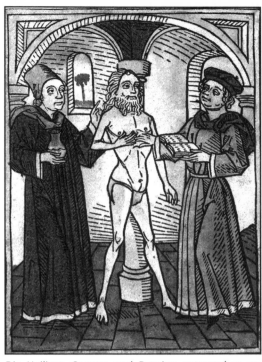

Kocht man ihn in den Speisen
mit, wirkt er zusammenziehend auf den Bauch und ist
nützlich bei Durchfall; mit Honig schneidet er in den (kalten)
Krankheitsstoff, zerstückelt ihn
und macht ihn fein. Sanguini-
kern und Cholerikern ist er hilf-
reich, Phlegmatikern feindlich, *Die Heiligen Cosmas und Damian untersuchen und*
Melancholikern schadet er, alles *versorgen einen Kranken (K. Megenberg, 1481) [22]*
Körperfett trocknet er[82].

ADEPS (Schweineschmalz) ist noch trocknender, als es fett ist, von
wenig Nährwert und dem Magen schädlich; es ist[83] weit mehr ein
Zubereitungsmittel der uns nährenden Fleischgerichte, als ein
Nahrungsmittel.

AGNI caro (Lammfleisch) macht warm und feucht, ist von hohem
Nährwert, saftig[84] und steigt (bei der Verdauung) schnell hinab infolge seiner Feuchtigkeit.

---

[82] Indem er es fließen macht und sodann wegtrocknet.

[83] Das zweimalige *sunt* ist zu lesen als *est*, *alimenta* als *alimentum*.

[84] Ein interessanter Beleg für die geringe Leistungsfähigkeit der neuen Terminologie; es bleibt vollkommen unklar, was *pituitosus* heißen soll: offenbar nicht
»phlegmatischer Komplexion«, denn Lammfleisch wurde ja als warm und
feucht, also sanguinisch, charakterisiert; eine säftehervorrufende und -abfe-
gende Wirkung (*abstersio*) kann aber auch nicht gemeint sein, denn die wäre
ja trocknend. Wahrscheinlich ist einfach nur »saftiges Fleisch« gemeint. Vgl.
Carnes probe elixae!

AGRESTA (Träubelmost)[85], von den Griechen *omphacium* genannt, ist der gepreßte Saft unreifer Weintrauben; wirkt außerordentlich zusammenziehend und trocknend und hilft daher bei allen Krankheiten, die mit Ausfluß verbunden sind, insonderheit des Magens[86]. Er wirkt weniger trocknend und säfteauflösend als der Essig. Er regt den Appetit an und gibt Magen und Leber Kraft und Wärme[87].

ALLIA[88] (Knoblauch) erwärmt den Körper, macht grobe (unverdaute) Körpersäfte fein, schneidet und stückelt die zähklebrigen (kalten), roh und unverdaut läßt er nichts[89]. Die Leute kauen Knoblauch, aber nicht als Naschkost, sondern als Heilmittel, weil er die Fähigkeit besitzt[90], die Säfte zu verdauen und die Verstopfungen zu öffnen. Gesotten hat der Knoblauch [Ev] schwächere Kräfte; wird er jedoch zweimal gesotten, verliert der Saft, die Brühe, ihre Mißlichkeit, nämlich den schlechten Geschmack, wie dies bei Lauch und Zwiebel ebenso der Fall ist. Vor ständigem Genuß muß man sich dennoch hüten, wenn man gelbgallige (cholerische) Komplexion besitzt[91]. Alleine den Phlegmatikern, die grobstoffliche unverdaute Säfte (in sich) gesammelt haben, sind derartige Speisen förderlich. Roher Knoblauch schadet Augen, Haupt, Nieren, Lunge sowie allen, die Durst leiden; durch Abkochung indes wird der Schaden gebrochen.

ALAE anserum (Gänseflügel) sind nicht schlechter als die Flügel der anderen Vögel, sondern leicht verdaulich und als Nahrung geeignet. Noch geeigneter sind die Hühnerflügel (*alae gallinarum*), vor allem jüngerer und gut genährter Tiere.

AMYGDALAE dulces (Süßmandeln) sind erwärmend und

---

[85] Sein heutiger Name variiert: Agrest, Agraz, Grünsaft (im deutschen Sprachraum), Agresto (Italien), Verjus (Frankreich), siehe Elmar M. Lorey: *Agrest: Die Wiederentdeckung eines Würzmittels.* In: Der Deutsche Weinbau, H. 25-26, 2007, S. 14-18. (Anm. des Herausgebers).

[86] *Stomachis*: zu lesen ist *stomachi* oder *stomacho*

[87] Unklare Ausdrucksweise Kyrs. Gemeint sein könnte auch:»stärkt den Magen sowie die überhitzte Leber«, doch scheint mir dies ein inhaltlicher Widerspruch zu sein.

[88] *Allia* und *allium* werden meist gleichbedeutend verwendet.

[89] Hier ist ein Verbum zu ergänzen, etwa *restant*. Kyrs Latein wird hier problematisch.

[90] In diesem Absatz wechselt fortwährend der Numerus.

[91] Dem ›Circa instans‹ zufolge ist Knoblauch erwärmend und trocknend in der Mitte des vierten Grades, das ist extrem.

befeuchtend; sie haben keinerlei zusammenziehende Kraft, vielmehr überwiegt in ihnen die Fähigkeit, Säfte zu verdünnen und abzufegen, (also zu trocknen). Folglich reinigen sie nicht nur die Därme, sondern vertreiben (schlechte) Säfte auch durch Schleimauswurf aus Lunge und Brust. Sie sind weder nützlich durch Abführwirkung noch nähren sie den Körper sehr; doch erzeugen sie guten Körpersaft.

AMYGDALAE amarae (Bittermandeln): In ihnen überwiegt die Fähigkeit, beim Austreiben von Eiter sowie von dicken, zähklebrigen Säften aus Brust und Lunge viel zu helfen, weiters sind sie auch bei Verstopfungen von Milz, Leber, Nieren und Blase nützlich.

AMYLUM (Stärkemehl) wirkt mäßig kühlend, mildert deswegen rauhe Trockenheit; nährt noch besser mit Milch. [E2]

ANETHUM (Dillsamen) erregt Appetit auf Speise, beruhigt unverdaute, rohe Säfte, vor allem, wenn er grün und frisch ist, endigt Aufblähungen und lindert den Schluckauf. Die Abkochung von getrockneten Dillblütendolden und -samen, als Trunk gereicht, ruft (bei stillenden Müttern) die Milch hervor.

ANATUM caro (Entenfleisch) hat wärmendere Wirkung als Gänsefleisch, ist schwer verdaulich, verursacht Übelkeit und Säfteüberfluß. Mehr sieh unter: Geflügel (*avium genus*).

ANISUM (Anis) verbessert die Sehkraft, stärkt den Magen, beseitigt Blähungen.

ANSERUM et anatum caro (Gänse- und Entenfleisch) läßt die Mageren fett werden und wird mit viel erwärmendem Gewürz gegessen, da es schwer zu verdauen ist. Das befeuchtendste Fleisch unter dem Fleisch der Hausvögel ist Gänsefleisch. Mehr sieh unter: Gänseflügel (*alae*) sowie Geflügel (*avium genus*).

AQUA (Wasser), wenn es hervorragend und frei von fremden Stoffen ist, wirkt kühlend und feuchtend. Als bestes Wasser ist das einzuschätzen, das keine Qualität noch Komplexion in Geschmack und Geruch anzeigt, sondern für den Trinkenden einfach lieblich ist, fürs Auge rein und hell, und das aus Brust- und Herzgegend sofort hinabsteigt. Wasser, welches nach Norden fließt, weg von der Sonne, geht zögernd durch den Körper, erwärmt und kühlt sich langsam ab; Wasser, welches nach Osten durch die Adern der Erde hervorbricht, wirkt schnell erwärmend, kühlt sich ebenso stracks wieder ab. Man muß davon ausgehen, daß dies das beste ist. Schlammiges

Wasser scheußlichen Geruchs, das nach den ungesunden Qualitäten schmeckt, mußt du gut abkochen, auch so gibst du indes noch Wein bei, der zum Ausgleich führt in Hinsicht auf die Komplexion. Es gibt aber Leute, die auch Speisen und Tränke wissen gegen die Mängel, die das Wasser haben kann: [E2v] Die einen trinken vorher Abkochung von Kichererbsen, die andern nehmen vorher Fenchel zu sich. Regenwasser ist äußerst mild, süß, hell und dünn; und obwohl es zur Fäulnis neigt, gilt es als überaus gesund. Wasser aus Eis und Schnee dagegen ist höchst ungesund. Obwohl diese zwei Wasserarten den Körpern von Jünglingen keinen wahrnehmbaren Schaden zufügen, tun sie dies dennoch nach und nach, dieweil der Schaden im Verborgenen wächst, sobald das Leben im Voranschreiten der Zeit sich seinem Ende zuneigt. Greisen nämlich ist letzteres nicht zuträglich, vor allem jenen, die mit Fußgicht und Leiden der Sehnen und Nerven sich quälen; weiters schadet es allen, die wenig körperliche Übungstätigkeit betreiben.

AQUA mulsa (Honigwein): sieh unter Hydromel (Wassermet)

AQUA vitae simplex (Branntwein) nützt traurigen, melancholischen und phlegmatischen Menschen, stärkt das Haupt durch seine Wärmewirkung, hilft dem Gedächtnis und vermehrt die natürliche Hitze. Es erwärmt einen kalten, schleimgefüllten Magen und fördert die Verdauung. Äußerlich aufgebracht verhindert es, daß Kopf und andere Körperteile abkühlen.

AQUA Sacharata (Zuckerwasser) ist bei Fieber besser als Wassermet. Sieh Hydromeli (Wassermet).

AQUA hordei (Gerstenwasser): Wenn es nahrhaft sein soll, muß die Gerste geschrotet werden; wenn es aber die Komplexion, die aus dem Gleichgewicht geraten ist, wieder umwandeln, Säfte zum Stehen bringen und abtrocknen und ferner nicht nahrhaft sein soll, muß die Gerste so, wie sie ist, gekocht werden. Wenn du Durst stillen, rauhe Trockenheit mildern, Entzündung löschen, Brust und Herzgegend mit Feuchtigkeit versorgen und die Lunge besänftigen willst, mußt du die Gerste gut von ihren beiden [E3] Schalen reinigen.

ARIETUM carnes (Widderfleisch) ist geeigneter für einen Körper ausgeglichener Komplexion als Rindfleisch und ist von Herbst bis zur Mitte des Frühlings schlecht, im Sommer aber gut. Mehr dazu siehst du bei den Fleischarten (*carnes*).

ARMORATIA (Meerrettich): sieh *raphanus agrestis* (wilder Rettich).

ASPARAGUS (Spargel) trocknet Säfte und bringt sie zum Stehen und steht zwischen warm und kalt in der Mitte. Er wird schneller als andere Gemüsearten in Blut umgewandelt. Er ist gut für den Magen, doch nicht immer, weswegen man ihn essen soll, wenn er mäßig gekocht und mit Salz und Öl angemacht ist. Andere geben etwas Essig bei. So wird er angenehmer und unterstützt den Magen besser. Dennoch gibt er dem Körper wenig Nahrungsstoff und nichts an gutem Saft. Verstopfungen der Nieren und der Leber öffnet er, besonders seine Wurzel und sein Samen. Seine Zweiglein, mit Butter und Essig gekocht, besänftigen – wie dieses auch der Hopfen tut – den Bauch. Er wird in Gärten angepflanzt; an vielen steinigen und sandigen Stellen kommt er von selbst hervor.

AVELLANAE (Haselnüsse): siehe *nux iuglans* (Walnuß) und *nuces avellanae* (Haselnüsse).

AURES (Ohren) sind knorpelig, ähnlich den Vogelschnäbeln, deren Ränder gegessen werden, sich aber der Verdauung hartnäckig widersetzen.

AVIUM genus (Vögel): Das Vogelgeschlecht bietet überaus wenig Nahrung. Vogelfleisch ist sehr leicht zu verdauen, vorzüglich das der Rebhühner, Tauben, Hähne und Hennen; das Fleisch [E3v] der Drosseln aber, der Amseln und der kleinen Sperlinge ist härter als das Fleisch der vorgenannten; härter als deren Fleisch hinwieder ist das Fleisch der Turteltauben, Ringeltauben und der Ente. Fasanenfleisch ist dem der Hennen ähnlich, was Verdaulichkeit und Nährwert betrifft. Härter als diese ist das Pfauenfleisch und schwer zu verdauen. Fleisch, das gebraten und geröstet ist, ist trocknender; was im Wasser gesotten ist, befeuchtet den Körper und nährt ihn. Das Gänsefleisch bringt reichlicheren Stuhlgang und ist viel schwerer zu verdauen als das der vorgenannten Vögel; Gänseflügel jedoch sind gut verdaulich und nahrhaft, noch besser Hühnerflügel; am besten ist das Fleisch junger und gut genährter Tiere, ganz schlecht indessen ist das Fleisch der mageren, betagten. Die Füße sind beinahe gänzlich ungeeignet als Speisen. Die Hoden von Hähnen sind hervorragend, insonderheit, wenn sie gemästet sind.

BATI fructus (Brombeeren): sieh *rubi fructus*.
BAUCIA (Zuckerwurz): sieh *daucum* (Möhre).
BETA abstersoria (Mangold) führt den Bauch ab, greift aber auch den

Magen bisweilen an und ist deswegen eine Speise, die dem Magen schadet, wenn sie reichlich genossen wird. Verstopft weiters die Gänge von Leber und Milz und bringt dem Körper nur geringe Nahrung.

BLETA (die Rote Bete) kühlt und befeuchtet wenig, zieht nicht zusammen, führt nicht ab und bringt dem Körper viel zu wenig Nahrung.

BOLETI (Röhrenpilze, Steinpilze): sieh *tuber* (Trüffel).

BORAGO (Borretsch) hat dieselbe Kraft wie die Ochsenzunge. Sieh *Buglossa* (Ochsenzunge). [E4]

BOVIS caro: sieh *carnes probe elixae*.

BRASSICA hortensis (Gartenkohl) verstopft den Magen, wenn er zweimal gekocht und dann gegessen wird; wenn er aber nur einmal und nicht so stark gekocht und dann mit Öl und Salz gegessen wird, führt er stärker ab. Er hat für den Körper geringen Nährwert.

BUBULAE carnes (Kuhfleisch): sieh *carnes probe elixae*.

BUGLOSSUM (Ochsenzunge) ist nach der Komplexion befeuchtend und erwärmend und soll daher Fröhlichkeit im Gemüt hervorrufen, wenn sie in Wein gelegt genossen wird.

BUTYRUM recens (frische Butter) hat dieselbe Wirkung wie frisches Öl. Sie nährt und mehrt die Körpersubstanz. Wenn du deinen Körper mit Butter salbst und dein Fleisch damit einreibst, macht sie deine Haut fett, nicht anders, als wenn du sie mit Öl gerieben hättest. Weiters macht die Butter den Magen feucht, doch durch zusammenziehende Mittel wird diese Wirkung noch verbessert[92]. Reichlich getrunken, macht die Butter den Bauch weich und bereit zum Stuhlgang und wirkt lösend.

CANCRI fluviatiles (Flußkrebse) sind von hoher Nährkraft und werden im Magen nicht leicht aufgelöst und verdaut, sondern widersetzen sich der Verdauung. Im Herbst und Frühling werden sie fett, und bei Vollmond noch mehr. Gekocht sind sie Asthmatikern und Schwindsüchtigen nützlich, helfen auch gegen Gifte. Das Wasser, das aus zerstoßenen Krebsen tropft, nützt Gelähmten und Ausgezehrten; es mehrt nämlich das Fleisch, nimmt man morgens und abends einen Trunk davon.

---

[92] ... oder rückgängig gemacht. Kyrs unklares Latein!

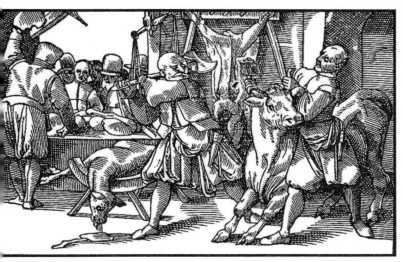

Schlachthof und Metzgerladen (H. Bock, 1577) [23]

CANNABIS semen (Hanfsamen) löst Blähungen auf, schadet jedoch, allzu reichlich genossen, dem Haupt, erzeugt böse Säfte, trocknet den zeugenden Samen und ist schwer zu verdauen. Es gibt Leute, die brechen der schädlichen Wirkung[93] die Spitze durch Essig und Honig. [E4v]

CAPITA (Köpfe von Tieren) sind zum Essen geeignet, nähren stark, vermehren den Samen, verzögern die Verdauung, schaden jedoch dem Magen.

CAPPARIS: Die Kaper verteilt nur sehr wenig an Nährstoff im Körper. Grün hat sie mehr Nährwert, mit Salz angemacht verliert sie das meiste davon, und wenn das Salz nicht ausgewaschen wird, verliert sie ihren Nährwert ganz. Dennoch führt sie den Bauch ab, weckt einen zusammengebrochenen Appetit wieder auf, trocknet Kaltschleim im Bauch, bringt ihn zum Stehen und führt ihn ab. Sie reinigt Verstopfungen von Milz und Leber. Genießen aber muß man sie vor allen Speisen, eingelegt in Essigmet oder Essig und Öl.

CAPRARUM caro (Ziegenfleisch) bringt schlechten Körpersaft zuwege. Mehr siehst du bei den Fleischarten (*carnes*).

CARNES probe elixae: Fleischarten, gut gesotten, erzeugen bestes Blut, vor allem wenn das Fleisch von Tieren kommt, die guten Saft

---

[93] *Nocumento* ist doch wohl als *nocumentum* zu lesen.

bringen. Schweinefleisch nährt am besten. Rindfleisch übertrifft noch das Schweinefleisch, das Rind ist nämlich von trockenerer Komplexion als das Schwein. Kalbfleisch ist leichter zu verdauen als das Fleisch ausgewachsener Rinder, ebenso steht es bei Zicklein und Ziegen. Die Ziege ist trocken, weniger als das Rind. Ferkel bieten uns großen Nährwert, ihre Füße sind sehr geeignet zur Speise. Lämmer haben sehr feuchtes, phlegmatisches Fleisch. Hammelfleisch bringt reichlicheren Stuhlgang und schlechteren Körpersaft. Ziegenfleisch gewährt schlechten, scharfen Saft; Jungtiere sind wohlschmeckender. Das Fleisch von Böcken ist sehr schlecht verdaulich und nicht weniger schlecht, guten Saft zu erzeugen. [F] Widderfleisch folgt ihm auf dem Fuß, Stierfleisch an dritter Stelle. Sind diese Tiere kastriert, ist ihr Fleisch besser. Das Fleisch von alten Tieren ist am schlechtesten verdaulich und nährt am wenigsten, wie denn die alten Schweine selber schlecht genährt sind. Hasenfleisch erzeugt ziemlich dickes Blut, aber besseren Saft als Rind- und Hammelfleisch. Hirschfleisch erzeugt nicht weniger als diesen schlechten Körpersaft, der schwer zu verarbeiten ist. Bärenfleisch ist am schlechtesten von allen.

CARVI seu cari semen: (Kümmel) wärmt und trocknet, löst Blähungen auf, ist nützlich für den Magen, unterstützt die Verdauung.

CASEUS (Käse) ist unter allen Nahrungsmitteln das hervorragendste und lieblichste. Frisch, fett, süß und nur mäßig gesalzen nährt er sehr. Doch bringt er, weil er dicken (kalten) Saft erzeugt, Nierensteine hervor. Alt und scharf geworden, erregt er Abscheu, weil er nur mit Mühe verdaut wird, Durst hervorruft und schädliche Säfte erzeugt.

CASTRATA (kastrierte Tiere) übertreffen die nicht kastrierten, fette die mageren.

CASTANEAE (Eßkastanien) sind erwärmend und trocknend; ob sie gesotten oder gebraten werden: Immer sind sie schlecht. Sie ziehen zusammen; vor allem bewirkt dies die Haut, die in der Mitte zwischen Fruchtfleisch und Schale liegt.

CAULIS (Kohl): sieh *brassica*.

CAEPAE (Zwiebeln) schneiden in die (phlegmatischen) Körpersäfte ein und stückeln sie, stellen den Appetit wieder her, erweichen den Bauch (und führen ihn ab) und fördern den Harnabgang. Sie bringen gute Gesichtsfarbe, doch schwächen sie die Sehkraft, bewirken Windblähung und schaden den Kranken. Sind sie gekocht, ist ihr Genuß sicherer und ihre Nährkraft größer. Sieh Knoblauch (*allium*). [Fv]

CERASA (Kirschen): Süßkirschen wirken abführend auf den Bauch, sind aber unfreundlich zum Magen; Sauerkirschen ziehen den Bauch zusammen und sind dem Magen nützlicher. Die Sauerkirschen nützen infolge ihrer einschneidenden Kraft dem mit Kaltschleim und Stuhlgang gefüllten Magen[94], drängen die Gelbgalle zurück, stillen den Durst und bringen Verlangen nach Essen. Dem Körper bieten sie ein feinstoffliches, befeuchtendes Nahrungsmittel und haben nur geringe Nährkraft, so wie die übrigen vergänglichen Früchte. Sieh Früchte (*fructus*).

CEREBRUM (Hirn): Das Gehirn ist mit (kaltem) Weißschleim voll, hat groben und schädlichen Saft, geht nur langsam in Speisesaft über, widersetzt sich seiner Verdauung, schadet dem Magen und erregt das Kotzen. Gut gekocht allerdings und mit Salz und auf andere Art angerichtet, wird es für den Körper ein nicht zu verachtendes Nahrungsmittel darstellen.

CHEREFOLIUM (Kerbel) löst Windblähung des Magens auf, beseitigt Verstopfung und ist nützlich für Nieren und Blase.

CEREVISIA (Bier) aus besten Weizen-, Gersten- oder Haferkörnern gut gebraut, klar und alt, gilt als das beste. Es erzeugt grobstoffliche Säfte, mehrt das Fleisch, macht den Bauch weich und bläht ihn. Gerstenbier ist von kälterer Komplexion, Weizenbier nährt stärker und verstopft auch mehr, Bier aus Gerste und Hafer verstopft weniger, erzeugt weniger Windblähung und nährt auch weniger. Dickeres Bier ist schlechter, dünneres besser. Ist es mit Hopfen gebraut, macht es den Bauch weich und wirkt harntreibend. Enthält es allerdings viel Hopfen, schadet es einem schwachen Hirn. Schlecht und nicht lang genug gebraut, erregt es Bauchgrimmen, Aufblähung [Fv] und Kolik. Frisches und trübes Bier schadet aus gleichen Gründen wie das schlecht gebraute, verstopft dazu die Venengänge, erzeugt Winde, macht das Ausatmen schwer, vermehrt den Kaltschleim (*phlegma*), führt zu Harnzwang und schadet denen, die an Steinen leiden. Trunkenheit, die durch Bier verursacht ist, bekommt schlechter und dauert länger als beim Wein. Weiters muß man noch wissen, daß das Frühstück oder die Hauptmahlzeit – wenn beiderlei

---

[94] *stomachisque*: gemeint ist wohl *stomachis*

Getränk vorhanden ist und nichts dagegenspricht – besser mit Bier als mit Wein eingeleitet werden. Wer nach übermäßigem Weintrinken Durst bekommt, muß Bier trinken: Das behebt diesen trügerischen Durst. Sauerbier schadet meist dem Magen und den Nerven. CERVINA caro (Hirschfleisch): sieh *carnes probe elixae.*

CICER: Die Kichererbse ist ein Nahrungsmittel, das nicht weniger bläht als die Bohne; sie nährt aber stärker als jene. Sie verleitet zum Venusdienst, hat eine stärkere Abfegungswirkung auf die Körpersäfte als die Bohne. Man trinkt ihren Saft gegen den Nierenstein, weil der ihn kleiner werden läßt; er regt den Harn an und die Monatsblutung, insonderheit der Saft der Schwarzen Kichererbse. Die Weiße reinigt Nieren, Milz und Leber. Mit Eiern und Zwiebeln genossen machen sie den Körper fett und eine trockene Komplexion feucht.

CINNAMONUM (Zimt): Der Zimt ist warm und trocken und hilft besser verdauen als alle andern wärmenden Gewürze. Er bringt keinen geringen Schutz gegen alle schlechten Verfassungen des Magens; grobstoffliche, noch unverdaute Säfte, die in ihm festhangen, verdünnt er, trocknet und beseitigt sie. Er stärkt das Hirn, ernährt Leber und Nieren sowie eine geschwächte Brust; einer kranken Gebärmutter und einer schlaffen Blase hilft er auf. [F2v] Steifen Gelenken und zitternden Armen gibt er wieder Kraft.

CYDONIA: Quitten sind gut bei Blutungen, vor dem Essen genossen. Ihr Saft stillt das Erbrechen. Man reicht ihn, mit Honig gekocht, all denen, die den Appetit verloren haben. Gibt man ein bißchen weißen Pfeffer bei, Ingwer und Essig und noch Zucker, leistet er dasselbe.

CYMINUM sativum (Gartenkümmel) hilft von allen Gewürzen am besten bei jeglichem Ekelgefühl, wird unter den Magenmitteln viel gebraucht, vertreibt Kaltschleim, Aufblähungen, Bauchgrimmen und Schmerzen der Därme.

CITRIUM (Zitrone oder Medizinapfel): Ihre Schale hat scharfen Geschmack und ist infolge ihrer Härte schwer verdaulich. Wenn man von der Frucht selbst etwas gegessen hat, wird der Magen gekräftigt. Der mittlere Teil, der weder sauer noch scharf ist, nährt den Körper. Der innere Teil, sei er nun sauer oder wässerig, erzeugt dickflüssigen Saft, ist kalt und bringt Weißschleim hervor.

CITRULLI (Zitrullen) sind, wie die Gurken, harntreibend, führen den Bauch ab und lindern den Durst. Ihre Schadenswirkungen siehst du bei der Gurke (*cucumer*).

COLUMBAE caro (Taubenfleisch) ist schwer verdaulich, von den jüngeren Tieren kommt besseres Fleisch. Sieh *carnes probe elixae.*

COR (Herz) ist nur schwer verdaulich und wandert langsam durch die Verdauungsorgane. Wenn es aber gut zubereitet wird, hat es nicht wenig Nährkraft für den Körper und erzeugt wenig schlechten Saft.

[F3]

CORIA: Felle und Häute von Vögeln sind besser als die aller anderen Tiere, nähren aber gering, werden langsam verdaut und wirken auf den Bauch zusammenziehend.

CORIANDRUM (Koriander), in Menge genossen, setzt das Gemüt keiner kleinen Gefahr aus. Deswegen weichen wir den Samen in Essig ein (in den Apotheken heißt er dann: *coriandum praeparatum,* zubereiteter Koriander); so zubereitet ist er nämlich gut für den Magen und stärkt ihn, weiters hält er die Speisen dort zurück, bis er selbst gut verdaut ist. Daß Koriander, in Essig gerieben, Fleisch im Sommer bewahrt und nicht zuläßt, daß es verdirbt, berichtet Plinius[95].

CORNI arboris fructus: Die Kornelkirsche ist bitter; wenn sie gegessen wird, zieht sie den Magen stark zusammen, nährt wenig und wird langsam verdaut.

COTURNICES (Wachteln) haben weniger Geschmack als die anderen Vögel, schaden den Sinnesorganen, tun dem Magen nicht gut und haben nur geringen Nährwert. In bösen Fiebern bringen sie den Tod[96]. Aus ihnen machst du dir kein Mahl, sondern ein leichtes Zwischenfrühstück.

CROCUS: Krokus oder Safran ist warm und trocken, zieht ein wenig und mäßig zusammen, wodurch er Herz und andere Körperteile stärkt; durch seine gemäßigte Wärme wirkt er gemäßigt trocknend und hilft so der Verdauung und Säfteverteilung. Deshalb lieben ihn der Magen, eine schwache Brust und alle Eingeweide. Er bringt den Schlaf herbei. Doch darf man ihn mit Maßen nur gebrauchen; denn unmäßig genossen führt er Blässe herbei, Kopfschmerz und Appetitlosigkeit.

CUCUMERES (Gurken) sind, wie die Melonen oder Pfeben, harntreibend. Leute, die [F3v] Gurken gut durchkochen und sich mit ihnen vollschlagen, sammeln aus ihnen nach geraumer Zeit in

---

[95] Nat. hist. 20,57 (unter Bezug auf Varro)
[96] Kann auch heißen: Sie beenden die bösen Fieber.

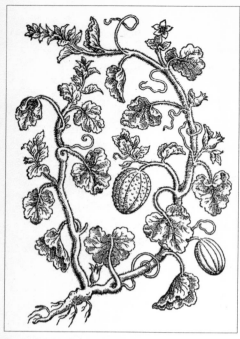
Gartenkürbis (H. Bock, 1577) [24]

ihren Adern einen bösen (kalten) Saft; bekommt der dann auch nur eine kleine Gelegenheit zum Faulen, entzündet er bösartige Fieber, und wenn die nicht schnellstens durchgearbeitet und beseitigt werden können, schlagen sie um zu einem Saft, der fast wie ein tödliches Gift wirkt. Zusammenfassend kann man sagen, daß alle Obstfrüchte kühlen und befeuchten, wenig nähren und klebrigen Weißschleim erzeugen. Der Samen wirkt harntreibend, säfteabfegend und nützt Steinleidenden.

CUCURBITA: Der Kürbis kühlt und befeuchtet, besitzt daher geringen Nährwert, führt den Bauch ab und löscht den Durst. Der Samen ist harntreibend und zertrümmert Nierensteine. Hinsichtlich seiner Schadenswirkung siehe Gurken.

DACTYLI (Datteln): sieh *palmae fructus* (Palmfrüchte).

DAUCUM: Die Möhre wird auch Staphylinum oder Pastinake genannt. Ihre Wurzel wird roh wie auch gekocht gegessen und ist weniger nahrhaft als die Rüben. Sie wärmt, lockert, verdünnt, ist harntreibend, bläht und erzeugt kein genügend gutes Blut. Sie ist wohltuend für den Mund, nützt dem Magen, erregt den Appetit und bewegt den Magen zum Verdauen[97]. Der Samen der Waldmöhre (*daucus silvestris*) erzeugt kaum Blähungen, ist aber harntreibend. Die wilde Möhre (*daucus erratica*) wird in den Apotheken irrtümlich *Baucias* genannt; sie ist der Gartenmöhre (*daucus sativus*) ähnlich und hat ähnliche Wirkung[98].

DEUTERIA: sieh *lora* (Lauer oder Nachwein, Tresterwein) und *uvae albae* (weiße Trauben).

---

[97] *Ventrem in cibo movet*: Kyrs Latein!
[98] Nach *effectum* ist zu ergänzen: *similem habet.*

ERUCA (Rauke): Ihr Samen ist erwärmend, weckt die geschlechtliche Begierde und verursacht Kopfschmerzen. Sie bekämpft Kaltschleim, löst Windblähungen auf und öffnet Verstopfung von Leber und Milz. [F4] Sie bringt jedoch Kopfschmerz, wenn jemand sich von ihr allein ernährt.

FABAE (Bohnen) wirken blähend und säfteabfegend. Die Erbse ist weniger blähend. Sie bringen böse Träume und Erschlaffung, machen die Sinne stumpf, es sei denn, man gibt Salz hinzu.

FARINACEUS pollen (Dinkelmehl) ähnelt hinsichtlich seiner Kraft dem Stärkemehl (*amylum*), ist aber wärmer. Sieh Weizen (*triticum*).

FOENICULUM (Fenchel): Wenn er gegessen oder sein Samen mit Gerstengrütztrank eingenommen wird, füllt er Frauenbrüste mit Milch. Der genossene Samen hält die Augen rein, gleicht schädliche Bauchblähung aus und verkleinert den Stein in den Lenden.

FAEX vini (Weinhefe) trocknet, verteilt Kaltschleim und wirkt zusammenziehend. Man gebraucht sie bei Leiden, die von kalten Säften kommen, wie auch, wenn die Säfte (vom Haupt herab) fließen.

FICUS aridae (Dörrfeigen) sind trocknend etwa im 2. Grad. In ihnen stecken gute Wirkungen, nämlich: Sie bringen den Bauch rasch in Bewegung, sie wandern leicht durch den gesamten Körper und haben eine ausgezeichnete Fähigkeit, Säfte zum Stehen zu bringen und zu trocknen. Daher kommt es, daß durch ihren Genuß[99] Nierenkranke viele Sandkörnlein ausscheiden. Sie erzeugen ein weiches Fleisch, so wie die Bohnen, und füllen dabei auch den Bauch mit Windblähungen. Wenn einer allzu viel von ihnen ißt, schaden sie ihm. Sie erzeugen kein allzu gutes Blut. Sie haben auch die Fähigkeit, (kalte) Säfte zu verdünnen und in Stücke zu schneiden; dadurch reizen sie auch den Bauch zur Stuhlausscheidung und reinigen die Nieren. Der Leber aber und der Milz, wenn die von Aufblähung geplagt sind, schaden sie, es sei denn, sie werden mit Ingwer [F4v] und anderen Mitteln genossen, die Säfte einschneiden. Nimmt man eine getrocknete Feige mit einer Walnuß zusammen rechtzeitig vorher ein, macht sie ein Gift, das man danach bekommt, unwirksam.

FRAGA (Erdbeeren) wirken mittelmäßig kühlend, stillen den Durst, schmecken hervorragend und sind angenehm für den Magen, doch

---

99 *Usum* ist zu lesen als *usu*.

von wenig Nährwert. Mit Wein und Zucker genossen, sind sie harntreibend und nützen den Steinleidenden. Außerdem bringen sie denselben Nutzen, den die Himbeere (*rubi idaei fructus*) leisten kann.

FRUCTUS: Früchte, von denen sich die Menschen nähren, wie Birnen, Äpfel, Pflaumen und Pfirsiche, gewähren, wie man wissen muß, dem Körper eine dünne, befeuchtende Nahrung, sind von geringem Nährwert und erzeugen (im Körper) schlechten Saft.

FUNGI (Pilze) sind ein Nahrungsmittel, das mit dem kalten Weißschleim (*phlegma*) zu tun hat; sie sind schädlich. Einige unter ihnen bringen, wenn man sie ißt, den Tod, vor allem jene, über die bekannt ist, daß sie faulige Qualität besitzen. Sieh Trüffel (*tuber*).

FURFUREUM iusculum (Kleiebrühe) erwärmt und trocknet mäßig und nährt wenig. Mit Essig regt sie den Appetit an; einem zu warmen Magen tut sie gut; dagegen ist sie mit Honig einem zu kalten Magen äußerst nützlich; mit Hirse oder mit gemeinem Öl hat sie mehr Nährkraft.

GALLINAE (Hennen): Ihr Fleisch ist von ausgeglichener Komplexion, weil sie weder wärmend noch abkühlend sind. Sie machen eine gute Farbe (im Gesicht). Mehr dazu siehe Vögel (*avium genus*).

GALLORUM veterum iusculum (Tunke von alten Hähnen) führt den Bauch ab.

GARIOPHYLI (Gewürznelken) stärken das Gedächtnis des Hirns, verdunkeltes Augenlicht wird durch sie wieder hell, sie erwärmen das Herz, stärken Magen und Leber, unterstützen die Verdauungskraft [G] ganz wunderbar und helfen beinah allen inneren Organen.

GLANDES (Eicheln) nähren nicht weniger als Weizen, sind aber schwer verdaulich, erzeugen dickflüssigen Saft und bewegen sich langsam im Körper voran. Sie werden in jeder Hinsicht von den Kastanien übertroffen.

GLANDULAE carnes (Drüsenfleisch) ist lieblich; insonderheit das Fleisch der Schweinezitzen sprudelt geradezu von Milch. Es ist nicht weniger nahrhaft als Fleisch.

HEPAR: Die Leber aller Tiere erzeugt dickstofflichen Saft, ist schwer verdaulich und wandert langsam durch den Körper. Wenn sie verdaut wird, nährt sie aber sehr. Am schmackhaftesten ist die Leber fetter Gänse und Hennen, dann folgen gemästete Schweine.

Ziegenleber führt Fallsucht herbei, dasselbe bewirkt Bocksleber, wenn man sie brät und ißt.
HIRCORUM caro (Bocksfleisch) ist sehr schlecht, ob du nun seine Säftequalität oder seine Verdaulichkeit betrachtest. Sieh *carnes probe elixae.*
HORDEUM (Gerste) nährt weniger als Weizen. Gerstengrütztrank besitzt, da ja der Schleimgehalt der Gerste bei ihrer Abkochung beseitigt wird[100], mehr Nährkraft als das Gerstenmus (*polenta*). Mehr sieh unter: *ptisana* (Gerstengrütztrank).
HOEDI carnes (Zickleinfleisch) ist besser als Ziegenfleisch. Sieh *carnes probe elixae.*
HYDROMELI (Wassermet) wird von den Lateinern *melicratum* (Honigmischtrank) und Aqua mulsa (Honigwein) genannt. Er muß folgendermaßen zubereitet werden: Dem Honig mischt man achtmal soviel Wasser zu und kocht das ein, bis es aufhört zu schäumen. Cholerikern, die zu viel Gelbgalle haben, nützt Wassermet nicht wenig, [Gv] da er die Gelbgalle vermindert. Die Abkochung erreicht durch ihre ausgeglichene Komplexion beim Wiederherstellen der Kräfte die Wirkung von Wein oder Lauer und steht diesen nicht nach. Wassermet ist hilfreich bei mangelnder Ausgeglichenheit der Körpersäfte, vor allem wenn das kalte Phlegma überwiegt, hilft Schwachen, Magenleidenden oder Patienten, denen das Essen widersteht, weiters bei Husten, Entzündung der Lungengegend und wenn Menschen durch unmäßigen Schweiß zugrundegerichtet sind. Wenn er indessen zu viel Bienenbrot enthält, kann er für Kranke schädlich sein. Bei warmer Komplexion ist er besser als Zuckerwasser.[101] Wenn allerdings infolge dieser Anwendung nach siebentägigem Gebrauch die Kräfte zu sehr schwinden oder der Magen schlecht verdaut, muß man zum Weingenuß zurückkehren; besser noch geht man über zum Honigwein, den man auch *mulsum* nennt. Vom rohen (nicht gekochten) Honigwasser (*aqua mulsa*) machen wir Gebrauch, wenn wir sanften Stuhlgang[102] oder den *vomitus* (das medizinische Erbrechen) herbeiführen wollen. Doch verursacht das Aufblähung und Grimmen.

---

[100] *Ob cremorem in decoctione redditum:* Wieder eine der typischen nicht eindeutigen Formulierungen.
[101] Gerste ist kalt und trocken, Zucker warm und feucht.
[102] *Mollire deiectionem* kann ebenso gut heißen: den Stuhlgang mildern. Hier muß der Übersetzer nach dem vermuteten Sinn entscheiden.

INTESTINA (Eingeweide): Magen und Scheide (oder Gebärmutter) widersetzen sich der Verdauung. Sie erzeugen einen Saft, der nicht gänzlich sanguinisch und nicht harmlos ist, sondern sehr kalt und roh (also phlegmatisch). Deshalb verlangen sie viel Zeit, bevor sie recht verarbeitet und in ein gutes Blut verwandelt werden können. INTYBUM (Endivie) ist kalt und trocken, doch weniger als der Salat (*lactuca*).

IUNIPERUS (Wacholder): Die Wacholderbeere reinigt Leber und Nieren und verdünnt dicke, zähflüssige Säfte. Nahrung indessen kommt von ihr dem menschlichen Körper kaum zu. Wenn jemand allzu viel Wacholderbeeren ißt, beißen sie seinen Magen und erhitzen und [G2] füllen sein Haupt, belasten auch manchmal den Bauch durch Schmerzen. Die Wacholderbeere wirkt mäßig harntreibend.

IUS gallorum veterum (Brühe von alten Hähnen): siehe Tunke von alten Hähnen (*gallorum veterum iusculum*).

IUS e furfure (Brühe aus Kleie): siehe Kleiebrühe (*furfureum iusculum*).

IUS recentium piscium (Brühe von frischen Fischen): Suppe von frischen Fischen wirkt auf den Bauch, für sich oder mit Wein genossen, abführend. Zu diesem Zweck wird sie insonderheit aus Barschen und Klippfischen, doch nicht aus Fischen, die nach Schleim und Gift riechen, gemacht. Man kocht diese Fische in Wasser, Öl, Dill und Salz.

IUS caulium (Kohlbrühe), für sich allein oder mit etwas Salz lauwarm getrunken, führt den Bauch ab.

LAC (Milch): Jede Milch enthält drei Bestandeile: Käse, Molke und Fett. Ziegenmilch ist von mittlerer Konsistenz; sie ist dickflüssiger als die anderen Milcharten. Dickflüssigere Milch nährt kräftiger, dünnflüssigere weniger. Milch wird im Magen leicht in Käse umgewandelt; deswegen mischen wir ihr Honig oder Salz bei. Von allem, was wir zu uns nehmen, ist Milch das beste Nährmittel und macht den besten Saft. Doch für die, welche viel Gebrauch von Milch machen, ist sie gefährlich, vor allem für jene, die zu Steinleiden neigen; weiters wirkt sie verstopfend[103] auf die Milz bei jenen, die von diesem Leiden leicht ergriffen werden, und zwar sind das solche Patienten, die in Bezug auf die Endungen der Gefäße, die den Speisesaft

---

[103] *Obstruunt* muß heißen: *obstruit*.

von der Höhlung der Leber zu ihrem Höcker transportieren, verengt sind.[104] Für Brust und Lunge ist jede Milch von Nutzen; doch für das Haupt, wenn einer nicht ein recht kräftiges hat, ist sie gar nicht geeignet, [G2v] ebenso wenig für die Bauchgegend unter den Rippen, die sich aus leichter Ursache entzündet oder aufbläht[105].

Milch, die viel Molke hat, verdünnt die dickflüssigen Körpersäfte und führt den Bauch nach unten ab; Milch aber, die viel Käse hat, stellt den Bauch ruhig und erzeugt dicke Körpersäfte, woraus Leberverstopfungen und Nierensteine entstehen. Beständiger Genuß von Milch schadet auch Zähnen und Zahnfleisch, wenn man sie nicht mit Wein abwäscht; übrigens ist sie ferner für Fiebernde schädlich.

LAC acidum (Sauermilch), von den Griechen *oxigalacte* genannt, wird vom Magen nicht gut verdaut, wenn er – aus welchem Grund auch immer – zu kalt ist. Ist er ein wenig wärmer, verdaut er sie mit Mühe, aber zu einem guten Teil. Noch wärmere Mägen haben Vorteil von ihr. Der Teil der Sauermilch indessen, der im Magen nicht verdaut wird, geht essigsauer oder voll Brodem hinaus. Denn wenn sie sich aus Mangel an Wärme in Essig wandelt, wandelt sie den, wenn er hinausgeht, zu Gestank und Rauch. Sauermilch ist kalt und erzeugt dicken Saft; sie pflegt Nierensteine hervorzurufen, schadet Zahnfleisch und Zähnen, löscht aber den Durst.

LACTUCA (Salat) hat von allen Gemüsearten den besten Saft, weil er am meisten Blut erzeugt. Manche Leute essen ihn roh zur Sommerszeit; die meisten aber kochen ihn, eh er zu einer Kohlpflanze hochwächst, in Wasser und essen ihn so. Abends genossen, gewährt er Schlaf und drängt den gelben Gallensaft (die *cholera*) zurück. Er bringt kalten und feuchten Saft, dennoch ist der nicht böse: Weder zieht er zusammen, noch führt er ab, löscht aber den Durst. Merkspruch: Wenn du zum Venusdienst willst gehn, / Sag dem Salat: Auf Wiedersehn![106] [G3]

LAGANA (Ölkuchen) sieh *panis* (Brot).

LENS (Linse) bringt dickflüssigen, schädlichen Saft und läßt schwarze Galle (*melancholia*) entstehen. Zweimal gekocht, bringt sie den Stuhlgang zum Stehen, trocknet den Bauchfluß, stärkt aber Magen,

---

104 Kyr gibt sich hier ersichtlich größte Mühe, einen einfachen Sachverhalt so kompliziert und hochtrabend wie möglich auszudrücken.
105 Es bleibt vielfach unklar, ob mit *inflatio* nicht eine *inflammatio* gemeint ist.
106 Dieser Satz ergibt einen lateinischen Pentameter, war als Zitat aber nicht auffindbar.

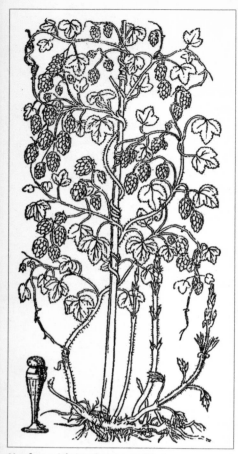

Hopfen, wichtige Zutat zum Bierbrauen (H. Bock, 1577) [25]

Därme und den ganzen Bauch. Für Kranke, die an Durchgang unverdauter Speisen[107] und Blutstuhl leiden, ist sie angenehm. Rohe Linsen bringen weniger Nährstoff, führen jedoch schneller ab; die Schale führt nämlich ab, während das Mark zusammenzieht. Die Abkochung, mit Öl und Salz getrunken, reizt den Bauch; da sie Windblähung in Bewegung bringt, muß man Bohnenkraut beigeben.

LEPORIS caro (Hasenfleisch): sieh *carnes probe elixae.*

LIMONIUM (Limone): Ihre bittere Frucht, mit Wein vermischt, wird denen verabreicht, die an Durchgang unverdauter Speisen, Blutstuhl und am Blutspeien leiden. Im übrigen hat sie dieselben Wirkungskräfte wie Zitrone und Pomeranze. Mehr suche bei Zitrone (*citrium*).

LIEN (Milz) soll schlechten Saft bringen; sie erzeugt ja das schwarzgallige Blut.

LINGUA (Zunge) hat wenig Nährkraft, doch ist sie von gutem Saft und läßt sich leicht verdauen.

LORA (Lauerwein): siehe Weiße Trauben (*uvae albae*).

LUPULUS (Hopfen) ist kalt, hält Gelbgalle (*cholera*) und Blut (*sanguis*) zurück. Die Zweiglein, in Wein, Öl oder Butter gekocht, haben lindernde Wirkung auf den Magen, wie der Spargel. Manche geben etwas Essig und Salz hinzu: Ißt man den Hopfen so, reizt er den Appetit.

LUPUS (Seebarsch): Die gleiche Nährkraft kommt von ihm wie von anderen Fischen. Er erzeugt Blut mit dünnerer Konsistenz, [G3v] als es von Landtieren kommt. Sieh: *pisces optimi* (die besten Fische).

---

[107] Anscheinend hat das neue Wort »Zöliakie« die mittelalterliche *lienteria* abgelöst.

MACIS (Muskatenblüte)[108] wirkt austrocknend im dritten Grad und hält die Mitte zwischen kalt und warm. Sie wirkt zusammenziehend, ist hilfreich denen, die an Durchgang unverdauter Speisen und Bauchgrimmen leiden, stärkt den Magen und hilft der Verdauung. Sie ist, wenn sie in Speis und Trank genossen wird, Leberkranken, Asthmatikern und Leuten, die an Darmgicht und an Herzerstickung leiden, förderlich.

MALA punica seu mala granata (Granatäpfel) haben für den Körper nur sehr geringen Nährwert. Ihr Saft stärkt den Magen so sehr, daß er die Feuchtigkeit, die in seinen Hüllen eingeschlossen ist, austreibt. Süße Granatäpfel helfen bei rauher Trockenheit der Brust; ihr Saft führt die Gelbgalle ab und stärkt Magen und Niere. Saure Granatäpfel dagegen sind bei Lebererhitzung sowie Schmerzen des Magenmundes hilfreich und lassen das Erbrechen aufhören, schaden allerdings Brust und Stimme. Die Traubenkerne der Granatäpfel ziehen, mehr als ihr Saft, den Magen zusammen. Noch wirkungsvoller als diese ist die Apfelhaut.

MALA aurantia (Pomeranzen) wirken wie Zitronen. Such also die Zitrone auf (citrium).

MALA (Äpfel) enthalten alle eine kalte und stuhlgangsanregende Feuchtigkeit; und die aus ihrem Geschlecht[109], die zart und wasserreich sind, übertreffen die übrigen noch an Kälte und Feuchtigkeit; die süßen sind zwar wasserreich, jedoch nicht ganz so offenkundig kalt; die herben sind zwar kälter als die süßen, aber weniger feucht; die sauren sind kalt, dennoch haben sie, wie bezeugt wird, die Kraft, kalte Säfte, die im Magen hangen, einzuschneiden und zu beseitigen: Sobald sie einen dicken Saft im Bauch vorfinden, schneiden sie ihn ein und führen ihn [G4] nach unten hinaus und machen so den Stuhlgang feucht; finden sie aber den Bauch rein, bringen sie den Verdauungsweg noch mehr zum Stehen. Die herben oder sauren Äpfel sind geeignet bei Erbrechen, Durchfall und Blutstuhl; sie helfen ferner gegen Gelbgalle, Entzündungen und Ohnmacht. Süße, reife, duftende und winterharte Äpfel neigen zur warmen Komplexion; ihr Saft wird schneller (im Körper) verteilt; sie helfen einem Magen, der Brechreiz empfindet, wecken den Appetit, unterstützen und stärken die Verdauung und erfreuen das Gemüt. Wenn

[108] Das ist der Samenmantel der Muskatnuß.
[109] Statt genus oder ordo sagt Kyr: census.

sie Schärfe besitzen, werden sie schneller durch den Stuhlgang hinausgeführt. Alle Äpfel schaden den Nerven.

MALUM medicum (Medizinapfel): siehe Zitrone (*citrium*).

MARZAPANIS[!] (Marzipan) ist ein ausgezeichnetes Nahrungsmittel, läßt sich gut verdauen, ist Brust und Nieren zuträglich, macht fett, verleitet zum Venusdienst und mildert das Brennen beim Harnlassen.

MEDULLA ossium (Knochenmark) ist süßer als Hirn, angenehmer und fetter, im übrigen entspricht es ihm. Nimmt man zu viel davon, erregt es Brechreiz. Wird es indessen gut verdaut, nährt es trotzdem.

MEL (Honig) reizt wegen seiner Schärfe den Bauch zum Stuhlgang. Ungekocht erzeugt er in Magen und Gedärm Windblähungen, ferner reizt er zum Harnlassen. Gesotten ohne Wasserbeimischung nährt er besser. Greisen und allgemein den Körpern kalter[110] Komplexion ist Honig förderlich; er macht die Lunge sanft und schützt den Magen davor, daß die Speise in ihm verfault. Bei Menschen in der Lebensblüte und bei allen mit warmer Komplexion wandelt er sich in Gelbgalle.

MEL sachar (Honigzucker) oder Zucker (*sacharum*) nährt mehr als Honig, [G4v] ist geeignet zum Abführen des Bauches, bekommt Magen, Nieren und Blase gut. Gekocht und abgefeimt beruhigt er Durst und Husten. Er hat die gleichen Kräfte wie der Honig, doch schadet er dem Magen nicht und macht auch nicht Durst wie der Honig.

MELICRATUM (Honigmischtrank): sieh Wassermet (*hydromeli*).

MELONES (die Melonen) erweichen sanft den Bauch. Die Samen wirken harntreibend, reinigen Nieren und Blase, zerbrechen den Stein und reinigen die Haut. Ihr Saft nährt schwach. Sieh Gurken (*cucumeres*).

MILIUM et panicum (Hirse) kühlt, trocknet, nährt sehr wenig und hemmt den Stuhlgang. Mit Butter oder Fett ist sie lieblicher zu genießen, wird leicht verdaut, hemmt weniger den Stuhlgang und nährt mehr. Die Bauern essen sie in Milch gekocht; dann bringt sie guten Körpersaft hervor. Auf die gleiche Art wie die Hirse kocht man Reis. Sieh *oriza* (Reis).

MORA (Maulbeeren): Unreife Maulbeeren verursachen Windblähung und wirken zusammenziehend. Sind sie reif, wirken sie unmäßig befeuchtend und mäßig abkühlend; ißt man sie vor der Mahlzeit,

---

[110] *frigidis*: lies *frigidi*

führen sie den Bauch ab. Sie sind dem Magen nicht unangenehm, bringen ihm aber wenig Nahrung, die süßen sind erwärmend, die sauren abkühlend. Liegen[111] sie lang im Bauch, verderben sie (und werden faul), wie die Melonen[112]. Maulbeersaft hilft bei Eiterknoten in der Kehle. Gleiche Fähigkeit hat die Brombeere (*rubi fructus*).

MULSUM (Honigwein), der aus altem, herbem Wein und gutem Honig hergestellt wird, ist der beste. Denn er bläht weniger; und diese [H] Art von Honigwein kommt schnell zur Anwendung (vielleicht weil er stets bei der Hand ist). Ist er alt, nährt er den Körper, ist er mittleren Alters, nützt er dem Bauch. Trinkt man ihn auf dem Höhepunkt des Mahls, so schadet er. Trinkt man ihn gleich zu Anfang, wirkt er füllend, ruft aber anschließend den Appetit zurück. Honigwein stellt man her aus zwei Maß Wein und mischt ihm ein Maß Honig bei. Andere kochen den Honig im Wein, damit er schneller gereicht werden kann, und gießen ihn dann um. Man trinkt ihn, um unausgeglichene kalte Komplexion zu vertreiben; sein häufiger Gebrauch ist von Nutzen bei kalter Krankheitsursache von Hirn, Nerven und andern Körperteilen, wie auch bei Fußgicht, Gichtkrampf, Hirnwut und bei Greisen.

MUSTUM (Most): sieh: weiße Trauben (*uvae albae*).

NUX aquatica (Wassernuß): sieh: *tribulus aquaticus*.

NUX moschata (Muskatnuß): Ißt man die Muskatnuß, stärkt sie Hirn und Atmungsorgane, die durch Kälte beschädigt sind. Sie hilft auch Magen, Leber, einer kranken Milz sowie den Augen. Auch ein Bauch, der am Bauchfluß leidet, und die Blase lieben sie.

NUX iuglans (Walnuß): Der Inhalt, der in sie geschlossen ist, zum Verspeisen geeignet, von Natur aus ölhaltig, vermehrt leicht die Gelbgalle. Grün und frisch ist die Nuß geeigneter, und sie bewegt den Bauch. Getrocknet netzt man sie mit Wasser und zieht ihr die innere Haut ab; dann wirkt sie ähnlich wie die grüne Nuß. Nüsse helfen bei Taubheit der Zähne, doch rufen sie manchmal Bläschen im Mund hervor und machen eine schwere Zunge. Walnuß nährt weniger als Haselnuß und ist dem Magen angenehmer. Doch sind die Walnüsse recht schwer verdaulich, erzeugen Gelbgalle und rufen Kopfschmerzen hervor.

---

111 *manserit*: lies *manserint*
112 Bei den Melonen war davon nicht die Rede.

NUCES avellanae (Haselnüsse), die auch Pontische Nüsse genannt werden, sind [Hv] kälter und herb. Sie liefern wenig Nahrung und sind dem Magen verhaßt.

NUX indica (Indische Nuß, Meernuß) ist warm und feucht. Sie erzeugt gutes Blut; ihr Inneres oder ihr Mark mehrt den zeugenden Samen.

NUX pinea: sieh Pinienkern (*pini nucleus*).

NUX pistacea: suche Pistazie (*pistacia*).

OCULI ex animalibus (Tieraugen): Man ißt Muskel und Fett. Die Muskeln werden schneller verdaut, das Fett dagegen schwimmt im Magen. Das Mittlere zwischen Muskel und Fett ist am besten.

OLEUM dulcissimum (Süßöl) wärmt, lindert, befeuchtet, wird leicht verdaut und nährt rasch. Es hat die gleiche Wirkung wie die frische Butter. Sieh: *butyrum recens* (frische Butter).

OLEUM lini (Leinöl) ist warm und feucht. Wenn es mit Honig und Pfeffer zu einem Kuchen gemacht und gegessen wird, sänftigt es Brust und Husten, nützt einem kalten Magen und kranken Därmen; und wenn man's reichlich nimmt, reizt es zum Venusdienst.

ORIZA (Reis) ist eine Speise von ausgeglichener Komplexion und leicht verdaulich. Mit Butter gekocht, belastet er den Magen nicht. Er mildert Brechreiz und Übelkeit von Magen und Gedärm. Mit Milch genossen, führt er zu Verstopfung und macht fett. Er vermindert Harn, Stuhlgang und Windblähung. Speisen aus Reis und Hirse werden auf gleiche Weise zubereitet und haben fast dieselbe Wirkungskraft. Mit Milch macht der Reis Trockenes feucht; deswegen ist er eine Speise von ausgeglichener Komplexion hinsichtlich Feuchtigkeit und Trockenheit, mit Neigung [H2] zur Kälte; er nährt den Körper sehr. Nicht bekömmlich ist er indes für Kranke mit Verstopfung von Nieren und Leber sowie Nierensteinen. Sicherer ist es, wenn man ihn mit Mandelmilch und Zucker genießt.

OVA (Eier) von Hennen und Fasanen sind die besten; die schlechtesten sind Gänseeier. Halbweich gesotten sind sie am vorzüglichsten, Schlürf-Eier nähren weniger, wandern indessen leichter durch den Körper. Gekocht sind sie schwer zu verdauen[113], gehen nur langsam durch den Körper und geben äußerst grobstoffliche Nährkraft

---

[113] Hier führt sich dieses Renaissancelatein selbst *ad absurdum*: Sowohl für das Hartkochen der Eier wie auch für ihre Verdauung muß Kyr dasselbe Wort (*coquere*) benutzen, weil die *digestio* nicht klassisch genug ist.

ab. In heißer Asche gebraten, werden sie sehr langsam verdaut und bringen schlechten Saft. Werden sie in der Pfanne dick gemacht (als Omelette oder Spiegelei), haben sie den geringsten Nährwert; denn während sie verdaut werden, wandeln sie sich in Brodem um und erzeugen dicken, schädlichen Saft. In geschlossenem Topf gekochte Eier sind besser als gesottene und gebratene; werden sie übermäßig dick, sind sie gesottenen und gebratenen ähnlich. Geraten sie mitteldick, werden sie besser verdaut als die harten und geben dem Körper mehr Nährstoff. Weiche Eier nähren die Brust, stillen den Husten und tun der rauhen Stimme gut; sie beruhigen Magen, Leber, Nieren und Bauch und wärmen die Blase. Harte Eier gelten als nährstoffarm und äußerst schwer verdaulich. Wenn man ein ganzes Ei in Essig kocht und ißt, trocknet es Bauchflüsse; wenn man noch etwas Bitteres hinzugibt oder das Ei röstet, wird es noch weitaus wirkungsvoller.

OVILLA caro (Schaffleisch): sieh *carnes probe elixae*. [H2v]

OXIMELI (Essigmet) ist zum Schutz der Gesundheit für alle Altersstufen und Naturen sehr von Nutzen. Denn er beseitigt alle Verstopfungen und öffnet verengte Gänge, da die Säfte fließen sollen, derart, daß nirgendwo dicke und zähflüssige Säfte sich noch finden lassen. Ein gutes Äußeres und Kraft kann er allerdings nicht bewirken.

PALMAE fructus (Palmfrucht), auch Dattel (*palmula*), in der Apotheke *dactylus* genannt, ist mäßig wärmend, eignet sich zur Kräftigung der Därme und des Magens, vorzüglich, wenn sie reif geworden ist: Sie hält den Stuhlgang aus dem Bauch zurück und erzeugt dicke, zähflüssige Säfte. Wenn man mehrere Datteln bei der Mahlzeit ißt, verursachen sie Kopfschmerzen; am schädlichsten von allen sind die grünen.

PALUMBA (Ringeltaube): sieh Vögel (*avium genus*).

PANIS (Brot): Sehr reines Brot wird sehr langsam verdaut und hinausgeführt. Roggenbrot hat am meisten Nährkraft, danach folgt Weizenbrot, an dritter Stelle Mischbrot, an vierter das aus unsauberem Mehl, an letzter Stelle steht das Kleiebrot, das nährt am wenigsten von allen Arten. Am leichtesten verdaulich sind die Brote, die viel Sauerteig haben, schönstens geknetet und bei mäßigem Feuer gebacken sind. Ein Brot ganz ohne Sauerteig ist für gar niemanden geeignet. Die Brote aber, die auf dem Estrich des Backofens oder auf

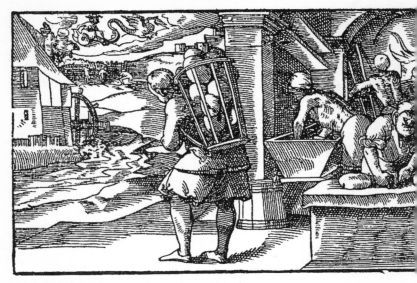

Wassermühle und Bäckerei (H. Bock, 1577) [26]

Asche gebacken werden, sind schlecht; denn sie sind außen übers Maß gebacken, innerlich aber roh. Gibt man dem Brot (beim Bakken) Käse bei, nehmen sogar die Stärksten davon Schaden. Kuchen (*placentae*)[114] sind dicker Säftequalität und erzeugen im Körper rohe Säfte und hemmen den Bauch, wenn man nicht [H2v] etwas Honig beimischt. Ölkuchen (*lagana*) aber, die aus Weizenmehl gemacht werden, sind dickflüssigen Safts, ruhen lange im Magen, verstopfen die Gänge der Leber, durch die der Speisesaft[115] fließt, verstärken eine Milzschwäche und lassen schließlich auch noch Nierensteine entstehen. Sind sie allerdings gut verdaut und dann zu Blut verwandelt worden, sind sie ziemlich nahrhaft; mit Honig haben sie gemischte Komplexion. Kuchen aus Milch und Käse führt zu dickem Saft und steht an Nährwert obenan, schadet freilich genau so wie der Ölkuchen. Gerstenbrot schließlich ist kälter als Weizenbrot und nährt wenig. Sieh: Weizen (*triticum elixum*).

PAPAVERIS sativi semen (Mohnsamen) kühlt. Wenn er mit Brot gegessen wird, bewirkt er mäßigen Schlaf, wird er großzügiger genossen, bringt er Betäubung. Er wird mühsam verdaut, schadet dem Haupt und macht es schwer. Dem Körper gibt er keine nennenswerte

---

114 Hier ist wieder mehrfach der Numerus inkongruent.
115 *Alimentum* steht hier offenbar für *chylus*.

Nahrung. Genießt man Mohnsamen mit Brot und Honig als Kuchen, kühlt er weniger ab und schadet weniger, nährt dafür mehr. PASSER (Sperling) wirkt trocknend. Merkspruch: Das Spatzenhirn ist winzig klein, / Doch hilft's dir, mächtig geil zu sein. Oder: Verlangst du Sinnenlust im Nu, / Gibt dir der Spatz sein Hirn dazu.[116] PASSULAE (Rosinen) sind sehr nahrhaft, reinigen die Säfte und führen sie ab. Sie stärken den Magen und helfen gegen Schmerzen der Gedärme.

PAVONUM caro (Pfauenfleisch) ist schwerer zu verdauen als Hennenfleisch. Die Pfauen müssen, wenn sie geschlachtet worden sind, eine Nacht über aufgehängt und dann gut gekocht werden. Ihr Fleisch hilft allen, die körperliche Übungen betreiben, ferner einem erhitzten Magen. [H3v]

PEDES (Füße) haben geringen Nährwert und sind noch etwas weniger als alles andere zur Speise geeignet. Ferkelfüße jedoch sind höchst geeignet.

PERDICES (Rebhühner) und Fasane (*phasiani*) sind in ihrer Natur verwandt und für Genesende zuträglich. Das Fleisch der Fasane, Wachteln und Turteltauben gehört zu den besseren Fleischarten, wenn es im Herbst gegessen wird. Siehe Vögel (*avium genus*).

PERSICORUM succus (Pfirsichsaft) verdirbt so leicht wie Pfirsichfleisch und ist überhaupt schlecht. Allgemein ist die Regel einzuhalten, daß beide vor anderen Speisen verzehrt werden müssen[117]. So werden sie nämlich schneller abgeführt und sichern den Weg für andere Speisen. Denn wenn sie sich verspäten, verderben sie und mit ihnen zusammen die anderen Speisen. Am besten sind die wohlriechenden Pfirsiche; doch wenn sie nicht mit wohlriechendem Würzwein getrunken werden, verderben sie die Körpersäfte. Weiche Pfirsiche führen den Bauch ab, getrocknete hemmen ihn.

PETROSELINUM (Petersilie) ist eine Speise, höchst geeignet, um Windblähungen zu beseitigen. Der muß sie essen, den phlegmatische Säfte in Haupt, Leber, Milz und Nieren peinigen. Sie ist auch für Steinleidende geeignet.

PHASIANI caro (Fasanenfleisch) ist leicht für den Magen. Ihm gebührt unterm Vogelfleisch der erste Rang. Siehe Rebhühner (*perdices*).

PINGUEDO (Fett): suche Schmalz und Fett (*adeps et pinguedo*).

---

[116] Wieder ein Pentameter! (vgl. *lactuca*).
[117] *Ea ... sumendam*: Der Druck ist nicht nachkorrigiert.

PINI fructus: Der Pinienkern bekommt, in Wasser eingeweicht, damit er seine Schärfe ablegt, ausgeglichene Komplexion. Mit seinem Fett füllt er an und verstopft. Er bringt freilich guten und dickflüssigen Saft und weiß zu nähren, ist aber trotzdem schwer verdaulich. [H4] PIPER album: Der weiße Pfeffer ist für den Magen besser geeignet und schärfer als der schwarze. Beide wärmen, erhalten die Gesundheit, regen den Appetit an und unterstützen die Verdauung. Für Choleriker ist der Pfeffer schlecht.

PYRA (Birnen) stärken den Magen. Sie dürfen Greisen nicht verabreicht werden, es sei denn, sie genießen Ingwer hinterher. Unreif kühlen sie ab und ziehen den Magen zusammen; deswegen schaden sie bei Bauchgrimmen. Der Gebrauch der Birnen ist dem der Äpfel allgemein sehr ähnlich; sie nähren ziemlich gut. Vergleiche: Früchte (*fructus*).

PISA (Erbsen) haben in Wesen und Eigenschaft eine Ähnlichkeit mit den Bohnen und werden auf dieselbe Art wie die Bohnen verzehrt. Sie wirken jedoch nicht so blähend wie die Bohnen und haben nicht die Fähigkeit, Säfte zum Stehen zu bringen und zu trocknen; deshalb brauchen sie länger als jene, um durch den Bauch abzusteigen. Ohne die Haut sind sie gesünder, und mit Mandelmilch schmecken sie besser. In Fleischbrühe gekocht oder mit Leinöl und ein bißchen Kümmel oder mit Pfeffer nähren sie mehr und blähen weniger.

PISCES (Fische) sind allesamt kalt und feucht. Am besten sind jedoch Steinfische mit hartem Fleisch, doch biegsam und wohlschmeckend, und die in reinem, sandigem Wasser und in Flüssen leben und dort, wo Wasser reißend fließt und wo viel Wasser ist. Nicht gut sind Fische, die in Seen leben, die[118] weder große Flüsse in sich aufnehmen, noch einen großen Ausfluß haben. Am schlechtesten sind Seen, aus denen gar kein Wasser fließt, sondern worin das Wasser steht. Die Nährkraft, die aus Fischen kommt, erzeugt ein Blut, [H4v] das dünner ist in seiner Konsistenz als das, was von zu Fuß gehenden Tieren kommt. Frische Fische befeuchten den Körper und vermehren die Milch und den zeugenden Samen. Hüten müssen sich vor dem Genuß von Fischen alle Menschen, die einen schwachen Magen haben oder mit bösen Säften angefüllt sind. Halbgesalzene Fische sind besser als frische. Doch Fische, die schon lang im Salz liegen, sind gar

---

118 Nach *stagnis* ist *quae* zu ergänzen.

nicht gut. Fisch und Fleisch darf man nicht gemeinsam essen, auch nicht Fische und Milchgerichte hinter anderen Speisen. Leicht gesalzene Fische, in geringer Menge genossen, rufen den Appetit zurück.

PISCACIAE[!] (Pistazien) nähren wenig, nützen dem Magen mittelmäßig und stärken die Leber. Sie haben nämlich würzige, halbbittere und leicht zusammenziehende Qualität[119].

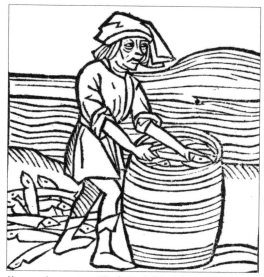

Konservierung von Fisch im Salzfaß (J. Prüss d. Ä.,1499) [27]

PLACENTA (Kuchen): suche Brot (*panis*).

POMA (Obst, Baumfrüchte): sieh Äpfel (*mala*) und Früchte (*fructus*).

POMA granata (Granatäpfel): sieh *mala punica*.

POMA aurantia (Pomeranzen): sieh *mala aurantia*.

POMA citrina: suche Zitrone (*citrium*).

PORCORUM et porcellorum caro (Schweine- und Ferkelfleisch): sieh *carnes probe elixae*.

PORTULACA (Portulak) hat geringen Nährwert, ist feucht, kalt, zäh und bei hitzigen Fiebern nützlich.

PRUNA (Pflaumen) bieten dem Körper nur sehr wenig Nährwert, sind aber dennoch jenen nützlich, die den Vorsatz haben, den Magen mäßig [I] zu befeuchten und zu kühlen. Dörrpflaumen können ebenso nützlich sein wie Dörrfeigen. Am besten sind die großen, weichen Pflaumen, die nur mäßig zusammenziehen. Die kleinen, harten, bitteren sind schlechter. Gekocht in Honigmischtrank (*melicratum*), in dem der Honig etwas überwiegt, führen sie den Bauch

---

[119] *qualitate*: lies *qualitatem*

ziemlich gut ab, gleich, ob man sie für sich allein genießt oder den Honigmischtrank nachtrinkt; doch darf das nicht gleich nach dem Frühstück sein, sondern man muß einen Zeitraum verstreichen lassen. Rohe und ungekochte Pflaumen essen jene, die eine Schlankheitskur gebrauchen müssen; aber sie führen ihren Bauch mehr ab (als nötig ist). Süße Pflaumen löschen den Durst und führen die Gelbgalle ab; für Greise sind sie nicht geeignet, wenn die nicht vorher alten Wein getrunken haben. Dörrpflaumen vertreiben den Appetit. Frische, süße schaden dem Magen. Die Beeren der wilden Pflaumen, die in der Apotheke Schlehen genannt werden, oder ihr Saft wirken sichtlich zusammenziehend und verstopfen den Bauch.

PTISANA (Gerstengrütztrank): Ptisane ist von abkühlender Wirkung und wirkt befeuchtend, wenn sie beim Kochen aufquillt. Man gibt ihr[120] Honig oder Kümmel oder Pfeffer oder Essig bei. Mit der Gerstenschale[121] gesotten, beseitigt sie Säfte, ohne Schale wirkt sie befeuchtend. Richtig zubereitet, wird sie für gesunde wie kranke Menschen hervorragend sein. Denn ihre leichte, sämige, einschmeichelnde, schlüpfrige und mäßig feuchte Beschaffenheit wehrt den Durst ab und kann, wenn nötig, abwaschende Wirkung haben; sie erzeugt kein Bauchgrimmen und schwillt im Magen nicht stark an. Sie gilt deshalb als vorzügliche Speise, bringt guten Saft hervor und gibt dem Körper nicht wenig an Nahrung; halb angefaulte Säfte [Iv] verdaut sie vollends; schlechten Saft wandelt sie um in guten. Weder wirkt sie zusammenziehend, noch dreht sie den Magen um, noch ist es unzukömmlich, sie den Kranken zu reichen, die sich auf dem Krisenpunkt ihres Leidens befinden, noch denen, die einen Aderlaß nötig haben oder eine Säftereinigung oder ein Klistier, noch wenn der Magen voll von Exkrementen ist, noch wenn die Kranken an sehr starkem Grimmen leiden; auch bei hitzigen Fiebern tut sie gut.

PULMONES (Lungen) sind leicht verdaulich. Ihr Nährwert ist mäßig und bringt phlegmatische Säfte hervor. Was das Nähren angeht, sind sie weniger wert als die Leber.

PULLUS (Hühnchen) ist leicht verdaulich, erzeugt gutes Blut und ist für alle Temperamente geeignet. Mit Träubelmost (*agrest*) gekocht, ist es sehr nahrhaft, hemmt die Gelbgalle und ist nützlich für Herz, Magen, Leber und Nieren.

---

[120] *his*: Dem Druck fehlt eine Schlußredaktion.
[121] vgl. Gerstenwasser (*aqua hordei*)

RAPA (Speiserübe) ist, roh verzehrt, schwer verdaulich, erzeugt Blähungen und schadet dem Magen. Jedoch mit Salz genossen, weckt sie den Appetit und wirkt harntreibend. In Wasser gekocht, ist sie die nährstoffärmste aller Pflanzen. Doch kocht man sie mit Fleisch oder mit Fett und ißt sie so, nährt sie weit besser und vermehrt auch den zeugenden Samen. Regelmäßig genossen, erzeugt sie aber dicken Körpersaft.

RAPHANUS (Rettich): Der Gartenrettich wärmt ersichtlich, hat die Fähigkeit, Säfte zu verdünnen, ist freilich mehr ein Naschwerk als ein Nahrungsmittel. Wenn man's richtig macht, ißt man ihn vor der Mahlzeit mit Essig oder Salz, um den Bauch in Bewegung zu bringen, keinesfalls nach dem Mahl. Es gibt Leute, die kochen die Blätter in Öl, Salz und [I2] Essig, wie man Rüben-, Senf- und Salatblätter kocht; diese »Kohlblätter« nähren mehr als die rohe Wurzel; denn dieser Rettich selbst besitzt kaum Nährwert. Die Rettichwurzel ist beim Mahl dem Munde angenehm, doch dem Magen bekommt sie nicht so gut. Vor dem Essen genossen, schärft sie die Sinne, weckt den Appetit; jedoch hält sie im Magen die Speise, die nachkommt, oberhalb von sich fest. Nach dem Essen genossen, soll sie für die Verdauung förderlicher sein. Von einem Fastenden genossen, wirkt sie als das ganz große Gegenmittel gegen alles Böse und als Hilfsmittel für die Gesundheit und als Schutzwehr des Körpers; freilich bläht sie und bewirkt stinkendes Aufstoßen. Der Saft der Rettichwurzel, mit Wasser getrunken, leistet schädlichen Pilzen und Giften Widerstand.

RAPHANUS agrestis, der Wilde Rettich, den die Römer Meerrettich (*armoracia*) nennen, erwärmt[122] und ist zum Harntreiben nützlicher als der Gartenrettich, im übrigen hat er ähnliche Wirkungen. Mit Essig oder Wein oder Honig oder Fleischbrühe genossen, weckt er den Appetit und unterstützt die Verdauung.

RAPUNCULUS (Rapunzel-Glockenblume) nährt wenig, weckt aber als rohe Zutat in Salaten den Appetit.

RENES (Nieren) haben dicken und schlechten Saft und sind schwer zu verdauen.

ROSMARINUS (Rosmarin) ist bei Kälte von Haupt, Leber und Nieren infolge seiner Wärmewirkung als Zutat bei der Mahlzeit sehr geeignet. Er stärkt Hirn, innere Sinnesorgane, Gedächtnis und Herz.

---

[122] Nach *calefacit* ist *ad* zu ergänzen.

Während der Pestzeit sichert er das Haus, wenn man ihn brennt; denn durch seinen Rauchdunst löst er den verderblichen Einfluß der Luft. Er hilft bei Zittern und Lähmung der Extremitäten[123]. [I2v] ROSTRA (Vogelschnäbel) sind knorpelig wie Ohren; widersetzen sich der Verdauung.

RUBI fructus (die Brombeere) wärmt, wenn sie reif ist, und zieht mäßig zusammen; wirkt stärker auf den Magen als die Garten-Maulbeere. Unreif ist sie dagegen bitter und sehr austrocknend. Wenn jemand zu viel von den unreifen ißt, wird er Kopfschmerzen fühlen, andere stellen fest, daß sich ihr Magen stark zusammenzieht. Sieh: Maulbeeren (*mora*).

RUBI Idaei fructus (die Himbeere, die auf dem Berge Ida wächst) ist reif von angenehmstem Duft und Geschmack, gleich wie die rote Erdbeere. Sie hat dieselbe Wirkungskraft wie die vorher genannte Brombeere und wie die reife Maulbeere. Sieh: Maulbeeren (*mora*).

RUBUS caninus (der Hagebuttenstrauch)[124] trägt eine Frucht, ähnlich einem Olivenkern, die rot wird, wenn sie reif. Wenn man sie trocknet, in Wein kocht und die Abkochung trinkt – doch so, daß sie ohne die inneren Wollhärchen, die dem Rachen und der Luftröhre schaden, genommen wird –, beruhigt sie den Bauch mehr als die Brombeerfrüchte[125].

SABUCI (sic!)[126] flos (Holunderblüte): Sie ist für dich Duft, Zier und Speise; Kopf, Magen, Leber lieben sie.

SAL (Salz) ist wärmend und trocknend, bereitet geschmacklose Speisen zu und läßt dann ihre Säfte durch die Körperglieder wandern; seine Kraft macht die überflüssigen Säfte, denen es nahekommt, dünnflüssig fein, verdaut sie und bringt sie zum Verschwinden. Speisen, die sehr gesalzen sind, schwächen die Sehkraft. Mit Öl auf die Haut aufgetragen, beseitigt es erweichte Stellen[127]. Gebranntes Salz reinigt die Zähne.

---

[123] *Partium*: Wieder ein Beispiel für die Unklarheit der »modernen« Terminologie sowie für die Nachlässigkeit des Buchdruckers.

[124] Ungeachtet anderer Angaben der Botaniker ist hier offensichtlich die Hagebutte beschrieben.

[125] *sumantur – sistit – ruborum*: Zeitnot beim Buchdrucker?

[126] lies: *sambuci*

[127] Durch seinen »Fortschritt« weg von der bewährten Terminologie erreicht der Autor auch hier wieder, daß sein Text unverständlich wird (durchaus vergleichbar mit der heutigen deutschen »Rechtschreibreform«).

SALVIA (Salbei) ist warm und trocken; in der Speise genossen, stärkt er Hirn, Magen und Leber, ist ferner nützlich für die Nerven, bei Händezittern und für die Gelähmten. Bei Durchfall aus dem Bauch [I3] ist er wohl angebracht. Die gleiche Wirkung tut der Salbeiwein.

SERAPIUM[128] acetosum [?] tut allen Komplexionen gut und allen Lebensaltern. Es stillt den Durst und kühlt die Leber. Mit den Wurzeln gibt man das Kraut noch wirkungsvoller gegen alle Verstopfungen der Organe und Gefäße. Mit Honig wirkt es weniger säftetrocknend.

SERUM lactis (Molke) führt den Bauch ab, vor allem bei denen, die dieses Getränk sehr häufig gebrauchen. Wenn du noch stärker abführen willst[129], mußt du möglichst viel Salz hineingeben. Molke wird ferner Epileptikern, Melancholikern und Gelähmten verabreicht, ferner bei Lepra, Wassersucht und bei Gelenkskrankheiten. Ebenso wirkt sie bei Hautentzündungen, Verstopfungen und Verhärtung der Milz, deswegen auch bei der Entleerung[130] dicker und schwarzgalliger Körpersäfte, die sich in die Milz eingenistet haben.

SILIQUAE, auch *xyloceratae* genannt (Johannisbrotfrüchte) sind frisch ein Nahrungsmittel, das bösen Körpersaft bringt. Es gibt sie auch holzig. Dem Magen nützen sie nichts, den Bauch führen sie ab. Getrocknet beruhigen sie den Bauch und sind für den Magen sehr nützlich, wirken außerdem harntreibend und sind hilfreich für Hustende.

SYNAPIS (Senf) wärmt die inneren Organe, macht dicke, grobe Speisen feinstofflich, fördert dadurch maßvoll den Harnabfluß und ist ein wirkungsvolles Abführmittel. Der Samen ist gekaut nützlich gegen die Zungenlähmung; gegessen aber schadet er der Sehkraft und dem erhitzten Kopf sowie der Leber.

SPINACHIA (Spinat) ist kalt und feucht, erweicht den Bauch, sammelt Windblähung an. Er reizt zum Brechen, wenn ihm nicht [I3v] zuerst der Saft entzogen wird. Dem Magen nützt er nicht.

STOMACHUS (Magen): sieh Eingeweide (*intestina*).

SUUM caro (Schweinefleisch): sieh *carnes probe elixae*.

---

[128] Konnte nicht identifiziert werden. Möglicherweise handelt es sich um den Weißen Andorn (*Marrubium album*) (Anm. des Herausgebers).

[129] *ipsam*: lies *ipsum*

[130] *evacuationis*: lies *evacuationi*

TAURORUM caro (Stierfleisch): sieh *carnes probe elixae.*

TESTES animalium (Tierhoden) sind schwer zu verdauen und bringen schlechten, bösen Saft. Nur die der Haushähne und Hennen, besonders der gemästeten, sind ausgezeichnet, da sie sehr nahrhaft sind und den zeugenden Samen vermehren.

TRIBULUS aquaticus (die Wassernuß) kühlt mäßig und befeuchtet sanft. Deswegen mahlt man ihre Frucht zu Mehl und bäckt bei Not an Kornfrüchten daraus dann Brot.

TRITICUM (Weizen) ist erwärmend im ersten Grad und zwischen trocknend und befeuchtend in der Mitte, ziemlich klebrig und deshalb wirkungsvoll verstopfend. Gesotten wird er schwer verdaut und erzeugt Blähungen; ist er indes verdaut, gewährt er stärkste Nährkraft. Zu Brot gebacken, bläht er weniger, wird auch leichter verdaut, weil er mit Sauerteig und Salz verbunden ist. Siehe Brot *(panis).*

TUBER (Trüffel) bringt ziemlich kalten, dazu dicken Saft. Pilze bringen Kaltschleim *(phlegma)* und bösen Körpersaft. Steinpilze sind weniger schädlich; doch wenn sie nicht sehr gut gekocht gegessen werden, besteht die Möglichkeit, daß sie Gefahr bringen; deswegen essen manche sie gebraten mit Pfeffer und Salz.

TURDI (Drosseln) sind besonders im Winter sehr nahrhaft und verursachen geringe Ausscheidungen. Sieh Vögel *(avium genus).*

TURTURES (Turteltauben) sind wärmend und trocknend, ziehen die Speise im Magen zusammen [I4] und werden mit Erfolg denen gegeben, die an Blutstuhl leiden. Man wählt bevorzugt junge Täubchen aus, weil diese uns zum Venusdienst hinreißen. Sieh Vögel *(avium genus).*

VACCINA caro (Kuhfleisch): Sieh Fleischarten *(carnes probe elixae)* und Widderfleisch *(arietum carnes).*

UBERA (Euter) sind sehr nahrhaft, doch von den Tiereutern sind die kleineren besser und vermehren die Milch (stillender Frauen).

VINUM (Wein): Insgesamt jeder Wein hat Nährkraft. Neuer Wein bläht, wird mit Mühe verdaut, bringt schwere Schlaflosigkeit, wirkt harntreibend, spannt die Nerven weniger an. Neuer Wein, dick und süß, hat größten Nährwert, schadet aber dem Magen. Dünner Wein nährt entsprechend weniger, wird aber schneller durch die Körperglieder verteilt. Süßer Wein wirkt mehr abführend als harntreibend,

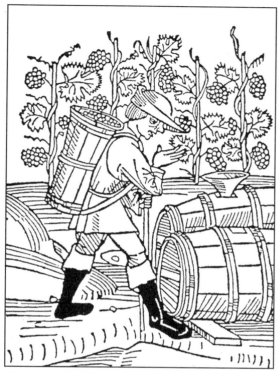
Winzer bei der Weintraubenernte (Holzschnitt, 16. Jahrhundert) [28]

bläht den Magen und bringt, wie Most, Bauch und Darm in Verwirrung; doch wirkt er weniger berauschend und ist Nieren und Blase sehr bekömmlich. <u>Herber</u> Wein ist dem Magen freundlich, geht durch den Harn schneller hinaus, wird aber mühsam im Körper verteilt und nährt weniger, er quält das Haupt durch Schmerz und erzeugt Trunkenheit. <u>Saurer</u> Wein hilft am besten bei Verdauung der Speisen und Verteilung des Speisesafts im Körper, hemmt Bauchfluß und Urin. <u>Alter Wein</u> bringt den Nerven Schaden und den übrigen Sinnesorganen. Wird er bei guter Gesundheit in geringer Menge mit Wasser vermischt getrunken, bringt er keinerlei Schaden. <u>Roter</u> und dicker Wein ist schwer verdaulich, doch sehr geeignet, um Blut zu erzeugen, außerdem bringt er Trunkenheit. In der Reihenfolge nach ihm steht schwarzer Wein, dicker Wein, süßer Wein. [I4v] <u>Weißer</u> und dünner Wein hat mäßige Wärme und Nährkraft, er tut dem Magen gut und wird leicht in die Glieder verteilt. Der <u>honiggelbe</u> Wein ist gemäßigt und seiner Wirkungskraft nach in der Mitte zwischen Rotwein und Weißwein anzusetzen. In guter wie schlechter Gesundheit wird dennoch der Weißwein besonders gelobt. Weine, die durch ihr Alter süß geworden sind, sind dadurch auch für

Nieren und Blase angenehmer. Alte Weine, die dünn und weiß geworden sind, wirken heftig harntreibend, machen Kopfschmerzen und quälen, reichlich getrunken, die Nerven, sie geben nämlich die belasteten Nerven täglich wieder frei[131]. Mittelmäßig gealterter Wein bringt beide Übel nicht, deswegen nimmt man ihn als Tischwein für Gesunde wie für Kranke; er facht nämlich durch seine Natur die Wärme in uns an, bessert so die Verdauung und erzeugt neues Blut, führt auch die Speisesäfte leicht in alle Körperteile, so daß er Leidende, die durch Krankheit ausgezehrt sind, wiederherstellt und ihren Leib zunehmen läßt. Er schafft auch Lust auf Speise, macht den Kaltschleim dünn, führt Gelbgalle durch den Urin aus und macht gute Gesichtsfarbe, dazu bringt er Heiterkeit des Gemüts und Lust zum Venusdienst, gibt weiters Kraft und gewährt Schlaf. Unmäßiger Genuß von Wein bringt von allem das Gegenteil: die Betrunkenen werden geistesverwirrt, unverständig, zittern, werden durch schweren Schlaf bedrückt, altern und werden schwach noch vor der Zeit. Deshalb ist unmäßiger Weingenuß sorgfältig zu vermeiden. Dagegen ist ein anständiges Trinken in größerem Zeitabstand durchaus von Nutzen, denn es schafft reichlichen Urin und Schweißausbrüche. Indessen: Jede Trunkenheit ist schädlich, ganz besonders die ständige. [K]

VINUM absinthites (Wermutwein) ist gut für Magen, Appetitlosigkeit, für Übermaß an Gelbgalle wie auch für Fallsuchtleidende und Nierenleidende. Wein, der mit Wermutwein gemischt wird, bringt jedoch vielen Leuten Kopfdrücken und -schmerz.

VINUM salviae (Salbeiwein): sieh Salbei (*salvia*).

VINUM sublimatum: sieh Branntwein (*aqua vitae simplex*).

VITULORUM iuniorum carnes (Fleisch von jungen Kälbern) ist zwischen Feuchtigkeit und Trockenheit geglichen, daher besser als alles andere Rindfleisch, wird leicht verdaut und erzeugt guten Saft. Siehe Fleischarten (*carnes*).

VOLUCRUM caro (Vogelfleisch): sieh Vögel (*avium genus*).

URSINA caro (Bärenfleisch): sieh *carnes probe elixae*.

URTICA (die Brennessel): verdünnt, führt den Magen ab und nährt mäßig.

---

131 Wechsel im Numerus, unklare Aussage

UVAE albae (Weiße Trauben): Weiße Trauben führen mehr ab als schwarze, und je süßer sie sind, desto stärker erwärmen sie. Sie nützen Brust und Lunge, sie schaden Leber, Milz und Blase, ferner bringen sie Durst. Ihr Gehalt an Wasser ist wärmend und feuchtend. Traubenkerne sind kalt, trocknend und zusammenziehend. Von allen vergänglichen Früchten nähren die Trauben am meisten und bringen am wenigsten bösen Saft. Traubenfleisch ist nicht fest und dicht und nährt weniger als die Feigen. Most führt ab und bringt Windblähungen, wenn er zu langsam durch den Körper geht. Süße Trauben bringen wärmeren Saft, [Kv] herbe und saure kälteren. Man kann alle gefahrlos zu sich nehmen, sofern man sie mäßig genießt und wenn die Trauben reif und fleischig sind. Der Saft, der aus herben und sauren Trauben gepreßt wird, ist in jeder Hinsicht sehr schlecht. Tresterwein oder Lauer aber wird schneller durch den Harn ausgeschieden, je süßer und milder er ist; doch sind die Trauben (aus denen er gewonnen wird,) herb und sauer, erregt er den Harn weniger.

UVAE passae (Rosinen) sind wärmer als die übrigen Trauben, sind dem Magen willkommener, nähren stärker, führen aber weniger ab durch den Bauch. Mehr Nährstoff kommt aus fetten, süßen, weniger aus den herben, dürren. Mehr nähren sie, wenn die Kerne herausgepreßt sind; denn die sind ja kalt, trocknend und zusammenziehend.

ZINZIBER (sic!)[132] (Ingwer) ist eine bekömmliche Speise; man nimmt ihn mit Gewürzen zu sich. Er wirkt erwärmend und verdauungsfördernd. So erweicht er den Bauch und nützt dem Magen. [K2]

---

[132] *Zingiber officinale*

VERZEICHNIS DER LEBENSMITTEL

LEBENSMITTEL MIT HOHEM NÄHRWERT

Gänseflügel und Gänsebrüste.
Flügel von Enten, Hennen und Kapaunen.
Mägen aller geflügelten Vögel. Dickflüssige Milch.
Schlürf-Eier. Brot aus Weizen und Winterweizen.
Gekochtes Getreide. Rote Kichererbse.
Süße Datteln. Eßkastanien.
Süße Rosinen. Krebse.
Speiserüben. Bohnen. Abgeschäumter Honig. Jede Art von Wein.

LEBENSMITTEL MIT GERINGEM NÄHRWERT

Gebärmütter (oder Scheiden) von Tieren. Mägen. Eingeweide. Ohren.
Schwänze. Fette. Fleisch alternder Tiere.
Vögel, verglichen mit Landtieren, die zu Fuß gehen.
Alle Fische. Brot aus Gerstenmehl.
Brot aus Kleie. Gerstenbrei. Hirse.
Mandelkerne. Pflaumen. Grüne Bohnen. Rettich.
Pfirsich. Kapern. Senfkorn. Spargel.
Möhre. Knoblauch. Roher Lauch. Granatäpfel.
Birnen.

LEBENSMITTEL, DIE GUTEN SAFT BRINGEN

Frische Milch, sogleich nach dem Melken und vor jeder anderen
Speise getrunken.
Frische Schlürf-Eier. Fasane. [K2v]
Hennen. Sumpfmuscheln. Kleine Gebirgsvögel.
Kleine Klippfische. Junge Ferkel. Tierteile rund ums Maul.
Schweinefüße. Pflanzenfressende Tiere.
Reines Brot. Gut bereiteter Gerstengrütztrank.
Bohnen. Reife Feigen. Eßkastanien. Reife Trauben.
Rote Kichererbse. Salat. Wohlriechende, süße, hefefreie Weine.
Endivie.

LEBENSMITTEL, DIE SCHLECHTEN SAFT BRINGEN

Fische aus stehenden Gewässern und Sümpfen. Fleisch von Vieh.
Fleisch von Böcken und Ziegen. Altes, trockenes Fleisch.
Hirschnieren.
Eierstöcke. Vogelhirn (außer von Hähnen).
Weichkäse. Hülsenfrüchte. Linse. Rote Kichererbse.
Meerestiere. Obstfrüchte.
Birnen. Pfirsiche. Mispeln.
Unreife Granatäpfel. Pflaumen, wenn sie nicht gut gereift sind.
Kirschen. Pfeben. Gurken.
Trockenfeigen. Rettich. Kornelkirschen. Zwiebeln.
Knoblauch. Lauch. Roher Kohl. Ackergemüse.
Schlecht gekochte Wurzeln. Dicke, übelriechende, saure und herbe
Weine.

LEICHT VERDAULICHE LEBENSMITTEL

Gut gebackenes Brot. Alle Fische, die in Gewässern mit Steinen leben.
Vogelfleisch. Turteltauben. Rebhühner. Fasane.
Fleisch von Kapaunen und Hennen. Junge Tauben, und davon mehr
die Flügel als die anderen Körperteile. Gänseleber. [K3]
Fleisch junger Schweine. Kalbfleisch.
Hirschfleisch. Alle Arten von Hühnerküken.
Schlürf-Eier. Salat. Malve.
Leichte Weine, besser noch herber Wein.

SCHWER VERDAULICHE LEBENSMITTEL

Ziegenfleisch, Hirschfleisch, Kuhfleisch.
Bocksfleisch, Stierfleisch.
Gänsefleisch, Entenfleisch.
Alte Schweine. Alle Kutteln.
Herz. Ohren. Nieren. Leber.
Gebärmütter (oder Scheiden). Gedärm. Schwänze.
Rückenmark. Hirn.
Hoden nicht altersschwacher Tiere.
Krickenten. Ringeltauben.
Vögel, die rauhes Fleisch haben.

Alle Mägen von Vögeln.
Schnecken. Krebse. Gebackene Eier.
Alter und gebackener Käse. Saure Milch.
Mehl und alles, was ohne Sauerteig gebacken wird.
Bohnen. Lupinen. Kichererbse. Reis.
Hirse. Linse. Eßkastanie. Eichel.
Unreife Feigen. Datteln. Hülsenfrüchte.
Saure und herbe Trauben.
Unreife Äpfel.
Birne. Speiserübe. Steckrübe. Rohe Wurzelknollen. [K3v]
Gemüse, außer Endivie und Salat.
Dickflüssiger Wein. Most.

LEBENSMITTEL, DIE MILCH ERZEUGEN

Fenchelsamen. Fenchelwurzel.
Anis. Dill. Pastinake.
Gerste. Rettich. Rauke.
Wasser von altem und gekochtem Käse.
Schlürf-Eier. Safranhonig.

LEBENSMITTEL, DIE BLÄHEN

Bohnen. Kichererbse. Lupine. Hirse.
Granatapfel. Alle Säfte.
Trockene Feige. Frische Datteln. Klumpen aus Mehl.
Speiserüben. Rohe Steckrüben. Rohe Wurzeln. Schlecht gekochter
Honig. Milch. Süße Weine. Most.
Jeder junge, noch nicht gesetzte Wein.

LEBENSMITTEL, DIE VERSTOPFUNGEN BESEITIGEN UND (PHLEGMATISCHE) KÖRPERSÄFTE ZERTEILEN UND BESEITIGEN

Gerstengrütze. Rosinen. Schwarze Kichererbse. Bohnen.
Apfelpfebe. Trockene Feigen. Pistazie. Mandel.
Honig. Rettich. Milchmolke. Dünner Wein.
Gewässerter Wein.

LEBENSMITTEL, DIE ROHE SÄFTE ERZEUGEN

Rohes. Grüne Datteln. Speiserüben. Wurzel der Steckrübe.
Gebärmütter (oder Scheiden) der Vierfüßler. Mägen. Eingeweide.
Sauermilch. Gekochte und in Essig eingelegte Wurzelknollen. Brote
aus Gerstenmehl.

LEBENSMITTEL, DIE ZÄHEN SAFT ERZEUGEN [K4]

Schwere und harte Käse. Winterweizen. Sehnen- und Muskelfleisch.
Lippenteile. Zunge. Schweinefleisch. Lammfleisch.
Datteln.

LEBENSMITTEL VON EINER QUALITÄT ZWISCHEN DÜNNEN UND DICKEN SÄFTEN

Fleisch von Hennen, Fasanen, Kapaunen,
Rebhühnern, Tauben, Drosseln, Sperlingen,
Amseln. Feigen. Klippfische. Hellgelber Wein.

LEBENSMITTEL, DIE DICKFLÜSSIGEN SAFT ERZEUGEN

Schlecht gebackenes Brot aus Winterweizen. Ungesäuertes
Weizenbrot.
Alles, was aus Mehl hergestellt wird. Fast alle Hülsenfrüchte.
Seefische. Schnecken. Stärkemehl.
Hirschfleisch. Ziegenfleisch. Rindfleisch.
Nieren. Leber. Hoden. Gekochte Milch.
Alle Käse. Sauermilch. Hart geröstete Eier.
Datteln. Kastanien. Speiserüben. Steckrüben. Alles, was Knollen hat.
Unreife Feigen. Gurken. Unreife Äpfel. Rosinenwein.

LEBENSMITTEL, DIE ÜBERFLÜSSIGEN SAFT ERZEUGEN

Gänse. Lehmfische. Fische aus stehenden Gewässern, davon fast alle.
Rückenmark. Hirn. Alle Eingeweide.
Ringeltauben. Vögel in stehenden und fließenden Gewässern. Alle
Jungtiere.
Grüne Bohnen. Kichererbse.

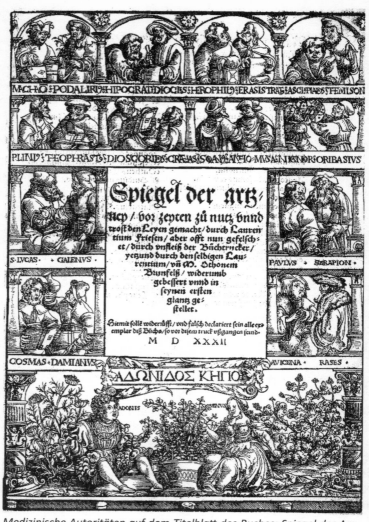

Medizinische Autoritäten auf dem Titelblatt des Buches: Spiegel der Arzney von Laurentius Phryesen (Straßburg, 1532) [29]

LEBENSMITTEL, DIE LEICHT VERDERBEN

Pfirsich. Alle frühreifen Früchte. [K4v]
Alle heuer geernteten Früchte. Alles, was feucht ist und schlechten Saft hat.

All das muß vor der Mahlzeit verzehrt werden, damit es schneller verarbeitet wird und nicht durch seine Fäulnis auch die anderen Säfte und die Speisen verdirbt, wenn's nach ihnen genommen wird.

LEBENSMITTEL, DIE WÄRMEN

Gebackenes Getreide. Süße Datteln. Mäßig süße Baumfrüchte. Süße Trauben. Süße Rosinen. Rauke. Rettich. Speiserübe. Steckrübe. Senf. Bertram. Knoblauch. Zwiebeln. Lauch. Süßer Wein. Alter Käse. Weiters alles, was mit den Lebensmitteln gemischt wird, wie Pfeffer, Ingwer, Muskatnuß, Muskatblüte, Safran, Gartennelken, Zimt, Kümmel, Honig.

LEBENSMITTEL, DIE KÜHLEN

Gerstenkörner. Pfeben. Gurken. Kürbisse. Zitrullen. Maulbeerfeigen. Saure und herbe Trauben. Birnen. Saure Äpfel. Sauerkirschen. Granatäpfel. Salat. Endivie. Portulak. Mohnsamen. Wasser. Essig. Gewässerter Wein.

LEBENSMITTEL, DIE TROCKNEN

Linse. Kohl. Zweimal gekochte Kichererbsen. Hirse.

LEBENSMITTEL, DIE BEFEUCHTEN

Gerstengrütztrank. Gartenkürbisse. Gurken. Kürbisse. Zitrullen. Salat. Mangold. Grüne Nüsse. Grüne Kichererbse. Warmes Wasser befeuchtet und wärmt. Kaltes Wasser befeuchtet und kühlt. Beide schaden, dem Körper zugeführt, den Nerven. [L]

LEBENSMITTEL, DIE VERSTOPFUNGEN DER GEDÄRME VERHÄRTEN

Milch, die wenig Molke, aber viel Käse enthält. Alle Süßspeisen. Honigmischtrank.

Fette und rohe Datteln.
Alles, was aus Winterweizen hergestellt wird.
Süße Weine.

LEBENSMITTEL, DIE LANGSAM VERARBEITET WERDEN

Alles aus Winterweizen. Unreines Brot.
Hirne. Herzen. Lebern.
Rückenmark. Gekochtes Getreide.
Lupinen. Bohnen. Erbsen. Geschälte Linsen.
Birnen. Äpfel. Hülsenfrüchte. Gebackene Eier.
Süßwein, vor allem Sauerwein, schwarzer Wein ohne Süße
Süßer, besonders kräftiger Wein. Dunkler Wein ohne Süße.
Dicker Wein, neuer Wein.

LEBENSMITTEL, DIE DEN MAGEN ABFÜHREN

Das Trinken der ersten Abkochung von Linsen.
Kohl, in Öl und Salz gekocht.
Fischbrühe mit Salz. Melde.
Brühe von einem alten Hahn. Kohlbrühe.
Fleisch junger Tiere.
Die Turteltaube führt den Magen mäßig ab.
Grobes Brot, das viel Kleie enthält.
Frischer Käse mit Honig. [Lv]
Melonen, wenn sie vor dem Essen verzehrt werden.
Trockene und grüne Feigen. Süße und grüne Trauben.
Feuchte und trockene Pflaumen, mit Honig angemacht.
Saure Äpfel. Süßkirschen. Süßer Wein.
Alle feuchten und wässerigen Speisen.

LEBENSMITTEL, DIE DIE VERDAUUNG HEMMEN

Herbe Rosinen. Wilde Birnen.
Saure Granatäpfel. Linse. Reis.
Hirse. Essig. Leber von Tieren.
Zwergmispel. Wilde Pflaumen. Schlehdorn.
Träubelmost (Agrest). Harte Eier in Essig.
Herber und rötlicher Wein.

LEBENSMITTEL, DIE BLUT ERZEUGEN

Jede Speise, die guten Saft hat.
Fleisch von Rebhühnern, Fasanen und Jungtieren.
Süße Mandelkerne. Eier. Salat.
Wohlriechender süßer Wein.

LEBENSMITTEL, DIE GELBGALLE ERZEUGEN

Lauch. Knoblauch. Zwiebeln. Senf.
Pfeffer. Honig. Alle Süßspeisen. Süße Weine.

LEBENSMITTEL, DIE KALTSCHLEIM ERZEUGEN

Äpfel. Birnen. Pfirsiche. Pflaumen.
Kirschen. Fast alle Früchte.
Suppen. Wasser. Milch. Sauermilch.
Frischer Käse. Fast alle zähen Speisen. [L2]
Übermäßige Sattheit. Zu viel Ruhe. Alle Fische.
Mägen und Eingeweide von Vierfüßlern. Bauchfelle.
Sehnige Teile von Tieren. Melonen.
Gurken. Zitrullen. Kürbisse. Häute.
Hirn. Lunge. Rückenmark. Lammfleisch.

LEBENSMITTEL, DIE SCHWARZGALLE ERZEUGEN

Fleisch von Rindern, Böcken, Stieren,
Ziegen, Hirschen, Hasen, Füchsen, Ebern, Eseln, Kamelen.
Jedes alte und gesalzene Fleisch.
Alle Hülsenfrüchte. Linse. Kohl.
Kleiebrot. Hirsebrot.
Alter Käse. Schwer verdauliche Speise.
Alles Gesalzene. Seefische. Dunkle und dickflüssige Weine.

LEBENSMITTEL, DIE FÄULNIS HERVORRUFEN

Warmes und Feuchtes. Südwind.
Warme und feuchte Speisen.
Alle rohen und unreifen Früchte.

LEBENSMITTEL, DIE FÄULNIS VERHINDERN

Alles Gesalzene, Saure, mit Essig Gemischte.
Salzlake. Kalte und trockene Speisen.
Alles, was kühlt und trocknet.
Kalte und trockene Pflanzen. Nordwind.

LEBENSMITTEL, DIE DEN KÖRPER SCHWÄCHEN

Saftloses. Trockenes. Kaltes. Nachtwachen. [L2v]
Anstrengung. Zu viel Übungstätigkeit. Sorgen.
Traurigkeit. Übermäßige Liebe.
Übermäßige Nachtarbeit.
Das Verderblichste aber im ganzen Leben ist jeweils das Übermaß.

LEBENSMITTEL, DIE DICK MACHEN

Süßigkeiten. Fettes. Nährreiches.
Mäßige Massage. Schlaf. Heiteres Gemüt.

ENDE.

GEDRUCKT IN KRONSTADT,
DER EDLEN KRONE SIEBENBÜRGENS,
IM JAHRE 1551.

Învățătură privind sănătatea, întocmită după modelul aforismelor[1] De asemenea, pe scurt despre proprietățile alimentelor, tratate în ordine alfabetică, de Paulus Kyr

Traducere: Adinel Ciprian Dincă

Tinerimii educate a Brașovului, Paulus Kyr vă salută întru Dumnezeu. Păstrarea sănătății ne este impusă de grija dumnezeiască, precum o confirmă bărbații dăruiți cu harul sfânt, asemenea lui Moise, care își separa bucatele, sau Sfântului Pavel, cel care îi prescria lui Timotei al său puțin vin pentru slăbiciunea stomacului. Astfel gândesc toți muritorii, deoarece, ghidați de instinctul lor natural, se străduiesc din toate puterile să-și păstreze sănătatea și integritatea corpului. De asemenea, cei din vechime, după ce au făcut o ierarhie a lucrurilor bune în viață, nu fără motiv au pus pe primul loc sănătatea. Ce valoare are dacă omul este bogat, renumit, nobil, vorbește meșteșugit și este chipeș, dacă nu are sănătatea corpului; nu este atunci sărac și demn de milă? Prin urmare, dacă păstrarea vieții și sănătății noastre este deopotrivă poruncită de Dumnezeu și a fost întotdeauna țelul suprem al sfinților și bărbaților dăruiți cu har, este potrivit, după cum ne învăța și Galenus, ca nimeni să nu scape din vedere nimic din ceea ce este în favoarea unei bune stări de sănătate. Să acordăm astfel atenție nu plăcerii, ci celor trebuincioase, ori corpul nostru se adâncește în boli și vicii, iar organismului nostru îi este împiedicată buna funcționare. De altfel, sunt unii care se îmbolnăvesc nu din cauza stării propriului corp, ci datorită modului lor de viață defectuos, deoarece fie își duc viața în trândăvie, fie fac exces de muncă, fie greșesc în cantitatea sau calitatea hranei, fie au vreo îndeletnicire nocivă, fie greșesc în felul de

---

[1] Autorul își exprimă intenția de a scrie un compendiu scurt bazat pe ›Aforizmele‹ lui Hipocrat și nu un tratat medical.

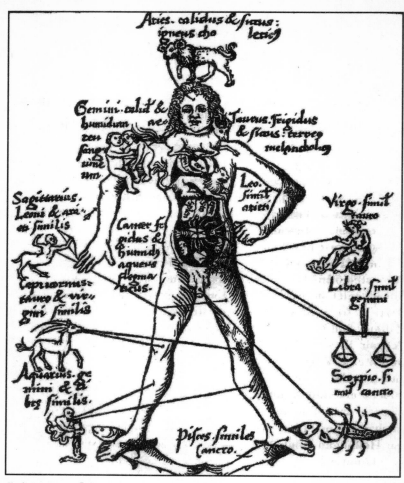

Zodiac pentru flebotomie și o zodie (J. Schott, 1503) / Aderlaßmännlein und Tierkreiszeichen (J. Schott, 1504) [30]

a dormi, fie se dedau jocurilor dragostei în exces, fie se amărăsc cu o boală sufletească sau cu probleme inutile. Din această cauză mulți cad pradă diferitelor boli grave, de care apoi nu mai scapă toată viața.

Aceia care vor să trăiască rațional ar trebui să cunoască factorii care influențează funcționarea organismului[2], precum și caracteristicile

---

[2] În original *res non naturales*. Conceptul provine din lucrarea *Eisagoge* a creștinului nestorian, scriitor de limbă arabă, *Hunain ibn Ishak* (Johannitius 808-877), a cărui traducere latină din secolul al XII-lea a servit drept bază a literaturii di-

alimentelor, străduindu-se a-și trăi viața în acord cu cele despre care va fi vorba pe scurt aici. Toate acestea le-am adunat din autori remarcabili, în special din Galenus[3]. Dacă însă pare că ceva a fost uitat sau nu a fost tratat în totalitate, cititorul poate să apeleze la concluziile altora. Întrucât, după părerea mea, fiecare, cu știința și educația sa, ar trebui să-i ajute pe alții, m-am străduit să fiu de folos tinerimii brașovene dornice de cunoaștere. Iar dacă am avut succes în demersul meu – ceea ce și sper – cu siguranță nu m-am obosit degeaba.

Citiți mai departe, tineri studioși, despre vechile principii alimentare și alegeți acele sfaturi care să vă ajute să ocoliți bolile și să aveți parte de un spirit sănătos într-un corp sănătos.[4]

1551

DESPRE FACTORII INDEPENDENȚI DE ORGANISM

Astfel, precum ne putem îngriji și păstra corpul printr-o folosință potrivită a factorilor independenți de organism, tot așa aceștia pot ruina corpul printr-o întrebuințare greșită și irațională.

Există șase astfel de factori, precum aerul, hrana și băutura, mișcarea și repausul, somnul și starea de veghe, golirea și umplerea, respectiv stările sufletești.

Să se țină seama ca fiecare să folosească acești factori în funcție de conformația organismului său, fie că sunt emanații ale naturii sau

---

etetice occidentale. Conform sistemului descris de Johannitius, funcționarea organismul (*physis natura*) este determinată de două grupuri de factori: *res naturales*, adică factorii asociați direct organismului (constituție, lichide, organe, deprinderi sau calități, funcții, capacitate intelectuală), respectiv *res non naturales*, adică factorii ce nu țin de corp (aer, alimentație, umplere-golire, somn-nesomn, mișcare-odihnă, stări sufletești). Dietetica clasică încearcă să regleze *res non naturales*, deoarece *res naturales* sunt realități obiective care nu pot fi schimbate.

[3] Una din sursele principale a autorului a fost Pietro Andrea Mattioli, pe care îl citează des, cuvânt cu cuvânt.

[4] Citat luat de la Juvenal (10.356). În textul original, copiilor nou născuți li se dorea: să aibă corp sănătos și un suflet sănătos. De multe ori citatul este întrebuințat eronat; aici se înțelege că într-un trup sănătos și sufletul este sănătos.

produşi în mod artificial, pentru ca în final să apere sănătatea, nu să o deterioreze. În primul rând avem în vedere aerul.

I. DESPRE AER

Cel mai bun şi mai sănătos aer este cel curat: acesta nu este infectat nici de mlaştini şi nici de evaporarea bălţilor, nu conţine respiraţia nesănătoasă din adâncul vreunei peşteri, nu este stricat de aburii vreunui canal de scurgere, nu este murdărit de putrezirea unor animale, legume sau plante, de mirosul resturilor fiziologice, nici nu este deranjat de ceaţa vreunei ape stătătoare sau râu din vecinătate.

Aerul stătut din văile închise de munţi se aseamănă acelor miasme din casele închise în care, din cauza putreziciunii şi a lipsei de aerisire, se adună o mulţime de mizerie şi murdărie.

Aşa cum pentru un organism echilibrat[5] cel mai bun este aerul moderat, la fel pentru organismul neechilibrat cel mai bun aer este cel care are proprietăţi[6] diametral opuse. De pildă corpurilor reci le prieşte căldura, celor calde răcoarea, celor umede uscăciunea, iar celor uscate le prieşte aerul umed. Oricine nu are acces la aer cu proprietăţi contrare, trebuie să se îngrijească de remedierea acestui fapt.

Aerul prea cald şi prea uscat poate fi ameliorat umezind şi răcind casele, fie prin stropirea podelei în mod constant cu apă de trandafiri sau cu apă curată care conţine puţin oţet, fie prin crearea unui curent de aer cu un evantai, ca şi cum s-ar capta un curent de aer dinspre un curs de apă amenajat.

Pe lângă aceasta, este foarte folositor dacă întindem în încăpere frunze de salcie sau viţă-de-vie, flori cu efect răcoritor precum violetele sau trandafirii, fructe precum lămâile, portocalele, lămâile verzi, fiind recomandat ca locul să fie ferit şi de căldura focului şi a soarelui.

---

[5] Echilibrat: *temperatus* – unul dintre principiile de bază ale teoriei fluidelor: *corpus temperatum* este un astfel de organism, în care cele patru fluide de bază (fierea, fierea neagră, sânge, salivă) sunt în echilibru.

[6] Calitatea: *qualitas* – un alt principiu principiu al teoriei fluidelor. Există patru calităţi de bază: rece-cald, umed-uscat, fiecărui fluid fiindu-i asociat câte o pereche de calităţi. De altfel, metodele terapeutice urmăresc să contrabalanseze prin diminuarea caracteristicilor care provoacă boala în scopul restabilirii armoniei fluidelor. Cele patru calităţi de bază sunt întregite de mai multe calităţi complementare, cum ar fi: astringent, relaxant, diluant, cu efect de îngroşare, de răcire, încălzire etc.

Este de preferat ca foarte puțini să aibă acces într-un loc anume, deoarece aerul este infestat de mulțimi într-un mod greu de imaginat. Împotriva aerului rece și umed este de ajutor lemnul de stejar, pin și ienupăr, cu esențele lor odorizante survenite în timpul arderii. Mai bine face afumarea de ladanum[7], tămâie, mosc, aloe, sandaraca[8], sturax[9], sabina[10] și a altora asemănătoare care au aceleași virtuți.

Aerul mai uscat poate fi remediat prin fierberea unor lucruri umede, cum sunt crengile de copaci, ierburi reci și umede, precum și a altor plante de acest gen.

II. DESPRE MÂNCARE ȘI BĂUTURĂ

O mâncare bună produce fluide bune: cea care nu conduce la acest rezultat poate fi considerată dăunătoare. Anumite tipuri de hrană produc un fluid mai rece și slinos, altele mai cald și cu fiere, unele mai apos, iar altele însă, cu prea multă fiere neagră: de toate acestea trebuie să ne ferim și trebuie să evităm și acele mâncăruri și băuturi care produc cu ușurință fluidele menționate.

Ce anume este definitoriu pentru o mâncare sau alta este descris mai jos, în partea dedicată proprietăților alimentelor.

Pe cât posibil, numărul felurilor de mâncare să nu fie mai mare de două, iar apoi să nu se petreacă timp inutil la masă. La servirea mesei precum și pe parcursul întregii noastre vieți, trebuie respectate obișnuințele, deoarece ceva neobișnuit de obicei dăunează.

Dar totuși, când nevoia ne dictează să ne abatem de la obiceiurile noastre, să o facem nu brusc, ci treptat. Modificările bruște sunt – după cum spune și Hipocrat[11] – de evitat.

Acordăm întâietate hranei ușor digerabile în comparație cu cea greu digerabilă, celei umede în fața celei uscate, precum și celei ușor de înghițit împotriva celei care îneacă.

A se avea grijă ca până și cei sănătoși să mănânce doar după ce vor fi

---

[7] O rășină odorizantă, obținută din coaja de *Cistus creticus*. Corect: *labdanum*.
[8] Rășină obținută din coaja lui *Callitris quadrivivalis*, din familia citricelor, cunoscută și sub numele de *resina juniperi*.
[9] *Storax liquida*. Rășină obținută din coaja arborelui oriental *Liquidambar orientale Miller*.
[10] *Juniperus sabinae L.*
[11] *Aforisme*, 2, 51.

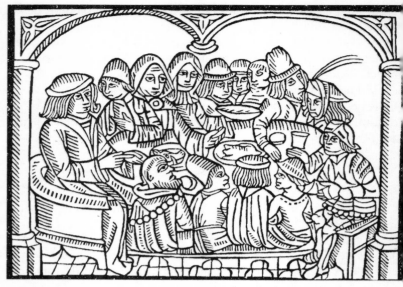

Scenă de masă din: The Canterbury Tales (G. Chaucer 1526)
Tafelszene aus: The Canterbury Tales (G. Chaucer, 1526) [31]

făcut puțină mișcare înainte sau după ce mâncarea din ziua precedentă a fost digerată în totalitate.

A se lua micul dejun și masa de prânz la ora obișnuită și să mâncăm doar atunci când apare senzația de foame. Când ne este foame, mâncatul nu trebuie amânat, deoarece orice întârziere este dăunătoare.

Stomacul este cel mai rece iarna, astfel că în această perioadă trebuie să mâncăm mult deodată[12], însă trebuie să bem puțin.

Vara trebuie să mâncăm de două sau de trei ori pe zi, însă de fiecare dată numai câte puțin[13], și în special hrană ușoară și ușor de digerat[14], pentru că atunci căldura naturală este oscilantă, iar tranzitul[15] este rapid, însă corpul are nevoie de multe lichide. Toamna, la câte o masă, putem mânca puțin mai mult și putem bea mai mult.

---

[12] Aforisme, 1, 15.
[13] În Europa, până în secolul al XVIII-lea, obiceiul era să se ia două mese pe zi: dimineața era *prandium* și la amiază sau spre seară *coena*.
[14] Aforisme, 1, 18.
[15] Termenul de *solutio*, utilizat în original, se referă la prelucrarea și eliminarea materiilor reziduale.

În orice anotimp este deranjant să te umpli cu mâncare și băutură, însă de pildă este mai puțin dăunător să bei decât să mănânci.

Să se aibă de fiecare dată în vedere ca pofta de mâncare să nu fie potolită în totalitate, ci să mai persiste, după cum spune și zicala:»bea astfel încât să rămâi însetat și mănâncă astfel încât să rămâi flămând«. În timpul mesei fie bem puțin și des, fie bem o cantitate mai mare, în două-trei rânduri.

Să se mănânce la timp, astfel încât vara să consumăm hrana – în mod natural sau căutat[16] – în orele mai răcoroase ale zilei. Iarna să facem chiar invers, iar primăvara și toamna să urmăm calea de mijloc.

Trebuie să ne adaptăm unui mod de viață potrivit vârstei și solicitărilor: în timp ce persoanele mai în vârstă suportă mai bine postul și foamea, urmând apoi adolescenții, în cele din urmă copiii, astfel încât cei foarte activi[17] și cei care desfășoară o muncă mai grea au nevoie de o mâncare mai hrănitoare, mai grasă și mai densă.

III. DESPRE MIȘCARE ȘI REPAUS

Exercițiile corporale efectuate în mod corect contribuie semnificativ la apărarea sănătății, deoarece acestea cresc temperatura corpului, relaxează părțile înțepenite ale corpului, pun în mișcare fluidele, eliminarea resturilor fiind astfel înlesnită, iar datorită respirației mai energice căile se curăță după necesități și reziduurile părăsesc corpul. Hipocrat scrie că este în interesul sănătății să nu ne ferim de solicitări fizice.

Exercițiile corporale nu fac deloc bine unui trup necurățat, adică unui corp care conține prea multe lichide sau alimente rele, nedigerate sau neprelucrate, aflate în intestine sau în vasele de sânge. În astfel de cazuri există pericolul ca înainte ca organismul să fi terminat digestia necesară, să fie părăsit de fiecare părticică care îi oferă vitalitate, din care apoi va rezulta o mare pagubă pentru trup.

Exercițiile fizice sunt indicate numai înainte de masă și după golirea reziduurilor – mai ales a celor adunate în intestine și în vezică: de altfel, capul este plin cu tot felul de fluide, fapt care poate provoca stricăciuni grave, iar în ficat poate apărea fie o apăsare, fie o strângere sau ambele.

---

[16] Autorul atrage atenția să se mănânce într-un loc răcoros.
[17] Aforisme, 1, 13.

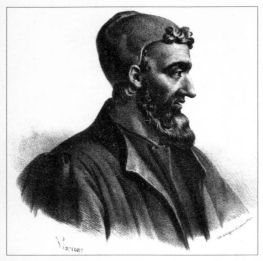

Galen din Pergamon, renumit medic grec din Roma antică (129-199/217 d. Hr.) (P. Roche Vigneron, 1865)
Galen von Pergamon, berühmter griechischer Arzt im antiken Rom (129-199/217 n. Chr.) (P. Roche Vigneron, 1865) [32]

Primăvara este mai indicat ca exercițiile corporale să fie făcute pe la amiază, în orice caz într-un loc cu temperatură medie; vara, înainte de prânz, pentru a evita fierbințeala amiezii, iarna, după-amiază, într-o încăpere încălzită în prealabil cu foc – ca să nu dăuneze înghețul – și, mai departe, vara să se facă exerciții mai ușoare, iar iarna forme de exerciții corporale mai solicitante.

Exercițiile trebuie făcute cu măsură: doar până în momentul în care corpul se umflă și se înroșește și până își face apariția transpirația amestecată cu aburi calzi; la apariția oricăreia exercițiul trebuie încheiat.

Dacă totuși se continuă, se pierde o parte a lichidelor utile, corpul devenind mai predispus la rănire, mai uscat și mai puțin potrivit pentru creștere.

O formă de exercițiu fizic este și călătoria cu barca, în litieră sau în trăsură[18]. Dar o forma de mișcare înseamnă și călăria de plăcere.

Conform lui Corneliu Celsus[19] călăria poate să întărească în mod deosebit intestinele, iar conform lui Plinius[20] este eficace și împotriva sciaticii.

Cine călătorește întreaga zi pe jos sau călare și este întâmpinat cu ospitalitate, nu trebuie să mănânce și să bea de îndată, ci să se odihnească puțin înainte, astfel încât căldura să revină în interiorul corpului.

Dacă trebuie continuată călătoria, un somn de după-masă este optim înainte de a porni la drum, astfel încât mâncarea scuturată în

---

[18] *Gestatio*, noțiune prezentă deja la Celsus (sec. I; vezi mai jos) făcea parte dintre tipurile de exerciții fizice.
[19] Cornelius Celsus, enciclopedist roman din sec. I d. Hr., al cărui carte despre știința medicală, cu titlul *De medicina*, este singurul tratat de medicină generală din Antichitate redactat în limba latină.
[20] Caius Plinius Secundus (Plinius cel Bătrân) (23-79), renumit naturalist roman Singura sa lucrare păstrată, *Historia Naturalis*, a reprezentat cea mai cunoscută lucrare de științele naturii până în zorii modernității.

stomac să nu se strice, deoarece, după cum spune Galenus, digestia se produce optim în timpul somnului sau al odihnei.

Sunt și alte tipuri de exerciții corporale pe care le amintește Galenus, cum ar fi cântatul, luptele, săritul, alergatul, jocul cu mingea, aruncările și multe altele asemănătoare.

Este bine dacă mișcarea sau gimnastica preced luarea mesei; după masă, este bună odihna, fie șezând, fie în picioare sau mișcarea lentă ori o plimbare de scurtă durată, numai cât mișcarea să ajute la sfărâmarea[21] sau așezarea hranei.

Cei care se ocupă cu scrisul sau cititul să nu se apuce imediat de lucru după mâncare, ci să se odihnească două sau trei ore. Iar dacă după cină mai vor să rămână treji, să ia cel puțin o oră de pauză, ca să nu le sufere ochii și creierul.

Și masajul poate înlocui gimnastica. Sunt șase tipuri de masaj: masajul puternic adună corpul, masajul moale îl relaxează sau îl desface, în timp ce masajul mult îl înmoaie, îl reduce, transpiră și slăbește; masajul dur aduce sângele spre suprafață, iar masajul superficial îl ține în membrul respectiv; masajul moderat dă forță de viață, adică dezvoltă mușchii, încălzește și ajută ca hrana să fie mai ușor digerabilă.

Masajul făcut în scopul creșterii musculaturii trebuie întrerupt atunci când corpul s-a umflat și când inflamația pare a fi maximă.

Statul întins și odihna exagerată, utilizate la momentul nepotrivit, pot provoca daune mari, deoarece pot provoca blocaje și pot să producă în organism mari cantități de lichide dăunătoare.

Odihna este prielnică atunci când intervine oboseala corpului.

IV. DESPRE SOMN ȘI STAREA DE VEGHE

Somnul nu este altceva decât odihnirea proceselor vieții. Somnul corect este foarte folositor, deoarece ajută la prelucrarea alimentelor, la

---

[21] *Conquassatio* – nu înseamnă digestie (*coctio*), ci sfărâmare, măcinare. Până la sfârșitul sec. XVIII persista o dispută referitoare la procesul de digestie, privită fie doar ca fiind procesul fizic de sfărâmare a hranei sau că ar reprezenta și procesul chimic de digerare – *pepsis, concoction* sau »fierbere«. Disputei i-a pus capăt Lazzaro Spallanzani (1729-1799) prin metode empirice: în timpul unui experiment acesta și-a introdus în stomac un toc din lemn atârnat de o sfoară, în care a pus hrană; acest dispozitiv era extras odată la 2-3 ore. În ciuda protecției tocului de lemn, acidul din stomac a digerat hrana.

digestia fluidelor, la a da uitării greutățile sufletului și la calmarea tulburărilor minții.

Un somn mai îndelungat este util celor care încă nu au încheiat procesul de digestie, întrucât aceștia fie au mâncat ceva alterat, fie au o putere de digestie slăbită.

Acesta nu este indicat celor ce nu au mâncat nimic sau celor malnutriți, deoarece capul li se umple cu aburii emanați de reziduurile adunate în stomac și de surplusul de fluide.

Medicii s-au pus de acord în privința faptului că timpul adecvat pentru somn este noaptea, timp de 7 ore. De altfel, niciunul dintre cei vechi nu recomanda somnul în timpul zilei. Dintre efectele negative ale acestuia, Avicenna[22] enumera, în mare, următoarele: fluide[23] ce coboară din cap, alterarea culorii pielii, suprasolicitarea splinei, atrofierea mușchilor[24], lene în acțiuni, poftă de mâncare redusă, formarea de infecții, febră și altele.

În ziua de azi nu orice somn de zi este considerat ca fiind de evitat, mai ales dacă se îndeplinesc cinci condiții: în primul rând, somnul trebuie să fie regulat, în al doilea rând nu este permis somnul imediat după mâncare, în al treilea rând nu este voie ca, între timp, capul să atârne într-o parte, în al patrulea rând somnul să nu fie lung, iar în al cincilea rând nu este bine ca trezirea să fie bruscă.

În ce privește statul întins, prima dată trebuie să ne întindem pe partea dreaptă, apoi să ne întoarcem pe stânga, pentru ca, la început, mâncarea să coboare jos în stomac, iar apoi ficatul ce ajunge deasupra să declanșeze digestia.

Dormitul pe burtă face bine la digestie, deoarece pe această cale se păstrează temperatura internă, ba aceasta chiar crește.

Dormitul pe spate poate cauza boli grave, atac cerebral, paralizie și *incubus*[25]. De aceea, scrie Hipocrat, este un semn bun dacă îl găsim

---

[22] Avicenna Abu Ali al-Husain bin Abdallah ibn Sina (930-1037), filosof și medic persan de limbă arabă. Lucrarea sa din domeniul medicinei, *Canon*, în traducere latină, a reprezentat, datorită logicii pe care era fundamentată, baza pregătirii medicale în Occident între secolele XIII și XVI.

[23] *Destillationes – destillatio* în limbajul mai timpuriu – *katarrhos* în greacă – era în același timp și numele răcelii, deoarece se credea că răceala este provocată de flegma care se scurge din cap.

[24] În original: *nervi* – în textul de față, cuvântul va fi tradus fie prin mușchi, fie ca nervi, în funcție de context.

[25] *Incubus*: coșmarul – în această perioadă era o afecțiune considerată ca fiind

pe bolnav întins pe partea dreaptă sau stângă, în timp ce respinge fără echivoc dormitul pe spate.

Este bine ca orice tip de somn să aibă loc într-un loc nici cald nici umed, ci moderat sau chiar într-un loc ușor răcoros.

Somnul fără măsură și dus în exces ne răcorește și ne umezește și, înainte de toate, vine cu urmarea dăunătoare a faptului că reziduurile nu părăsesc corpul la timpul potrivit, ci se blochează în interior. Însă nesomnul îndelungat dăunează stării creierului, slăbește simțurile, ia puterea și produce o supraîncărcare a intestinelor cu substanțe crude și nedigerate.[26] Trebuie să ne îngrijim ca nici somnul și nici nesomnul să nu fie fără măsură. De altfel, Hipocrat a enunțat faptul că orice exces reprezintă o problemă.[27] Lipsa somnului încălzește corpul la exterior, iar în interior îl răcește și îl usucă, cauzând de multe ori boli acute, uneori *phrenitis*, manie sau melancolie, tipuri de tulburări mentale[28].

V. DESPRE GOLIRE ȘI UMPLERE

Crestarea venei[29] [lăsarea de sânge] este deosebit de utilă acolo unde este prea mult sânge, fluide ori mâncare și băutură, dar este eficientă și la începutul acelor inflamații care sunt provocate de hrană fie în urma unei dureri sau din cauza îmbolnăvirii unor organe.

Copiilor sub 14 ani nu este permis a se lăsa sânge, totodată nici bătrânilor peste 70 de ani, numai în cazul în care, chiar și la această vârstă, au o constituție cu sânge din belșug și sunt în putere – deci dacă este nevoie și unor astfel de oameni li se poate cresta vena.

---

origine demonică, manifestată prin lipsă de aer, dereglare a bătăilor inimii și coșmaruri, fiind provocată de demonul ce se culcă (*incumbere* – a se culca peste) peste om.

[26] *Phlebotomia* sau *Venae sectio*. Aforisme, 2, 3.

[27] Aforisme, 2, 4.

[28] *Phrenitis* (în evul mediu *frenisis*) es te o tulburare mentală ușoară sau acută, mania este o tulburare mentală continuă, iar melancolia era privită drept o supărare adâncă, de natură depresivă, provocată de fierea neagră.

[29] Crestarea venei (*scarificatio, venaesectio*) a rămas una dintre cele mai răspândite terapii până la mijlocul sec. XIX, deoarece, conform teoriei fluidelor, baza oricărei boli este faptul că unul dintre fluidele corpului se găsește în exces. Însă lăsarea de sânge este un mod terapeutic eficient numai în cazul anumitor boli, cum ar fi, spre exemplu, hipertensiunea arterială.

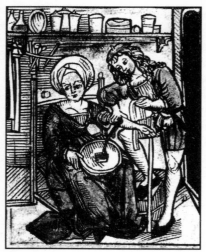

Flebotomie la baie (xilogravură, cca 1500) / Aderlaß in der Badestube (Holzschnitt um 1500) [33]

Este indicat să se aprecieze forţa fizică a unei persoane, iar dacă în cazul unei persoane puternice este necesară crestarea venei, se poate lăsa sânge fără probleme, însă dacă este mai puţin puternică, se poate lua doar puţin sânge sau chiar deloc.

Dacă cineva are nevoie să i se lase mult sânge, însă este prea slab pentru a rezista, opinia lui Galenus este de a i se lua sânge în etape.

Celor cu vene groase, care nu sunt nici prea slabi, nici prea palizi, li se poate lăsa sânge din belşug. În caz contrar, de la un bolnav cu sânge puţin şi mai slab[30], este voie a se lua doar puţin sânge.

Dacă atmosfera este prea caldă sau prea rece, nu este posibilă lăsarea unei cantităţi mari de fluide.

Vremea de vară sau de iarnă este cea mai puţin propice pentru lăsarea de sânge, însă pentru cei cărora le foloseşte lăsarea de sânge, opinia lui Hipocrat este că operaţiunea este indicată primăvara.

Cea mai potrivită perioadă a zilei în care este bine a se lăsa sânge este dimineaţa, însă la unii se poate a se lăsa sânge numai după ce şi-au terminat îndeletnicirile zilnice.

În cazul bolnavilor nu există un timp anume pentru luarea de sânge, de aceea se poate lua sânge şi noaptea fără ezitare, dacă boala o necesită.

Înainte de a se lua sânge este bine să se cerceteze dacă pacientul a mâncat şi a băut îndestulător, mai ales dacă a acumulat substanţe foarte hrănitoare: în acest caz se poate lăsa sânge liniştit – însă dacă bolnavul a mâncat mai puţin, trebuie procedat invers.

În cazul hemoroizilor sau al sângerării lunare care nu s-a petrecut, lăsarea de sânge face foarte bine.

---

[30] În original: este vorba despre *caro facile transpirabile*, adică despre stratul de carne care lasă uşor să treacă fluidele spre exterior.

Și acelora li se poate lua liniștit sânge, care, contrar obiceiului lor, sunt constrânși la a nu face nimic sau nu se pot goli.

Deoarece în îndoitura cotului se găsesc trei vene din care se poate lăsa sânge, trebuie să se știe: care este vena interioară, denumită vena-ficatului, vena-splinei, *axillaris* sau, mai nou, *basilica*: aceasta merită crestată la aceia al căror corp de la gât în jos este bolnav; care este vena exterioară, denumită vena umărului sau a capului – aceasta se taie la cei ce au probleme de la gât în sus, adică la aceia care au fața sau capul bolnav; și care este vena de mijloc, cunoscută sub alte nume și ca vena-comună, neagră, vena-mamă sau vena-mediană. Aceasta este indicat a fi crestată atunci când vena corespunzătoare părții bolnave a corpului este prea puțin vizibilă.

În final, sunt două tipuri de lăsare de sânge, un tip fiind făcut dinspre dreapta sau din față, iar celălalt din direcția opusă, însă toate acestea ar necesita o explicație mai lungă, neputându-se vorbi aici satisfăcător despre aceasta.

Să se aibă în vedere să se oprească cu atât mai repede lăsarea de sânge, cu cât curge mai abundent, și invers: să se lase cu atât mai mult să curgă, cu cât vine mai puțin.

Dacă din vena crestată sângele se scurge puternic, să fim foarte atenți la schimbările survenite în curgerea sângelui și a pulsului, indiferent dacă este vorba de un om sănătos sau bolnav.

Un alt mod de golire este purgația stomacului, necesară atunci când corpul este plin de fluide dăunătoare.

Celor sănătoși, pe care nu îi deranjează în niciun fel cantitatea mare a lichidelor dăunătoare, să nu li se dea în niciun caz substanțe laxative.[31]

În cazul celor ce au nevoie de laxative, înainte de toate trebuie avută în vedere pregătirea pentru purgație: aceasta se poate atinge prin băi și printr-o hrană ce umezește, înmoaie și relaxează corpul.

Dacă fluidele dăunătoare sunt groase și lipicioase, prima dată trebuie dizolvate și diluate, astfel fiind mai ușor de eliminat. La aceasta se referea Hipocrat când spunea: dacă cineva dorește să elimine[32] din corp o anumită substanță, prima dată trebuie diluată; substanțele

---

[31] Aforisme, 2, 37.
[32] *Purgatio* – curățire. Se poate face prin lăsare de sânge, prin clismă, prin scarificator, prin transpirație etc.

se diluează atunci când sunt eliberate toate ieșirile, iar toate fluidele groase și lipicioase din corp sunt dizolvate, diluate și înlăturate.[33]

Dacă fluidele sunt groase și slinoase, ele trebuie diluate și dizolvate cu fierturi și siropuri folosite în acest scop, adică să fie făcute în așa fel încât să poată fi golite mai ușor.

Fluidele diluate, cum ar fi spre exemplu fierea galbenă[34], fiind ușor de eliminat, nu au nevoie de pregătiri prealabile pentru a fi eliminate.

Toate extremele trebuie modificate: compactul și lipiciosul diluat, iar diluatul îngroșat, pentru a-și redobândi starea naturală, iar fluidele care dăunează corpului trebuie eliminate din organism.

Fluidele nedigerate blocate în vreo parte a corpului nu merită a mai fi eliminate, ci trebuie așteptat până sunt digerate. Precum spune Hipocrat:»să ne ocupăm doar de ceea ce este digerat, și să eliminăm doar pe acelea care încă nu s-au solidificat. Să lăsăm cursul firesc, în afară de faptul în care s-ar produce balonare«.[35]

Dacă mișcarea fluidelor este mai puternică și se scurg dintr-o parte a corpului în alta, nu se recomandă a se aștepta digerarea lor, ci înainte ca organismul să-și piardă puterea, sau să crească temperatura, sau fluidele să se adune în vreo parte de importanță vitală, organismul trebuie curățat cu un medicament cu efect laxativ.

Dacă în principal fluidele cu fiere provoacă boli acute și determină și balonare, să nu așteptăm să se digere de la sine, ci trebuie imediat să le eliminăm dacă nu există nici o piedică.

Dacă într-o zonă a corpului se blochează fluide subțiri, să așteptăm până se digeră, atâta timp cât – după ce le-am transformat, le-am făcut inofensive și le-am readus în starea lor naturală – pot fi readuse sau forțate să revină la locul lor obișnuit și așa, fără mari probleme. Toate acestea le vom detalia.

Pe timp de caniculă și înainte de caniculă, intervenția medicală este riscantă.[36]

Pentru curățirea organismului, primăvara este de obicei cel mai propice anotimp.

Iarna crește cantitatea de flegmă din organism, primăvara cea de sânge, vara cea de fiere galbenă, iar toamna cantitatea de fiere neagră.

---

[33] Aforisme, 2, 9.
[34] Bineînțeles este vorba despre fluidul corporal numit *khole*, nu despre fiere.
[35] Aforisme, 1, 22.
[36] Aforisme, 4, 5.

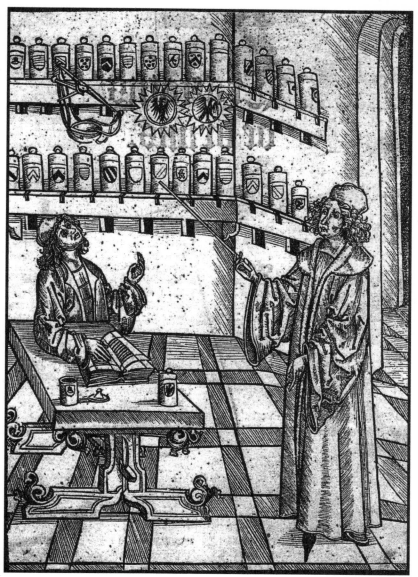

Un medic într-o farmacie (H. Brunschwig, 1497)
Arzt in einer Apotheke (H. Brunschwig, 1497) [34]

De aceea, iarna este recomandat să folosim mai ales medicamente pentru eliminarea flegmei, iar vara pentru cea a fierii galbene.

În zonele cu climă caldă predomină fluidele calde, iar în cele cu climă rece, fluidele reci. Clima prea caldă sau cea prea rece împiedică curățirea organismului.

În cazul copiilor nu este recomandată purgația. Însă, dacă ar fi constipați, să le amestecăm în mâncare miere sau un păhărel[37] de ulei de terpentină sau să folosim un supozitor făcut din miere și puțină sare. De asemenea, nu este indicat a irita bătrânii slăbiți cu substanțe laxative.

O purgație foarte puternică a stomacului este de evitat și de condamnat, deoarece îl solicită prea tare pe bolnav, dăunând foarte tare și stomacului.

A treia cale a golirii este voma, în urma căreia deseori rezultă ușurare.

Cei care vomită des sunt mai mereu sănătoși, deoarece voma elimină nu doar fierea, ci și flegma[38], și împiedică umplerea stomacului cu fluide dăunătoare, astfel că produce și capului o formidabilă ușurare.

Voma este folositoare în special bolnavilor de splină[39] sau fiere, indiferent că motivul bolii lor este umplerea exagerată sau digestia insuficientă; în cazul în care a ajuns în corpul lor hrană mai multă decât pot să digere, apare pericolul putrezirii alimentelor. Astfel că nu există nimic mai folositor decât, încă înainte de a se putea strica, să se elimine prin ce mod și pe ce cale se poate.

Cei care s-au obișnuit cu vomatul lunar, ar face mai bine să vomeze în două zile consecutive, în loc să ia o pauză de 15 zile între ele, pentru că astfel, în cea de-a doua zi, pot să elimine și rămășițele ce au mai rămas în organism după ziua precedentă.

Cel ce dorește să rămână sănătos și să ajungă la bătrânețe trebuie să aibă grijă la un singur lucru și anume să nu facă din vomat o obișnuință zilnică, deoarece vomatul des și continuu produce surzire, strică vederea, dăunează esofagului și plămânilor, fisurează venele, strică dinții și provoacă și dureri de cap, mai ales atunci când voma nu provine de la stomac.

Pe cei care vomită greu nu este voie a-i forța să vomite, mai bine să fie purgați prin jumătatea lor inferioară.

---

[37] În text *claris*, probabil o greșeală de tipar; a se citi *cyathis*.
[38] *Phlegma*, unul dintre fluidele organismului.
[39] De asemenea o posibilă greșeală de tipar: în text se găsește *plenis* în loc de *splenis*.

Cei neapți pentru vomat și cei care vomită greu sunt persoanele de constituție medie și cele corpolente ori cei care au esofagul strâmt.

Cei ce vomită ușor și sunt înclinați spre vomat sunt persoanele subțiri și slabe, care au esofagul larg. Hipocrat la aceasta se referea atunci când spunea că:»Pe cei slabi și pe cei care vomită ușor, de sus, iar pe cei care vomită greu și pe cei cu corpolență medie de jos este indicat a fi purgați«.[40]

Al patrulea mod de golire este acel tip de scarificator pe care barbarii îl numesc»ventuză«.

Ventuza este capabilă să elimine reziduurile, alină durerile, reduce cantitatea de flegmă, elimină balonarea, readuce omul în simțiri dintr-un leșin, dă deoparte fluidele ce se scurg de sus, împiedică stricarea sângelui, înlătură efectele negative ale menstruației și chiar poate să-i pună capăt.

După părerea lui Galenus, scarificatorul uscat[41], așezat în regiunea inghinală poate să aline și să oprească sângerarea nasului. Dacă sângerează nara dreaptă, ventuza se așează deasupra ficatului, iar dacă sângerează nara stângă, deasupra splinei.

Ventuza utilizată împreună cu tăietura ajută pe cei ai căror ochi curg mult timp, fiind mai apoi o doctorie eficace și pentru problemele de cap, piept sau spate.

Lipitorile folosite în locul ventuzei țin de domeniul lăsării sângelui, astfel că, de data aceasta, mai bine nu le amintim.

Al șaselea mod de golire este baia, care are proprietatea generală de uscare.

Băile cu sare și cele cu nitrați fac bine celor cu constituție rece și umedă, apoi vindecă inflamația artritică, boala de rinichi, fac bine astmaticilor, rupturilor de oase, celor ce necesită crudități, rănilor ce curg, inflamațiilor cronice, mai apoi durerilor de cap provocate de fluidele ce se scurg din piept, stomacului deranjat de fluidele adunate, împotriva hidropiziei, umflăturilor, celor slăbiți din cauza bolii și flegmaticilor.

Băile cu conținut de aluminiu elimină sângele rămas înăuntru, dar fac bine și stomacului tulburat, hemoroizilor cu sângerări abundente,

---

40 Aforisme, 4, 6-7.
41 În acea perioadă se utilizau două tipuri de scarificator (instrument pentru incizii superficiale în piele), cel »uscat« (*cucurbitula sicca*), sub care nu era tăietură, și cel »umed«, sub care era crestată pielea. Inițial cuvântul *cucurbitula* a însemnat »dovlecel« și se referea la forma vaselor așezate pe piele cu gura în jos.

femeilor cu menstruație dereglată și care pierd ușor sarcina, în cele din urmă și celor care transpiră foarte abundent, ajutând chiar și în cazul varicelor picioarelor.

Băile cu sulf relaxează și încălzesc mușchii, alină durerea, însă lenevesc și deranjează stomacul. Curăță toate bolile de piele, de aceea sunt un bun remediu și pentru coșuri, beșici, pentru cangrena cronică, problemele musculare, întărirea splinei, pentru ficat, burtă, inflamații, pentru problemele din zona mijlocului și pentru râie.

Băile cu conținut de bitum îngreunează capul, dăunează organelor de simț, învigorează foarte bine, însă și înmoaie foarte bine dacă sunt folosite prelungit, aducând ușurare mai ales asupra uterului și a vezicii.

Băile cu conținut de bronz (aerea) fac bine pentru ochi, gură, amigdale și pentru limbă.

Cele cu conținut de fier fac bine la stomac și splină.

Cele cu conținut de aramă sunt bune împotriva problemelor de musculatură, a artritei, împotriva astmei, bolilor de rinichi și ulcerațiilor maligne.

Cele cu conținut de aur ajută în cazul colicilor, problemelor uterine, al fistulei, al artritei și al ulcerațiilor maligne.

Băile cu conținut amestecat vor avea efect în funcție de cantitatea fiecărui component.

Băile spumoase învigorează substanțele din tot corpul, în plus pot remedia dezechilibrele, relaxează pielea și sunt capabile să elimine lucrurile adunate sub aceasta, astfel încât, uneori, pot înlocui în totalitate lipsa exercițiilor fizice.

Baia în vană cu apă dulce și caldă – dacă are temperatură normală – învigorează și umezește. Dacă baia este călduță, umezește și răcorește, iar dacă este mai caldă decât trebuie, deși încălzește, nu umezește deloc. Dacă este caldă cu măsură, poate strecura umezeala necesară și între părțile tari ale corpului, poate să reducă oboseala și slăbiciunea, elimină, reduce și prelucrează pe cale respiratorie balonarea, poate înmuia zonele tari și încordate, golește fecalele și putreziciunea ce se lipește sub piele, elimină gazele și aduce somnul.

Baia călduță face bine febrei ce uscă și arsurilor grave.

În final: baia caldă în vană este deopotrivă recomandată copiilor, bătrânilor, bărbaților sau femeilor.

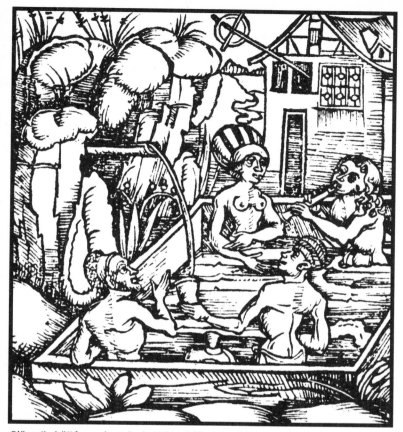

Plăcerile băii în evul mediu la Kybbad (Breisgau) (G. Reisch, 1503)
Badefreuden im mittelalterlichen Kybbad (Breisgau) (G. Reisch, 1503) [35]

Baia rece răcește întreg corpul, îngroașă pielea și întărește organismul. Astfel, nu tuturor le face bine, ci numai celor care trăiesc prevăzător, nu se suprasolicită fizic și în alimentație; nu este potrivită însă nici bătrânilor, nici femeilor, mai ales dacă se stă prea mult în ea.

Vara, înotul în apă rece este recomandat numai oamenilor tineri și cu o constituție atletică.

Al șaptele a mod de a ne goli organismul este transpirația, pe care este indicat să o provocăm numai atunci când vreun fluid dăunător circulă în interiorul corpului nostru, respectiv este indicată în cazul unor temperaturi provocate de molime.

Transpirația o putem provoca prin diferite moduri, spre exemplu cu căldura uscată a unor pietre încălzite la roșu, cu comprese calde, cu apă caldă și altele asemănătoare.

Al optulea mod de golire este gimnastica și masajul, despre care am amintit și mai sus.

Al nouălea mod de golire al corpului sănătos sau bolnav este postul sau reținerea voluntară de la mâncare, acestea putând fi de două feluri. În primul caz nu consumăm deloc niciun fel de mâncare sau băutură, iar în celălalt caz însă doar atâta consumăm, cât este nevoie și cât este de ajuns pentru păstrarea puterii de viață.

Celui sănătos sau celui bolnav nimic nu-i este mai folositor decât un post cumpătat sau moderația în alimentație.

Omul sănătos nu se va îmbolnăvi ușor dacă se abține în mod cores-punzător, precum corect observă și Plinius:»Cel mai util lucru este alimentația controlată«. Iar Hipocrat spune că:»Măsura sănătății este dată de a nu mânca niciodată pe săturate«.

Și pentru cei bolnavi uneori este utilă alimentația controlată: cu aceasta, de altfel, fac un mare pas spre învingerea bolii.

Numai aceia să țină post total care sunt în putere și al căror orga-nism este plin cu fluide groase și greu digerabile.

La fel cum postul utilizat la momentul potrivit și în cazul persoanei potrivite poate avea efecte extraordinar de bune, tot așa o înfometare la momentul nepotrivit a unei persoane nepotrivite poate să aibă efec-te foarte dăunătoare. Nu utilizăm postul la momentul potrivit dacă pacientul este slăbit, dacă e bolnav cu fierea sau dacă e înclinat spre a se încălzi foarte tare, deoarece ridică temperatura, amărăște mai tare fluidele secretate de fiere, pe deasupra provoacă și crampe la inimă și stomac și agitație, iar toate excrementele ce se elimină din corp devin mai acide și dăunătoare.

Printre lucrurile care golesc organismul, pe locul al zecelea se află dormitul, însă nu somnul de orice fel și efectuat oricând, ci numai acela de care avem parte pe stomacul gol și aproximativ imediat după exerciții fizice.

Temperatura corpului[42], în timpul somnului se îndreaptă spre inte-rior și dacă nu găsește hrană pe care să o consume, ia din umezeala folositoare a țesuturilor tari, astfel uscând și slăbind corpul. Aceasta

---

42 *Calor nativus sau calor innatus – natura*, adică temperatura organismului, în opoziție cu temperatura din exterior.

o dovedește și Hipocrat când spune că:»Dormitul pe stomacul gol slăbește, împuținează carnea și lipsește corpul de putere«.

Lucrurile cu efect de încălzire produc un exces de lichide în organismul plin de mâncare și transportă hrana în fiecare părticică a corpului.

Somnul de după plimbarea de dimineață are cel mai puternic efect de uscare, același fiind rezultatul și pentru somnul efectuat după o baie.

Somnul usucă și consumă corpul golit prea tare în urma unei intervenții medicale, a exercițiilor fizice sau chiar a băilor.

Al 11-lea mod de golire al organismului este prin urinarea diuretică, utilizabilă atunci când fluidul s-a împotmolit în corp sau dacă în ficat – în special pe umflăturile ficatului[43] –, în rinichi sau în zona vezicii urinare s-a adunat prea mult lichid.

În cazul unei răni în zona rinichilor sau a vezicii urinare, să nu provocăm urinarea, deoarece în aceste cazuri trebuie să ne străduim să ținem departe de rană urina. La fel nu trebuie să provocăm sângerarea lunară la femeile ce au organul genital sau uterul rănit.

Al 12-lea mod de golire este scuipatul, care poate fi utilizat atunci când se vrea curățirea căilor respiratorii sau a altor organe respiratorii, prin urmare scuipatul normal indică sănătatea totală a organelor respiratorii.

Dacă ceva împiedică scuipatul sau în vreun fel scuipatul nu este ca de obicei, acest fapt indică clar afectarea acestor părți ale corpului.

Galenus enumără în cartea sa *De crisibus* la ce trebuie să fie atent medicul în legătură cu scuipatul.

Al 13-lea mod de golire a corpului survine cu ajutorul acelor medicamente ținute și mestecate în gură, pe care grecii le denumesc, după flegma ce iasă din cap, *aphophlegmatismos*[44].

Aici intră substanțele care provoacă strănutul și alte medicamente care curăță creierul prin intermediul nasului.

Al 14-lea mod de golire este sângerarea nazală, care este folositoare împotriva înfundării creierului și a fluidelor ce se scurg din cap, însă poate fi și un simptom al mai multor boli.

---

[43] *Gibba iecoris – gibbus sau gibbum* înseamnă umflătură, cocoașă.
[44] Termen obținut din cuvântul *phlegma*, »flegmă«, aproximativ însemnând »care extrage flegma«.

Dacă numai din când în când curge câte puțin sânge din nasul bolnavului, acesta trebuie imediat oprit cu ajutorul medicamentelor, însă oprirea poate surveni de multe ori cu mare disconfort, mai ales dacă sângerarea a pornit din cauza cantității mari de sânge stricat. O explicație mai detaliată pentru aceasta trebuie să ceri de la medici.

Al 15-lea mod de curățire a corpului este sângerarea lunară, care are loc la femei într-un interval ciclic, cu scopul de a le purifica trupul, sănătatea lor nesuferind astfel stricăciuni[45].

Dacă nu are loc concepție, dar totuși sângele menstrual se blochează în corp, acest fapt amenință sănătatea, astfel că nu este problematic dacă uneori curge mai mult decât ar trebui. Cine ar vrea să știe mai multe lucruri despre menstruație să cerceteze în cărțile altora.

Al 16-lea mod de golire este sângerarea prin hemoroizi[46] care, de multe ori, scapă organismul de o mare cantitate de fiere neagră pe cale naturală, astfel că sângerarea regulată a hemoroizilor poate apăra și proteja de numeroase și grave probleme. Acestea le confirmă și Hipocrat, spunând că:»Cei cu hemoroizi nu se îmbolnăvesc de sciatică, aprindere de plămâni, ulcer, de furuncule, *terminti*[47], lepră sau vitiligo[48]«. Iar în *Aforisme* scrie:»Pentru cei ce suferă din cauza fierii negre sau a rinichilor, apariția sângerării hemoroidale este o binecuvântare.«49 Respectiv:»În cazul celor cu probleme mintale, începutul sângerării hemoroizilor de obicei pune capăt tulburărilor.«50 Cei ce se vindecă după o lungă sângerare a hemoroizilor, în cazul în care nimic nu le mai sângerează altundeva, se află sub amenințarea contractării unor boli precum hidropizia sau tuberculoza.51 Dacă ai vrea să știi mai multe despre această temă, consultă alte cărți.

---

[45] Conform teoriei aristoteliene a procreației tatăl contribuie la zămislire cu sămânța dătătoare de formă, în timp ce mama cu materialul de bază căruia urmează a i se da formă. Dacă concepția nu are loc, acest material neutilizat și, de altfel, aflat în putreziciune, părăsește organismul prin menstruație.

[46] *Haemorrhoides* – în realitate nu poate fi vorba doar despre sângerarea hemoroizilor, deoarece noțiunea în sine, în antichitate, era folosită cu o însemnătate mult mai largă.

[47] *Terminti* – boală de piele (psoriazis).

[48] Vitiligo: *Leucopatha acquisita* – boală de piele ce se manifestă prin prezența unor pete albe (depigmentate) pe piele.

[49] Aforisme, 6, 11.

[50] Aforisme, 6, 21.

[51] Aforisme, 6, 12.

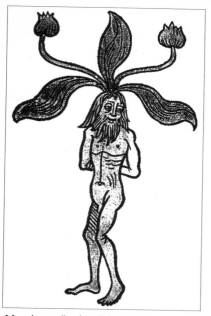 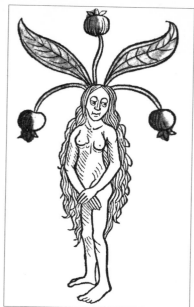

Mandragoră, plantă folosită la prepararea unor poţiuni pentru farmecele de dragoste, în reprezentare masculină şi feminină (H. Bock, 1499)
Alraune oder Mandragora zur Zubereitung von populären Liebeszaubertränken (männliche und weibliche Pflanzendarstellung) (H. Bock, 1499) [36]

Al 17-lea mod de curăţare a corpului este actul sexual, util când este practicat cu măsură; goleşte fluidele din corp aflate în surplus, învigorează şi relaxează trupul înţepenit şi elimină flegma.

Pentru cei posomorâţi, melancolici şi pentru cei cu caracter exploziv, actul sexual este cel mai bun medicament, iar pe unii îi scapă cu succes de desele halucinaţiile erotice din timpul somnului[52].

În aceeaşi măsură în care este folositor, actul sexual poate fi şi cauza multor boli, însă doar în cazul celor care nu îl practică cu măsură. Practicat neîncetat, acesta este dăunător ochilor, tuturor organelor de simţ, capului, musculaturii, organelor respiratorii, rinichilor, zonei inghinale şi şoldurilor, grăbind îmbătrânirea şi chiar moartea, deoarece, de obicei, vlăguieşte trupul. Astfel că Pitagora asigură nu fără motiv că actul sexual duce la slăbirea constituţiei fizice. În timp ce un proverb

---

[52] *Polutio* (poluţia, murdăria) ce urma acestor halucinaţii nu era doar un păcat în sine, ci – conform demonologiei timpurii – dădea ocazia Satanei să fure sperma, utilizată apoi în diferite ritualuri întunecate.

răspândit odinioară amintea muritorilor spre marele lor folos că »Cele trei reguli de bază ale sănătății sunt: niciodată să nu te saturi, nu evita lucrul și nu-ți irosi sămânța.«

Cel care se dedă fără măsură amorului trupesc va fi uituc și va tremura, va avea dureri la membre, dar mai ales la șolduri și rinichi și va suferi de boli la vezică.

Înainte de actul sexual trebuie evitate cele ce ar solicita și obosi organismul: beția, foamea, oboseala, voma, purgația și cele asemănătoare, adică orice ar putea lua din forța trupului.

Al 18-lea mod de curățare este respirația insesizabilă[53], care este apanajul organismului aflat în repaus.

VI. DESPRE STĂRILE SUFLETEȘTI

Starea organismului poate fi influențată și de acestea, fie în bine, fie spre dauna sa.

Potrivit lui Aristotel explozia de bucurie s-a întâmplat să provoace moartea, iar Valerius Maximus[54] la rândul său amintește cum unii oameni mai slabi de înger au murit din aceeași cauză.

Din cauza sperieturilor bruște s-au constatat decese, mai ales din rândul celor foarte sperioși.

Conform lui Hipocrat[55], dacă frica și supărarea țin strâns întemnițat sufletul, se înmulțește fierea neagră.

Supărarea, gândurile negre, îngrijorarea și apăsările sufletești, în special cele amare, au un efect nu fără importanță asupra corpului, provocând insomnie și neliniște, care pot dăuna organelor de simț și tot corpul își poate pierde vigoarea.

Știm că din cauza spaimei unii și-au pierdut simțurile sau i-a cuprins o criză epileptică, precum și că, în schimb, în cazul unei boli mintale, sperietura neașteptată poate face bine.

---

[53] *Perspiratio* – respirația prin piele. S. Santorio (1561-1631), medic italian, a realizat acel experiment renumit, în timpul căruia, după mâncare și apoi după câteva ore, după golire, s-a cântărit: pierderea de greutate constatată după a doua cântărire, care era mai mare decât greutatea scaunului și a urinei, a pus-o pe seama perspirației.

[54] Valerius Maximus (sec. I d. Hr.) scriitor roman, care în lucrarea sa *Factorum et dictorum memorabilium libri IX* s-a referit la multe lucruri interesante și întâmplări ciudate, care în secolele XVI-XVII au fost citate cu plăcere.

[55] Aforisme, 6, 23.

Plinius[56] scrie că unii au murit şi din cauza unei mari ruşini. Cât de mare este puterea mâniei reiese şi din faptul că de multe ori constatăm cum unii, devenind nervoşi, parcă şi-ar pierde minţile ieşindu-şi din fire. Din astfel de situaţii, uneori, pot să apară boli foarte grave, cum ar fi spre exemplu apoplexia, paralizia, în special paralizia articulaţiilor sau tremurul extins la întreg corpul.

În cazul unor astfel de încercări sufleteşti caută alinare, petrece-ţi timpul cu prieteni veseli şi în companie veselă, cântă la liră, cântă la orice instrument[57], cântă melodii plăcute ce alungă departe supărarea din inimă şi liniştesc sufletul.

A mai rămas prin urmare doar discutarea proprietăţilor alimentelor.

---

[56] Naturalis historia, 26,1.
[57] Expresia »lude fidibus«, în mod normal, se referă la orice fel de instrument.

Caracteristicile alimentelor enumerate pe scurt şi culese în ordine alfabetică

În ceea ce priveşte deosebirile dintre feluritele alimente, trebuie ţinut seama ce este folositor sau dăunător, ce este uşor sau greu de gătit, ce aduce cu sine fluide bune sau neprielnice, ce este sau nu hrănitor, ce are efect laxativ sau constipant, respectiv ce are vreun alt folos sau defect.

Ne hrănim cu cele care sunt folositoare naturii noastre, cele potriv-nice ne sunt dăunătoare. Alimentul optim nu trebuie să fie nici prea li-chid, nici prea vâscos. Este adevărat că şi hrana care produce un lichid gros şi lipicios, dacă este digerată corespunzător în stomac şi dacă în ficat găseşte un sânge bun, poate să aibă un efect foarte hrănitor. Dar şi în cazul hranei greu de digerat, putem ajuta digestia cu substanţe precum ghimbir, piper sau vin. Însă alimentele cu lichid gros împiedi-că libera respiraţie a pielii, producând blocaje în ficat şi rinichi, astfel că întrebuinţarea lor regulată este de evitat chiar dacă sunt hrănitoare. Însă alimentele al căror lichid este dăunător, indiferent dacă produc un fluid subţire sau unul gros, sunt contraindicate.

Alimentele dense, elastice, amare, dulci, lipicioase şi grase produc un lichid gros care duce la blocaje în ficat şi splină şi au un efect de balonare, adunând flegma în intestine şi provocând umflături.

Mâncarea mult prea diluată are următoarea lipsă: este prea puţin hrănitoare, iar organismul care se foloseşte de astfel de mâncare va fi slab şi plăpând. Deoarece astfel de mâncăruri produc fluide acide, se pot astfel induce o multitudine de boli. O bună stare de sănătate este rezultatul unor alimente moderate, ale căror caracteristici se situea-ză între cele amintite, deci acelea care nu sunt prea dense şi nu sunt nici prea moi. Anumite tipuri de conformaţie corporală sunt însă prea îndesate şi nu posedă capacitatea de a elimina suficient prin transpi-raţie, prin urmare organismele de acest fel au nevoie de hrană mai umedă; alte tipuri, care se golesc mai repede, au nevoie de mâncăruri mai uscate, iar alte constituţii corporale au nevoie de mâncăruri mai lipicioase, în cantităţi mai reduse, iar altele au nevoie de mâncăruri mai hrănitoare. La fel, aceia care au trăsături melancolice trebuie să aibă parte de hrană mai caldă și mai hidratantă, iar aceia care au sângele coleric, de mâncăruri mai reci. Constituția flegmatică necesită o alimentație cu efect de încălzire și de uscare. Celui care are parte din plin de sânge bun, îi priește o alimentație redusă, care nu încălzește prea mult, însă și cu efect de răcire, hidratare sau de uscare. Prin urmare, este nevoie ca mâncărurile să fie consumate în mod chibzuit, astfel încât să nu se pricinuiască suferință corpului – minunatul lăcaș al sufletului – care trebuie îngrijit, protejat și alimentat pentru a atinge senectutea mult dorită, săvârșindu-ne soarta firească la o vârstă înaintată.

ACETUM (oțet) – Ambivalent, are caracter rece și cald, însă moderat în privința ambelor: însă caracterul rece este mai puternic decât cel cald. În cantitate moderată, face lucrurile reci și mai reci, iar pe cele calde și mai calde, iar cu uscăciunea sa le acrește. Este util pentru stomac, crește pofta de mâncare, iar băut gol alungă senzația de vomă. Solidifică scaunul rezultat din digerarea unor cereale și este folositor și împotriva diareei, însă amestecat cu miere diluează și mărunțește. Benefic pentru sangvinici și colerici, nu însă și flegmaticilor, iar melancolicilor la face cu adevărat rău. Usucă grăsimile.

ADEPS (untură) – Este mult mai uscată decât slănina, are valoare nutritivă redusă, dăunează stomacului, fiind mai mult un potențator de gust pentru cărnuri decât un aliment de sine stătător.

AGNI caro (carne de miel) – Este caldă și umedă, are valoare nutritivă ridicată, este bogată în sevă și este ușor de digerat datorită umidității sale.

AGRESTA (zeamă de agurida) – În greacă *omphacium*, este mustul obținut din struguri necopți; are un efect astringent și de uscare, de aceea este folosit în bolile cu secreție de lichide, în special la stomac. Usucă mai puțin și produce mai puține lichide decât oțetul. Stimulează pofta de mâncare și dă căldură și forță stomacului și ficatului.

ALAE (aripi) – Aripile de gâscă nu sunt mai rele decât alte aripi, din contră, sunt mai ușor de digerat și sunt mai săjioase decât celelalte tipuri de aripi, dar și mai bune decât aripile de gâscă sunt aripile de găină; adevărat, ale găinilor tinere și grase.

ALLIA (usturoi) – Întărește organismul, dispersează fluidele groase, iar pe cele lipicioase le diluează, însă crud nu are același efect. Usturoiul nu se obișnuiește a se consuma ca atare, precum legumele, ci drept medicament eficace, deoarece are efect de dizolvant, eliminând blocajele. Fiert, are putere mai mică, însă zeama rezultată nu este la fel de dăunătoare ca și fiertura de ceapă și de leurdă, dacă este strecurată de două ori. Consumul neîntrerupt nu este recomandat, îndeosebi celor cu o predispoziție colerică. Este indicat flegmaticilor, celor în corpul cărora s-au adunat fluide vâscoase, groase sau lipicioase, neprelucrate. Usturoiul crud dăunează ochilor, capului, rinichilor, plămânilor și celor care suferă de sete, însă efectul său dăunător dispare prin fierbere.

AMYGDALAE amarae (migdale amare) – Migdalele amare au capacitatea de a ajuta eficient la eliminarea, prin scuipat, a puroiului, lichidelor groase și vâscoase din căile respiratorii și din plămâni, însă sunt utile și împotriva blocajelor de la splină, ficat, rinichi și bilă.

AMYGDALAE dulces (migdale dulci) – Migdalele dulci sunt calde și umede, neavând niciun efect astringent. Este foarte puternic efectul de mărunțire și dizolvare, deoarece curăță și intestinele, eliminând deopotrivă flegma din plămâni și din căile respiratorii.

AMYLUM (amidon) – Are un grad mediu de răcorire, înmoaie ce este crud și tare. Cu lapte este mai sățios.

ANATUM caro (carnea de rață) – Are efect mai cald decât carnea de gâscă, este greu digerabilă, provoacă vomă și produce lichide nefolositoare. Vezi la Specii de păsări (*avium genus*).

ANETHUM (mărar) – Produce poftă de mâncare, reduce senzația de aciditate – în special cel verde – alină balonarea și ajută la sughiț. Fiertura pregătită din tulpina și semințele mărarului uscat, consumată sub formă de lichid, stimulează lactația.

ANISUM (chimen) – Îmbunătățește vederea, întărește stomacul și combate balonarea.

ANSERUM caro (carne de gâscă) – Ca și carnea de rață, îi îngrașă pe cei slabi. Se consumă cu multe condimente cu efect cald, pentru că este greu digerabilă. Între cărnurile animalelor de casă, carnea de gâscă face parte dintre cele mai umede. Vezi: aripile (ALAE) și speciile de păsări (AVIUM genus).

AQUA (apa) – Apa de calitate excelentă, curată și fără impurități, răcește și umezește. Apa cea mai bună este cea fără gust și miros, dar care, în timp ce este băută are un gust dulce, care la vedere este curată şi transparentă şi ajunge în stomac degrabă. Apa care izvorăşte spre nord, la umbră, iese din pământ încet şi tot încet se încălzeşte şi se răceşte, pe când cea care izvorăşte cu putere spre est din crăpăturile pământului se încălzeşte şi se răceşte repede – despre aceasta cu drept putem crede că este de calitate excelentă. Apa mâloasă, cu gust urât şi plină cu impurităţi trebuie bine fiartă, doar aşa să fie băută, amestecată cu vin. Unii descoperă diferite mâncăruri şi băuturi pentru eliminarea efectelor dăunătoare ale diferitelor ape. Sunt unii care consumă apa în care au fiert legume înainte de a bea apă. Alţii amestecă chimion dulce în prealabil. Apa de ploaie este cea mai »moale«, cea mai dulce, cea mai curată, cea mai lichidă, şi, cu toate că favorizează descompunerea, este considerată cea mai sănătoasă. Şi apa obţinută din gheaţă şi zăpadă este destul de sănătoasă. Aceste feluri de apă nu dăunează vizibil organismelor tinere, dezvoltându-şi efectele dăunătoare în timp şi ascuns, efecte care ies la iveală numai odată cu îmbătrânirea. Apa nu face prea bine bătrânilor, celor care suferă de gută sau de boli musculare şi dăunează cu siguranţa tuturor celor care fac prea puţină mişcare.

AQUA hordei (apă de orz) – Consumat ca hrană, orzul trebuie sfărâmat. Iar dacă nu neapărat hrănirea, ci prelucrarea şi curăţirea sunt cele urmărite, orzul trebuie fiert întreg. Dacă vrei să-ţi astâmperi setea cu apa de orz şi să înlături uscăciunea, să-ţi alini inflamaţia, să-ţi umezeşti cutia toracică sau organele interne, respectiv vrei să-ţi aduci uşurare la plămâni, curăţă bine ambele coji ale orzului.

AQUA mulsa (apă cu miere) – Vezi: hidromel (*hydromel*).

AQUA sacharata (apă cu zahăr) – În cazul bolilor cu caracter cald este mai bună decât hidromelul.

AQUA vitae (ţuică) – Ţuica simplă este folositoare pentru cei posomorâţi, pentru melancolici şi pentru flegmatici, cu vigoarea sa întăreşte capul, ajută memoria şi măreşte vigoarea organismului. Încălzeşte stomacul rece şi vâscos, accelerează digestia. Utilizată la frecţii, nu lasă să se răcească nici capul şi nici alte părţi ale corpului.

ARIETUM carnes (carne de berbec) – Pentru organismul bine echilibrat este mai bună decât carnea de viţel. Toamna şi până la mijlocul primăverii este dăunătoare, însă vara este bună. Mai multe vezi la cărnuri bine fierte (*carnes probe elixae*).

ARMORACIA (hrean) – Acel tip de hrean pe care romanii îl numesc

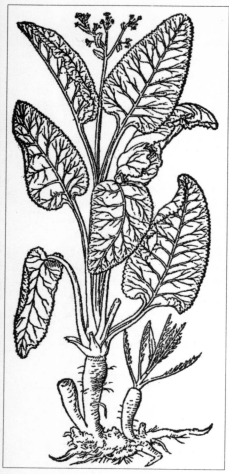

Hrean, era considerat leac (H. Bock, 1577)
Meerrettich oder Kren galt einst als Heil-
mittel (H. Bock, 1577) [37]

armoracia, învigorează şi este mai bun diuretic decât ridichea, de altfel are acelaşi efect ca şi aceasta. Consumat cu oţet, vin, miere sau supă de carne produce poftă de mâncare şi face bine digestiei. Vezi: ridichi (*raphanus agrestis*).

ASPARAGUS (spranghel) – Curăţă şi este echilibrat, cald şi rece. Se transformă în sânge mai repede decât alte zarzavaturi. Face bine la stomac, însă nu de fiecare dată, astfel că spranghelul conservat în ulei cu sare este bine să se consume fiert potrivit. Alţii adaugă şi puţin oţet, aşa fiind mai gustos şi făcând mai bine la stomac, este adevărat însă că are valoare nutritivă mică şi nici zeama sa nu este bună. Elimină blocajele rinichilor şi ale ficatului, în special rădăcina sa şi seminţele. Crenguţele fierte cu unt şi oţet, la fel ca şi hameiul, opresc diareea. Este cultivat în grădini, însă creşte şi singur în zone pietroase şi nisipoase.

AURES (urechi) – Urechile sunt cartilaginoase precum nasul, consumându-se marginea, ba mai mult, nu sunt uşor de digerat.

AVELLANAE (alune) – Vezi: *Nux juglans*, respectiv alunele de pământ (*nuces avellanae*).

AVIUM genus (specii de păsări) – Păsările au valoare nutritivă redusă, însă carnea de pasăre este uşor de digerat, în special cea de potârniche, de porumbel, de cocoş, de pui şi de găină, cea de sturz galben şi negru, precum şi a vrăbiilor mai mici, însă este mai tare decât a primelor păsări; însă şi mai tare este cea de turturea, de porumbel sălbatic şi cea de raţă. Carnea de fazan, din punctul de vedere al digestiei şi al valorii nutritive, se aseamănă cu cea de pui, mai tare fiind carnea de păun, mai greu digerabilă. Carnea de pasăre prăjită este mai uscată, însă cea fiartă în apă oferă organismului o hrană mai bogată în lichide. Carnea de gâscă produce mai multe reziduuri și este mai greu de digerat în raport cu cea a păsărilor amintite înainte. Însă aripile de gâscă sunt mai ușor de digerat și au o valoare nutritivă mare. Aripile de pui cu precădere, însă cele de pui tânăr și bine îngrășat sunt cele mai bune, iar cele mai dăunătoare sunt cele ale găinilor bătrâne și slabe. Picioarele păsărilor aproape că nu pot fi mâncate. Testiculele de cocoș reprezintă o hrană excelentă, în special a cocoșilor mai mari.

BATI fructus (dudă) – Vezi: mure (*mora, rubus*).

BAUCIA (sfeclă de zahăr) – Vezi: morcov (*daucum*).

BETA (sfeclă furajeră) – Are efect curățător, laxativ, uneori însă dă aciditate, astfel că, dacă se consumă în cantitate mare, poate fi dăunătoare stomacului. Provoacă blocaje ale ficatului și ale splinei și are valoare nutritivă redusă.

BOLETI (ciuperci) – Vezi: trufe (*tuber*).

BORAGO (planta limba mielului) – Are efect asemănător cu planta limba boului. Vezi limba boului (*buglossum*).

BOVIS CARO (carne de bou) – Vezi: Cărnuri bine fierte (*carnes probe elixae*).

BRASSICA HORTENSIS (varza) – Varza de grădină[58] fiartă de două ori și astfel consumată are efect constipator, dar fiartă o dată ușor și servită cu ulei și sare are mai ales efect laxativ. Are valoare nutritivă redusă.

BUBULAE CARO (carne de bivol) – Vezi: Cărnuri bine fierte (*carnes probe elixae*).

BUGLOSSUM (planta limba boului) – Are caracter umed și cald, de aceea, se zice, înmuiată în vin umple sufletul cu bucurie.

BUTYRUM recens (unt) – Untul proaspăt are același efect ca și uleiul proaspăt. Hrănește și îngrașă. Dacă se unge corpul cu unt și se masează mușchii cu acesta, pielea, ca și în cazul masajului cu ulei, devină întinsă și grasă. Umezește stomacul, caz în care se poate interveni cu substanțe care usucă. Consumat în cantitate mai mare dăunează stomacului și este laxativ.

---

[58] Posibil: gulie.

CANCRI fluviatiles (raci) – Racii de apă curgătoare sunt destul de hrănitori și nu se strică ușor în stomac, însă sunt destul de greu digerabili. Toamna și primăvara, dar mai ales pe lună plină, se îngrașă. Fiert, racul face bine la astmatici și la ftizici[59]. Ajută și în cazuri de otrăvire. Zeama stoarsă din racii mărunțiți este bună pentru paralizați, băută dimineața și seara având efect de îngrășare.

CANNABIS semen (semințe de cânepă) – Semințele sale reduc balonarea, însă consumate în cantitate mai mare creează probleme la cap, produc fluide dăunătoare și usucă sămânța. Se digeră greu. Unii îi reduc efectul dăunător cu oțet și miere.

CAPPARIS (capere) – Furnizează organismului doar o mică cantitate de hrană. Fructul verde este mai hrănitor, însă pus în sare își pierde mare parte din valoarea nutritivă, iar dacă nu se spală sarea, nu va avea niciun fel de valoare nutritivă. Totuși are efect laxativ, întărește pofta de mâncare slabă, diluează și golește flegma adunată în stomac. Elimină blocajele splinei și ale ficatului. Este indicat a se folosi înainte de orice altă mâncare, înmuiat în oximel sau în ulei de măsline.

CAPRARUM caro (carne de capră) – Carnea de capră produce un fluid rău. Vezi: Cărnuri bine fierte (carnes probe elixae).

CARNES probe elixae (cărnuri bine fierte) – Cel mai bun sânge este produs de acest fel de carne, mai ales dacă provine de la un animal cu lichid bun. Carnea de porc este foarte hrănitoare. Însă carnea de vită o întrece și pe cea de porc, având caracter mai uscat decât cea de porc. Din punctul de vedere al digestiei, carnea de vițel este mai bună și decât carnea vitei mature. Și carnea de ied este mai bună decât cea a caprei. Carnea de capră este mai puțin uscată decât carnea de vită. Carnea de purcel este foarte hrănitoare, mai ales picioarele valorând mult. Carnea de oaie este prea plină de lichid și este vâscoasă. Carnea de ovină produce mai multe reziduuri și are un lichid mai dăunător. Carnea caprei produce un lichid dăunător și este amăruie; a iedului este mai bună. Carnea de țap, din punctul de vedere al digestiei și al producției de lichid folositor, este cea mai rea, urmată de cea de berbec și cea de taur. Carnea animalelor castrate este însă superioară calitativ. Din punctul de vedere al digestiei și al valorii nutritive, carnea animalelor bătrâne este cea mai rea,

---

[59] *Phthisicis* – probabil este vorba de cei suferinzi de afecțiuni ale aparatului respirator.

lucru valabil şi în cazul cărnii de porc. Carnea de iepure produce un sânge gros, însă are un lichid mai bun decât carnea de viţel şi de ovină. Şi carnea de cerb produce un lichid la fel de dăunător şi greu de digerat, precum cele anterioare. Carnea de urs este cea mai rea dintre toate.

CARVUM (chimion) – Chimionul întăreşte şi uscă, înlătură balonările, face bine la stomac şi la digestie.

CASEUS (brânză) – Dintre toate cea mai bună este cea cu mai multă zeamă. Brânza proaspătă, grasă, dulce şi uşor sărată este foarte hrănitoare. Din cauza grosimii lichidului său poate produce pietre la rinichi. Brânza veche şi acrişoară nu este recomandată, deoarece nu este digerată uşor, provoacă sete şi produce fluide dăunătoare.

CASTANEAE (castane) – Sunt calde şi uscate şi, fie că le fierbem, fie că le prăjim, totdeauna sunt dăunătoare: în special acel înveliş ce se află între miez şi coajă produce strângere.

CASTRATA (animale castrate) – Cele castrate sunt mai bune faţă de cele necastrate, iar cele grase, faţă de cele slabe.

CAULIS (varză) – Vezi: Varza (*brassica*).

CEPA (ceapa) – Diluează fluidele, reface pofta de mâncare, înmoaie scaunul şi elimină urina. Dă o culoare bună, însă dăunează vederii şi produce balonare, iar celor bolnavi le dăunează categoric. Fiartă, poate fi consumată cu mai multă siguranţă şi este şi mai săţioasă. Vezi şi: Usturoiul (*allium*).

CEPHALUS (cap)[60] – Capul este comestibil, destul de hrănitor, înmulţeşte sămânţa, însă încetineşte digestia şi este dăunător pentru stomac.

CERASA (cireşe şi vişine) – Cireşele sunt laxative, însă nu fac bine

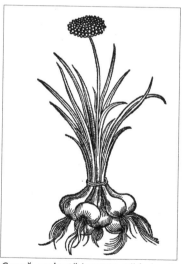

Ceapă, o plantă importantă în bucătărie (J. Wonnecke von Kaub, 1485)

Küchenzwiebel (J. Wonnecke von Kaub, 1485) [38]

---

[60] Denumirea latină (*cephalum*) lipseşte in original.

pentru stomac. Vișinele sunt constipante și fac mai mult bine la stomac. Vișinele acre, datorită efectului de diluare, fac bine stomacului plin cu reziduuri vâscoase, restrâng fierea galbenă, sting setea și fac poftă de mâncare. Ca tip de fruct este lichid și umed, oferind corpului un aliment cu valoare nutritivă mică, fiind, precum celelalte, un fruct cu efect laxativ.

CEREBRUM (creier) – Este lipicios, gros, bogat în lichide dăunătoare, se prelucrează încet și se digeră greu. Dăunează la stomac și provoacă vomă. Însă dacă îl fierbem bine și îl sărăm sau îl condimentăm în alt mod, oferă corpului multe elemente necesare.

CEREVISIA (bere) – Dacă este făcută din boabe de grâu, orz sau ovăz de cea mai bună calitate, este bine fiartă, curată și veche[61], poate fi considerată cea mai bună băutură. Produce un fluid gros, îngrașă, iar stomacul îl înmoaie și îl balonează. Cea făcută din orz este mai rece, cea din grâu este mai hrănitoare, dar și balonează mai tare, iar aceea care este făcută din orz și ovăz, nici nu umflă și nici nu balonează, dar nici nu este atât de hrănitoare. Berea mai groasă este mai rea, iar cea mai fluidă este mai bună. Berea fiartă din hamei înmoaie stomacul, elimină urina, însă dacă are prea mult hamei poate să dăuneze creierului mai bolnav. Berea de calitate proastă și mai puțin fiartă poate provoca crampe stomacale, balonare și colici. Berea proaspătă și tulbure provoacă aceleași neplăceri ca și cea prost fiartă, însă pe lângă acestea umple și ieșirile arterelor, produce balonare, îngreunează respirația, poate produce flegmă, probleme de urinare și nu face bine nici la cei cu pietre la rinichi și la vezică. Beția în urma berii este mai grea și ține mai mult decât beția de la vin. Atrag atenția și asupra faptului că mâncarea de dimineață și cea de seară – dacă se îndeplinesc toate condițiile și nimic nu este împotrivă – este mai bine să fie începută cu bere, nu cu vin. Cine s-a însetat de la prea mult vin să bea bere, deoarece astfel se stinge bine această sete falsă. Berea oțetită este dăunătoare pentru stomac și musculatură.

CERVINA CARO (carne de cerb) – Vezi: Cărnuri bine fierte (*carnes probe elixae*).

CHEREFOLIUM (hasmațuchi) – Reduce balonarea, alină constiparea, făcând bine și la rinichi și vezică.

CICER (năut) – Este o mâncare nu mai puțin producătoare de balonare

---

[61] Adică nu este proaspăt fiartă.

decât fasolea, însă este mai săţioasă decât aceasta. Stimulează dorinţa sexuală şi are un efect curăţător mai mare decât fasolea. Zeama
ei este băută împotriva pietrelor la rinichi, deoarece mai ales năutul
negru micşorează piatra, elimină urina şi sângele menstrual. Năutul
alb curăţă rinichii, splina şi ficatul. Cu ouă şi ceapă, întăreşte organismul, îngraşă şi hrăneşte cu lichide părţile uscate ale corpului.

CINNAMONUM (scorţişoară) – Scorţişoara este caldă şi uscată, se
descompune mai uşor decât alte alimente calde şi este o substanţă
eficientă împotriva oricăror boli de stomac. Descompune şi diluează fluidele groase adunate în stomac. Întăreşte creierul, hrăneşte
ficatul, ajută rinichii şi pieptul cu tuse seacă, face bine la organele
genitale feminine bolnave şi la bilă. Umple de putere extremităţile
amorţite şi membrele care tremură.

CITRIUM, poma citrina (lămâie) – Adică măr medical. Partea sa exterioară este amară şi din cauza acidităţii este greu de digerat. Dacă
miezul îi este consumat cu măsură, întăreşte stomacul. Miezul, care
nu este acru, hrăneşte organismul. Partea sa interioară, fie că este
acră, fie că este apoasă, cu lichid gros, produce uşor flegmă şi este
rece.

CITRULLI (pepene verde) – Este la fel de diuretic precum castravete-
le, curăţă stomacul şi stinge setea. Pentru elementele sale dăunătoare vezi: Castravete (*cucumer*)[62].

COLUMBAE (porumbel) – Carnea este greu de digerat, dar carnea
de porumbel tânăr este de preferat. Vezi: Cărnuri bine fierte (*carnes
probe elixae*).

COR (inimă) – Este greu digerabilă şi este prelucrată încet. Însă dacă
este pregătită adecvat, poate servi organismului nostru ca o hrană
nu de detestat şi cu o zeamă ce nu e rea.

CORIA (piele) – Pielea şi grăsimea păsărilor este mai bună decât orice
piele de animal, însă este mai puţin săţioasă, se digeră greu şi provoacă constipaţie.

CORIANDRUM (coriandru) – Consumat în cantitate mare afectează puterea de judecată. De aceea, să înmuiem înainte seminţele în

---

52 Cuvintele *pepo, melo, cucumer* şi *citrullus* desemnează diferite tipuri de lubeni-
ţă. A nu se confunda numele lor din sec. XVI-lea cu cele botanice de azi. Într-
un vocabular bistriţean (sfârşitul sec. XV) spre exemplu, *pepo* este pepenele,
iar *cucumer* este pepenele verde. În vocabularul lui Murmelius (1533), *mello-
nes* sunt pepenii galbeni.

oțet –aceasta numesc farmaciștii coriandru preparat. Coriandrul astfel pregătit face bine la stomac, întărește și inima și ține hrana în stomac până ce aceasta este bine digerată. Conform lui Plinius,[63] coriandrul bine sfărâmat și amestecat cu oțet conservă bine carnea.

CORNUS (corn) – Fructul este foarte acru, iar, folosit ca aliment, provoacă o puternică constipație și are valoare nutritivă slabă, plus că se digeră încet.

COTURNICES (prepeliță) – Este mai puțin gustoasă decât celelalte păsări, chiar are gust neplăcut, nici stomacului nu-i priește, este un aliment greu, însoțit de o febră rea. A nu se mânca la cină, cel mult ca gustare ușoară.

CROCUS (șofran) – Este cald și uscat, având un ușor efect astringent. Datorită acestei calități, întărește inima și alte organe. Datorită vigorii sale moderate și a efectului de uscare, grăbește digestia și prelucrarea alimentelor. De asemenea, este bine tolerat de stomac, pieptul bolnav și de intestine. Induce somnul. Nu trebuie să se exagereze, deoarece consumat fără măsură poate provoca o paloare nesănătoasă, dureri de cap și lipsa poftei de mâncare.

CUCUMERES (castraveți) – Au același efect diuretic precum pepenele galben. Celor care gătesc bine castraveții și îi consumă într-o cantitate mare, după o perioadă mai lungă, li se va aduna în vene un lichid dăunător, care, dacă apare cea mai mică ocazie pentru alterare, poate duce la febre maligne, iar dacă nu se asimilează destul de repede, se poate transforma într-un fluid asemănător otrăvurilor mortale. În general se poate spune că orice fruct umezește și răcorește, hrănește slab și produce lichide dăunătoare. Sâmburii sunt diuretici, cu efect de curățire, dăunători pentru cei cu pietre la rinichi.

CUCURBITA (dovleac) – Răcește și umezește, de aceea are valoare nutritivă redusă, este laxativ și stinge setea. Sâmburii sunt diuretici și sfarmă piatra de la rinichi. Pentru efectele dăunătoare, vezi la castraveți (*cucumeres*).

CYDONIA (gutuie) – Consumată înainte de mâncare este bună împotriva sângerărilor, zeama oprind voma. Zeama fiartă cu miere dă poftă de mâncare. Poate fi condimentată și cu puțin piper alb, cu ghimbir și oțet, cu zahăr având același efect.

CYMINUM (chimion roman) – Este cel mai gustos dintre multe

---

[63] Naturalis historia, 20, 57.

condimente, fiind deseori folosit la producerea medicamentelor pentru stomac, dizolvă flegma, alină balonarea, crampele stomacale și durerile de intestine.

DACTYLI (curmală) – vezi: Fruct de palmier (*palmae fructus*). DAUCUM[64] (păstârnac) – Mai este numită și Staphilinum și sfeclă galbenă. Rădăcina îi este consumată deopotrivă fiartă sau crudă, dar este mai puțin hrănitoare decât sfecla. Întărește, relaxează, macină, e diuretic, balonează și produce un sânge nu prea sănătos. Gustul este plăcut, este bun pentru stomac, produce poftă de mâncare și are efect laxativ. Sămânța păstârnacului de pădure nu balonează deloc, însă este diuretică. Farmaciștii îl numesc greșit sfeclă pentru animale (baucias); și efectele îi seamănă cu ale păstârnacului de grădină. DEUTERIUM (vin nou) – Vezi: Vin făcut cu apă (*lora*) sau Struguri albi.

ERUCA [sativa] (voinicică) – Semințele ei sunt calde, sporesc dorința sexuală și provoacă dureri de cap. Ea diluează flegma, reduce balonarea și deschide căile ficatului și ale splinei. Produce dureri de cap numai atunci când este consumată singură.

FABAE (fasolea) – Balonează și curăță. Însă fasolea galbenă nu balonează așa tare. Consumată fără sare provoacă vise urâte și greață și afectează simțurile.

FAEX vini (drojdie) – Usucă, dizolvă, însă are și efect constipator. Se poate folosi atât în cazul bolilor umede, cât și a celor care dau scurgeri.

FARINACEUS pollen (fulgi de grâu) – Potrivit caracteristicilor, ca aliment se aseamănă cu amidonul, dar este mai cald. Vezi: grâu (*triticum*).

FICUS (smochina) – Smochinele uscate au efect de uscare de categoria a doua[65]. Câștigurile de pe urma lor sunt următoarele: ajung repede în stomac, străbat rapid întreg organismul, au efect curăță-

4 *Daucus (Daucus carota L.)*.
5 Conform sistemului, în forma sa finală preluat de la Al-Kindi (sec. IX), însă realizat pe baza celui stabilit încă de către Gallenus, alimentele au fost împărțite în 4 categorii: uscate, umede, calde, reci.

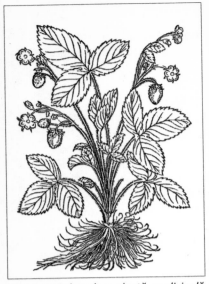

Fragi, mai demult o plantă medicinală apreciată (H. Bock, 1577)

Die Walderdbeere – ehemals geschätzte Heilpflanze (H. Bock, 1577) [39]

tor excelent[66], astfel, de la consumarea lor regulată, la bolnavii de rinichii se desprind numeroase firicele de nisip[67]. Asemănător cu fasolea, pulpa smochinei este uşoară. Balonează. Consumată într-o cantitate mai mare, poate crea probleme. Nu produce cel mai bun tip de sânge. Are şi efect de diluare şi dizolvare, obligă stomacul să se golească şi poate curăţa şi rinichii. Este dăunătoare ficatului şi splinei şi celor predispuşi la balonare, în afară de momentele în care este consumată cu mirodenii calde, spre exemplu cu ghimbir şi alte substanţe cu efect dizolvator.

FOENICULUM (fenicul) – Folosindu-i seminţele ca aliment sau în amestec cu băutura din arpacaş, induce lactaţie la mame. Consumul regulat al seminţelor păstrează bunăstarea ochilor, fereşte stomacul de balonare şi scade dimensiunea pietrelor din zona inghinală.

FRAGA (fragi) – Răcoresc moderat, sting setea, au gust bun, fac bine la stomac, însă au valoare nutritivă redusă. Consumate cu vin şi zahăr au efect diuretic, făcând bine celor cu pietre la rinichi şi vezica urinară. Are aceleaşi efecte ca şi zmeura.

FRUCTUS, poma (fructe) – Merită să ştim că acele fructe cu care oamenii obişnuiesc să se hrănească, cum ar fi perele, merele, prunele şi piersicile, oferă organismului o hrană lichidă şi umedă, au valoare nutritivă redusă şi produc fluide dăunătoare.

FUNGI (ciuperci) – Alimentul oferit de ciuperci este vâscos şi rece, cu lichid dăunător. Unele ciuperci, mai ales cele înclinate prin natura lor spre descompunere, pot cauza chiar şi moartea. Vezi: trufă (*tuber*).

---

[66] *Abstergendi facultas* – în realitate »efect de eroziune«, adică este în stare să îndepărteze reziduurile alimentare aflate în descompunere depuse pe organe, pe pereţii arterelor şi ai stomacului.

[67] *Phretici – nephritici*. Potrivit unei concepţii vechi, nisipul de la rinichi reprezenta resturi erodate de pe pereţii stomacului şi ai vaselor de sânge.

FURFUREUM jusculum (supă de tărâțe) – Întărește și usucă ușor. Are valoare nutritivă redusă. Amestecată cu oțet întețește pofta de mâncare și face bine și la stomacul mai cald, însă pentru stomacul mai rece este recomandat să fie amestecată cu miere. Este mai sățioasă dacă se consumă cu mei sau cu ulei obișnuit.

GALLINAE caro (carne de găină) – Este o hrană cu caracter moderat, deoarece nu este caldă, dar nici rece. Dă o culoare bună omului. Mai vezi: Specii de păsări (*avium genus*).

GARYOPHYLUM (cuișoare)[68] – Întăresc capacitatea de memorare a creierului, limpezesc vederea încețoșată, întăresc inima, stomacul și ficatul, au un efect miraculos de înviorare a digestiei și fac bine aproape fiecărui organ intern.

GHIMBIR (Zinziber) – Este un aliment folositor, fiind consumat ca mirodenie[69]. Are efect de întărire și ajută la digestie, laxativ ușor, face bine la stomac.

GLANDES (ghinda) – Nu este mai puțin hrănitoare decât cerealele, dar este greu digerabilă, conține un lichid dens și tranzitează greu sistemul digestiv. Castanele sunt mai bune din toate punctele de vedere.

GLANDULAE (glande) – Carnea diferitelor glande este chiar bună, în special ugerul de scroafă plin cu lapte. Nu este mai puțin hrănitoare decât celelalte cărnuri.

HEPAR (ficat) – Ficatul fiecărui animal conține un lichid gros și este greu digerabil. Trece greu prin sistemul digestiv, însă dacă a fost digerat este foarte hrănitor. Cel mai gustos este ficatul gâștelor și găinilor grase, urmat de cel de porc. Consumul ficatului de berbec poate cauza epilepsie, același lucru provocând și ficatul prăjit de țap.

HIRCORUM caro (carne de țap) – Carnea de țap este cea mai dăunătoare, indiferent dacă omul se uită la calitatea lichidului ei sau la felul cum se digeră. Vezi: Cărnuri bine fierte (*carnes probe elixae*).

HOEDUS (ied) – Carnea de ied este mai bună decât cea a caprei. Vezi: Cărnuri bine fierte (*carnes probe elixae*).

---

[68] *Garyophylum* poate însemna și conopidă, aici însă clar nu este vorba de legumă, ci de mirodenie.

[69] *Cum condimento* – literal »cu condimente«, însă probabil este o greșeală gramaticală.

HORDEUM (orz) – Orzul este mai puțin hrănitor decât grâul[70]. Consumat sub formă de fiertură lichidă de arpacaș este mai hrănitor decât mămăliga de orz. Vezi: decoct din păsat de orz (*ptisana*).

HYDROMELI (hidromel) – În latină este numit melicratum sau apă cu miere. Este făcut în următorul mod: la 8 părți de apă se amestecă 1 parte de miere, după care se fierbe până face spumă. Nu este recomandat colericilor, deoarece și el devine fiere. Fiert pe jumătate are același efect de întărire ca și vinul sau vinul nou. În special este folositor omului răcit, slăbit, cu dureri de stomac, cât și celor cu tuse, celor cu aprindere de plămâni și celor ce transpiră abundent. Dacă conține multă ceară de albine[71], dăunează bolnavilor. Pe timp de căldură este mai bun decât apa cu zahăr. Dacă după 7 zile de consum slăbim foarte tare sau stomacul nostru nu-l digeră corespunzător, să revenim la băut vin sau mai bine la vinul cu miere, care este numit mulsum. Apă cu miere nefiartă să se bea atunci când este dorită purgația sau voma. Produce balonare și crampe intestinale.

INTESTINA (intestine) – Stomacul și burta sunt greu digerabile, produc un fluid nu în totalitate cu sânge, dar nici fără cusur, ci mai rece și mai crud decât ar trebui. De aceea este nevoie de mult timp până sunt digerate și se transformă în sânge bun.

INTYBUM (andiva) – Are caracter rece și umed, însă mai puțin decât salata.

IUNIPERI fructus (ienupăr) – Fructele de ienupăr curăță ficatul și rinichii, diluează fluidele groase și lipicioase. Însă pentru corpul uman contribuie cu o valoare nutritivă mică. O cantitate mai mare produce crampe abdominale, întărește capul și-l umple și mai mult, uneori produce dureri de stomac. Are efect diuretic moderat.

IUS caulium (zeama de varză) – Consumată călduță, ca atare sau cu puțină sare, are efect laxativ.

IUS gallorum veterum (zeamă de cocos bătrân) – Vezi: Supă de cocoș (Gallorum veterum iusculum).

IUS piscium (zeamă de pește) – Zeama preparată din pește proaspăt, consumată ca atare sau cu vin, are efect laxativ; în special pentru

---

[70] Aici, textul corespunde în totalitate cu cel al lui Matthioli, de la care Paulus Kyr a luat mare parte din textul său. (Matthioli: *Commentarii ad Discoridem. II. 79.)*

[71] *Plurimum ceraginis (sic!) sibi vendicat* – din nou un citat cuvânt cu cuvânt din Martthioli, în plus, aici Martthioli a folosit un astfel de cuvânt (*cerago*»ceară de albine«) care în latina clasică nu exista, rar folosit chiar și în evul mediu.

acest motiv să se facă din biban şi chefal, nu şi din alte specii otrăvitoare. Peştele trebuie fiert în apă, cu ulei, cu sare şi mărar.

LAC (lapte) – Oricare fel de lapte este compus din trei substanţe: brânză, zer şi grăsime. Laptele de capră are consistenţă medie, dintre toate fiind cel mai gros. Cu cât este mai gros laptele, cu atât este mai hrănitor, cu cât este mai slab, cu atât este mai puţin hrănitor. În stomac laptele se brânzeşte uşor, de aceea obişnuim să amestecăm în el miere sau sare.

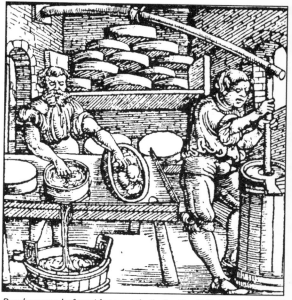

Producerea brânzei într-o stână elveţiană (J. Stumpf, 1548)
Käserei auf einer Schweizer Sennhütte (J. Stumpf, 1548) [40]

Dintre majoritatea alimentelor, laptele este cel mai bun şi are lichidul cel mai bun. Însă şi prea mult lapte este periculos, mai ales pentru cei predispuşi la formarea de piatră. Înfundă şi ficatul celor care sunt predispuşi la asta. Astfel sunt cei care au artere ale ficatului cu terminaţie strâmtă, care adună alimentele transformate în reziduuri intestinale. Pentru piept şi pentru plămâni este bun orice tip de lapte, însă la cap nu face bine, numai dacă acesta este foarte sănătos; de asemenea, nici stomacului, care se poate balona. Laptele cu mult zer diluează fluidele groase şi are efect laxativ. Laptele brânzit are dimpotrivă efect constipator şi produce un fluid gros, care poate determina blocaje în ficat şi pietre la rinichi. Consumul continuu de lapte dăunează şi danturii şi gingiilor, de aceea este recomandată limpezirea cu vin. Pe lângă acestea, nu face bine nici bolnavilor cu febră.

LAC acidum (lapte acru) – În greacă oxigalacte. Din diferite motive, un stomac mai rece decât ar trebui este capabil să digere destul de greu laptele acru. Însă cel cu o temperatură adecvată este în stare să-l digere măcar în parte, chiar dacă nu uşor. Stomacul de tip mai cald are şi unele beneficii de pe urma lui. Ceea ce nu se digeră din acesta în stomac se transformă în acid sau abur. În lipsa temperaturii prielnice se transformă în acid, iar dacă este prea cald, se evaporă în aburi sau miasme. Laptele acru produce lichid gros şi rece, obişnuind să producă piatră la rinichi, ba mai mult dăunând danturii şi gingiilor; astâmpără setea.

LACTUCA (salata) – Dintre toate zarzavaturile zeama salatei este cea mai bună, deşi produce prea mult sânge. Sunt unii care, vara, o consumă crudă. Cei mai mulţi – chiar înainte de a avea tulpină – o consumă fiartă în apă. Salata mâncată seara induce somnul şi împiedică producerea fierii[72]. Fluidul îi este rece şi bogat în zeamă, dar nu dăunător. Nu constipă, dar nici nu produce purgaţie, astâmpără setea. Este de mare folos dacă dorinţa lui Venus umple inima[73].

LAGANA (lipie cu ulei) – Vezi: Pâine (panis).

LEMONII fructus (lămâie verde) – Sucul amar amestecat cu vin poate fi dat celor cu colici, celor ce au diaree şi celor ce scuipă sânge. Are acelaşi efect ca şi lămâia sau portocala. Vezi: Lămâia (citrium).

LENS (linte) – Conţine un fluid gros şi dăunător, produce fiere neagră. Fiartă de două ori are efect constipator, opreşte diareea, în timp ce întăreşte stomacul, intestinele şi întreg sistemul digestiv. Face bine celor cu colici şi diaree. Crudă, este mai puţin hrănitoare, însă se digeră mai repede deoarece coaja sa are efect laxativ, iar interiorul efect constipator. Fiertura de linte pregătită cu ulei şi sare are efect laxativ. Deoarece produce balonare, trebuie adăugat şi cimbru.

LEPORIS caro (carne de iepure) – Vezi: Cărnuri bine fierte (carnes probe elixae).

LIEN (splina) – Este privită ca având un fluid rău, deoarece produce un sânge bogat în fiere neagră.

LINGUA (limba) – Este mai puţin hrănitoare, dar conţine lichid bun şi este uşor de digerat.

LORA (vin diluat) – Vezi: Strugurii albi (uvae albae).

LUPULUS (hamei) – Este rece, împiedică formarea fierii şi a sângelui. Fiert în vin, ulei sau unt, alină crampele stomacale la fel ca şi sparanghelul. Unii adaugă puţin oţet şi sare, astfel consumat îmbunătăţeşte pofta de mâncare.

LUPUS (bibanul de mare) – Mâncarea făcută din biban de mare sau alt tip de peşte produce un sânge mai diluat decât mâncărurile pregătite din animale de uscat. Vezi: Peşte bun (pisces optimi).

---

[72] Choleram reprimit – poate fi interpretat şi ca având efect constipator.
[73] În original, pentametru, probabil este un citat, neidentificat.

MACIS (înveliş al seminţei arborelui de nucşoară) – Usucă în gradul al treilea, undeva la mijloc între răceală şi căldură. Astringent, ajută celor cu colici şi crampe stomacale, întăreşte stomacul şi accelerează digestia, în mâncare sau băutură face bine celor ce suferă de ficat, de astm, de probleme la intestine sau la stomac.

MALA (măr) – În toate tipurile de mere se găseşte un lichid rece şi plin cu reziduuri, iar acelea dintre ele care au miezul moale şi plin cu zeamă sunt mai reci şi mai umede decât celelalte. Mărul dulce este zemos, dar nu neapărat rece. Cel amar este mai rece decât cel dulce, dar nu este foarte zemos. Cel acru este rece, dar este capabil să dilueze fluidele adunate în stomac. Dacă în stomac găseşte fluide groase, le diluează şi le direcţionează în jos, astfel fluidizând excrementele. În schimb, dacă stomacul este curat, acelaşi tip de măr are efect mai mult constipator. Mărul amar sau uscat este eficient împotriva vomei, diareei şi a infecţiilor la intestine. Este bun şi împotriva scaunului cu sânge, a inflamaţiei şi a sincopei[74]. Mărul dulce, copt şi aromat şi care a fost ţinut peste iarnă este mai mult cald şi zeama lui se absoarbe mai uşor. Acest fel de măr ajută stomacul nesigur, face poftă de mâncare, iuţeşte digestia, întăreşte inima, înseninează spiritul. Dacă este puţin amărui, se goleşte mai repede. Mărul dăunează musculaturii[75].

MALA aurantia, poma aurantia (portocală amară) – Are acelaşi efect ca şi lămâia, vezi: Lămâie (citrium).

MALA punica seu mala granata (rodia) – Rodia are valoare nutritivă foarte mică. Zeama ei întăreşte stomacul în aşa fel încât elimină toate fluidele adunate în pereţii stomacului. Rodia dulce este bună împotriva plămânilor cu căile inflamate, zeama sa elimină diareea, întăreşte stomacul şi ficatul. Rodia acră este bună pentru ficat şi pentru durerile stomacului, alină senzaţia de vomă, dăunează însă plămânilor şi vocii. Boabele sale produc constipaţie; coaja tare a fructului este însă mai eficientă.

MALUM medicum (»măr medical«) – Vezi: Lămâie (citrium).

MARZAPANIS (sic!) (marţipan) – Este o hrană excelentă, bine digerabilă, face bine la plămâni şi rinichi, îngraşă, creşte pofta sexuală şi reduce din aciditatea urinei.

MEDULLA ossium (măduvă) – Este mai dulce decât creierul, este

---

74 Leşin sau pierderea regulată a cunoştinţei.
75 Sau nervilor.

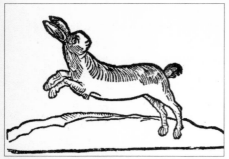

Iepurele de câmp (J. Wonnecke von Kaub, 1485)
Feldhase (J. Wonnecke von Kaub, 1485) [41]

mai gustoasă și mai grasă, însă are același efect. Consumată în cantitate mai mare, provoacă vomă. Însă dacă este digerată corect, este sățioasă.

MEL (miere) – Din cauza acidității sale determină golirea stomacului; dacă nu se digeră în stomac, produce balonare în intestine și creează probleme de urinare. Mierea fiartă fără apă este mai hrănitoare decât cea crudă. Celor bătrâni și, în general, celor cu organism mai rece, le este recomandată mierea, înmoaie plămânii și apără stomacul de materialele în putrezire. În timpul verii însă, în organismul celor de vârstă medie și al celor cu corp mai cald, se transformă în fiere.

MEL sachar (zahăr) – Zahărul de miere, adică zahărul, este mai consistent decât mierea, poate fi folosit drept laxativ, făcând bine și la stomac, rinichi și vezica urinară. Dacă îl fierbem și culegem spuma, alină setea și tusea. Are un efect asemănător cu cel al mierii, însă zahărul nu este dăunător la stomac și nu provoacă sete, precum mierea.

MELICRATUM (Melicratum) – Vezi: *hidromel*.

MELONES (pepene galben) – Înmoaie ușor conținutul stomacului. Sâmburii săi sunt diuretici, curăță rinichii, vezica urinară, sfarmă piatra de la rinichi și curăță pielea. Zeama sa este o hrană foarte slabă. Vezi: Castravete (*cucumeres*).

MILIUM, panicum (mei) – Răcește, usucă, hrănește puțin și are efect constipator. Poate fi făcut mai gustos cu ajutorul untului sau al unturii, devenind mai ușor digerabil și mai puțin constipator și mult mai hrănitor. Țăranii îl consumă fiert în lapte. Produce un lichid bun. Orezul poate fi pregătit precum meiul. Vezi: Orez (*oriza*).

MORA (dude) – Dudele necoapte produc balonare și constipă. Cele coapte umezesc prea tare, răcesc moderat și consumate înainte de alte mâncăruri au efect laxativ. Nu sunt prea dăunătoare pentru stomac, însă au valoare nutritivă redusă. Dudele dulci sunt calde, iar cele acre sunt reci. Dacă rămân multă vreme în stomac, se strică la fel ca și pepenele galben. Zeama acestora face bine la infecțiile produse în faringe. Același efect îl au și murele (*rubus*).

MULSUM (vin de miere) – Vinul de miere făcut din vin vechi acru și miere de calitate bună este cel mai bun. Balonează mai puțin și își arată rapid efectele benefice. Este hrănitor pentru cei vârstnici. În cazul celor de vârstă mijlocie face bine la stomac, este diuretic, însă este dăunător dacă este consumat după mâncare. Consumat înainte de mâncare, la început umple, dar apoi trezește foamea. Se pregătește din două măsuri de vin și o măsură de miere. Alții, pentru a-l pregăti cât mai repede[76], fierb mierea cu vinul, iar după aceea îl strecoară. Este recomandat să se bea în cazul în care partea rece a organismului devine dominantă, consumul des este recomandat pentru a combate reziduurile reci din creier, din musculatură și alte părți ale corpului, adică este benefic pentru cei care suferă de gută, de probleme la articulații, de probleme mintale, dar și pentru bătrâni.

MUSTUM (must) – Vezi: Struguri albi (*uvae albae*).

NUCES avellanae (alune) – Mai sunt denumite și nuci din Pont. Sunt reci și uscate, cu valoare nutritivă redusă și dăunează la stomac.

NUX aquatica (nucă de apă) – Vezi: Nucă de apă (*tribulus aquaticus*).

NUX indica (nucă indiană)[77] – Este caldă și umedă. Produce sânge bun, interiorul sau măduva înmulțind sperma.

NUX juglans (nucă) – Partea sa interioară este comestibilă, după natura sa este uleioasă și poate înmulți fierea. Nuca verde este mai sănătoasă, fiind laxativă. Nuca uscată, înmuiată în apă și curățată de pieliță, va avea același efect ca și cea verde. Folosește împotriva amorțirii dinților. Uneori poate produce beșici în gură și poate amorți și limba. Alunele sunt mai puțin sățioase decât nucile, însă și dăunează mai puțin la stomac. Este greu de digerat, conține fiere și dă dureri de cap.

NUX moschata (nucșoară) – Consumul ei întărește creierul și organele respiratorii îmbolnăvite din cauza frigului, dar face bine și stomacului, ficatului, splinei bolnave și ochilor. Este bună și împotriva diareei și a problemelor de bilă.

NUX pinea (fruct de pin coconar) – Vezi: Sămânța de pin (*pini fructus*).

NUX pistacea seu pistacia (fistic) – Hrănește puțin, ajută moderat stomacul, întărește ficatul, este aromat, amărui și are calitatea de a strânge ușor.

---

[76] Dacă se pregătește crud, trebuie lăsat să stea luni de zile.
[77] Frunză de copac indian, *malabathrum*.

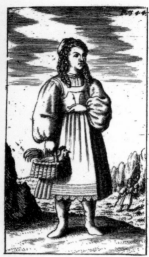

Ţărancă româncă din Ardeal cu o găină (H. J. Schallenberger, 1666)

Siebenbürgisch-rumänische Bäuerin mit einer Henne (H. J. Schallenberger, 1666) [42]

OCULI (ochii) – Muşchii şi grăsimea ochilor de animale sunt comestibile. Muşchii se asimilează mai repede, grăsimea însă pluteşte prin stomac; şi globul ochiului este prielnic.

OLEUM (ulei) – Uleiul dulce învigorează, înmoaie, umezeşte, se digeră uşor şi hrăneşte repede. Are acelaşi efect ca şi untul proaspăt. Vezi: Unt (*butyrum*).

OLEUM lini (ulei de in) – Este cald şi umed. Dacă se consumă în plăcinte împreună cu miere şi borş, alină dificultăţile respiratorii şi tusea, fiind bun şi pentru stomacul rece şi pentru problemele intestinale. Consumat din belşug amplifică dorinţa sexuală.

ORYZA (orez) – Este o hrană echilibrată, uşor de digerat. Fiert cu unt nu provoacă balonare. Alină senzaţia de vomă şi problemele intestinale. Pregătit cu lapte poate produce constipaţie şi îngraşă. Reduce cantitatea de urină şi scaun, alinând şi balonarea. Mâncărurile din orez şi mei se fac la fel, efectul lor fiind aproape acelaşi. Pregătit cu lapte, alimentează zonele uscate cu fluide, de aceea poate fi considerat un aliment doar moderat umed sau uscat. Are un caracter mai mult rece. Hrăneşte puternic corpul. Este o hrană nerecomandată celor cu blocaje la rinichi şi ficat şi celor cu pietre la rinichi. Este mai puţin periculos dacă este consumat cu lapte de migdale şi zahăr.

OVA (ouă) – Ouăle de găină şi fazan sunt cele mai bune. Ouăle de gâscă sunt mai rele. Ouăle cleioase[78] sunt cele mai bune, ouăle fierte moi fiind mai puţin hrănitoare, însă mai uşor de digerat. Ouăle tari sunt cel mai greu de digerat şi se asimilează greu, pe deasupra dând organismului o hrană grea. Oul prăjit în cenuşă fierbinte se asimilează greu şi produce un lichid dăunător. Omleta făcută în tigaie este cea mai rea hrană, deoarece în timp ce fierbe, oul intră în putrefacţie şi produce un lichid gros şi dăunător. Oul răscopt[79] este mai bun decât cel prăjit şi decât cel fiert; dacă este gătit prea mult (este prea dens), este asemănător cu cel prăjit sau fiert. Cel cu densitate medie este mai uşor de digerat decât oul tare şi serveşte drept o hrană mai bună pentru organism. Oul moale ajută în afecţiunile

---

[78] *Ova tremula* – în traducere fidelă »ouă tremurânde«.
[79] *Ova suffocata.*

cutiei toracice, alină tusea şi face bine împotriva răguşelii. Are efect bun asupra stomacului, a ficatului, rinichilor şi asupra scaunului, protejând şi vezica urinară. Oul tare este considerat o hrană perfidă şi greu de digerat. Dacă fierbem oul întreg, în oţet şi îl consumăm astfel se poate combate diareea. Amestecat cu ceva amărui, efectul este mai puternic.

OVILLA caro (carne de ovină) – Vezi: Cărnuri bine fierte (*carnes probe elixae*).

OXIMEL (oximel)[80] – Din punctul de vedere al apărării sănătăţii este foarte folositor pentru orice vârstă şi constituţie corporală, deoarece elimină toate tipurile de blocaje şi lărgeşte căile mai strâmte în aşa măsură încât nu rămâne în ele vreun fluid gros, vâscos, însă e adevărat că nu poate da o stare deosebită ori prea multă putere.

PALMAE fructus (fruct de palmier) – Numit palmula, iar în farmacii curmală (*dactulos*). Este moderat călduţ, folositor la întărirea intestinelor şi a stomacului, mai ales după ce s-a copt. Constipă, produce un lichid gros şi vâscos. Consumat în cantitate mai mare produce dureri de cap, în special curmalele verzi fiind dăunătoare.

PALUMBA (porumbel sălbatic) – Vezi: Specii de păsări (*avium genus*).

PANIS (pâine) – Cea mai curată pâine se digeră foarte încet, iar pâinea albă de grâu posedă o valoare nutritivă deosebită. Aceasta este urmată de pâinea de culoare mai închisă[81], locul trei este ocupat de pâinea intermediară, a patra fiind pâinea neagră, iar ultima este pâinea din tărâţe: aceasta din urmă este cel mai puţin săţioasă. Însă din punctul de vedere al digestiei pâinea cea mai uşor de digerat este cea care conţine mai multă drojdie şi care a fost lăsată să crească bine şi a fost coaptă la foc mic. Pâinea din care lipseşte cu totul drojdia nu este recomandată. Iar acelea care au fost coapte pe fundul cuptorului sau în cenuşă, sunt greu de digerat, deoarece coaja li se prăjeşte prea tare, iar interiorul rămâne crud. Dacă se amestecă în ea şi puţină brânză, chiar şi cea mai bună pâine devine dăunătoare. Plăcintele au un lichid gros şi produc un fluid crud, provoacă constipaţie doar dacă nu se amestecă în cocă şi puţină miere. Lipia cu ulei[82] pregătită din făină de grâu are lichidul gros şi se asimilează încet. Produce

---

[80] Sirop preparat din miere şi oţet.
[81] Prima este pâine făcută din *siligo, iar cea de-a doua din similago*.
[82] *Laganum.*

blocaje la ficat, în părțile tranzitate de hrană, agravează bolile splinei, în fine, cauzează piatră la rinichi. Dacă este digerată corespunzător și absorbită în sânge, este foarte hrănitoare, cu miere va avea însă o calitate diminuată. Plăcintele făcute cu lapte și miere au un lichid gros, având aceleași efecte dăunătoare ca și lipia cu ulei. Pâinea de orz este mai rece decât pâinea de grâu și are valoare nutritivă redusă. Vezi: grâu fiert (*triticum elixum*).

PAPAVERIS semen (mac) – Semințele de mac răcoresc, dacă le consumăm cu pâine au un efect de somnolență moderat, dar dacă înghițim o cantitate mai mare, ne adorm. Este greu de digerat, dăunează capului, pe care îl îngreunează. Organismului nu-i oferă o hrănire demnă de menționat. Consumul lor cu pâine și miere răcește mai puțin și este mai puțin dăunător, însă devine mai săția.

PASSER (vrabie) – Dacă vrei să faci dragoste, ea îți dă creierul ei[83]. Vezi: Specii de păsări (*avium genus*).

PASSULAE (stafide) – Sunt hrănitoare, curăță și diluează fluidele, întăresc stomacul și sunt bune și împotriva durerilor intestinale.

PASTINACA (păstârnac) – Vezi: Păstârnac, sfecla galbenă (*daucum*).

PAVONUM caro (carne de păun) – Se digeră mai greu decât carnea de găină. După ce ai omorât păunul, atârnă-l peste noapte și numai apoi fierbe-l bine. Face bine celor ce desfășoară o activitate fizică grea și celor care au stomacul cald.

PEDES (picior) – Are valoare nutritivă mică și aproape că se poate spune că nu este bun pentru mâncat, numai că piciorul de purcel este o mâncare cu adevărat bună.

PERDIX (potârniche) – Potârnichea și fazanul sunt asemănătoare și fac bine celor în convalescență. Cărnurile de fazan, prepeliță și turturică sunt mai bune dacă sunt consumate toamna. Vezi: Păsări (*avium genus*).

PERSICA (piersică) – Pulpa piersicii, la fel ca și sucul, se poate strica ușor, fiind dăunătoare în general. În general, este important să fie consumată înainte de alte alimente pentru că astfel este absorbită mai repede și înainte de celelalte bucate ușurează tranzitul. Însă dacă o consumăm după mâncare, se strică și afectează și celelalte alimente. Piersica aromată este cea mai bună, însă dacă nu este consumată împreună cu un vin aromat, strică fluidele corpului. Piersica moale este laxativă, iar cea uscată produce constipație.

---

[83] În original este pentametru, o adaptare a unei epigrame de Marțial (XIII.67).

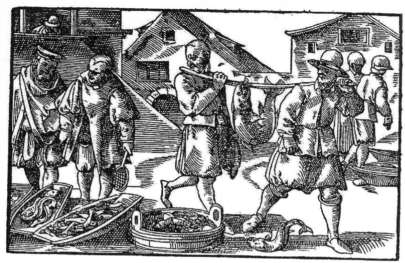

Piață de pește (H. Bock, 1577) / Fischmarkt (H. Bock, 1577) [43]

PETROSELIUM (pătrunjel) – Este un aliment ideal pentru înlăturarea balonării. A se consuma de către cei ce au capul, ficatul, splina și rinichii pline cu flegmă, dar folosește și celor cu piatră la rinichi.

PHASIANI caro (carne de fazan) – Este ușoară pentru stomac, această pasăre meritând cele mai mari felicitări. Vezi: Potârniche (perdix).

PINI fructus (sămânță de pin) – Prin înmuiere în apă, pentru a scoate gustul amar, devine un aliment moderat, bogat în ulei. Are un lichid gros și folositor, așadar hrănitor, însă nu se digeră ușor.

PIPER album (piper alb) – Este mai folositor pentru stomac, dar este mai picant decât piperul negru. În general este întăritor, apărător al sănătății, producător de foame și are efect de ușurare a digestiei. Nu este bun pentru colerici.

PISA (mazăre) – Întreaga sa consistență este asemănătoare cu a fasolei și tot așa trebuie și consumată; desigur, nu balonează la fel ca fasolea și nici nu are un efect purgativ asemănător, astfel încât se asimilează mai încet în comparație cu fasolea. Este mai sănătoasă fără coajă, iar cu lapte de migdală este mai gustoasă. Fiartă cu supă de carne sau ulei de in și cu puțin chimion sau piper este mai hrănitoare și balonează mai puțin.

PISCES (pește) – O parte dintre soiurile de pește este umedă și rece. Cel mai bun pește are carnea tare, fragedă și zemoasă; este cel care trăiește în ape curate, curgătoare și cu nisip sau în locuri în care

apa curge rapid şi în cantitate mare. Însă nu este bun peştele ca
trăieşte în ape stătătoare în care nu se varsă niciun râu importar
sau din care nu porneşte vreun curs de apă mai mare. Cea mai re
este apa stătătoare din care nu se scurge nimic, ci rămâne neschin
bată. Mâncarea făcută din peşte produce un sânge mai diluat dec:
cea făcută din animale de uscat. Peştele proaspăt umple organismu
cu umezeală, sporind laptele şi sperma. Să se ferească de consumu
peştelui cei care au probleme cu stomacul sau al căror stomac est
plin cu fluide dăunătoare. Peştii săraţi pe jumătate sunt mai buni de
cât cei proaspeţi. Însă peştii săraţi de multă vreme nu sunt buni. S
nu mâncăm deodată peşte şi alt fel de carne, iar după alte mâncărur
să nu consumăm peşte şi mâncăruri cu lapte. Peştii mai puţin săraţ
consumaţi în cantitate mică, readuc pofta de mâncare.

PLACENTA (plăcinta) – Vezi: pâine (*panis*).

PORCORUM et porcellorum caro (carne de porc şi de purcel) – Vez
Cărnuri bine fierte (*carnes probe elixae*).

PORTULACA (floare de piatră) – Are valoare nutritivă mică, est
umedă, rece şi elastică. Este folositoare în cazul febrei mari.

PRUNA (prune) – Valoarea lor nutritivă este foarte mică, sunt totuş
de folos celor ce vor să-şi facă stomacul moderat de umed şi rece
Uscate, ele pot fi folosite ca şi smochinele. Prunele mari şi moi sun
cele mai bune, având efect moderat de strângere. Prunele mici, tar
şi acre sunt mai rele. Dacă sunt fierte în apă cu ceva mai multă mie
re, au un puternic efect laxativ, fie că sunt mâncate doar prunele
dar şi dacă se bea apa cu miere după ce se mănâncă prunele; însă
nu chiar după mâncare, ci după puţin timp. Prune crude mănâncă
cei care ţin cură de slăbire, efectul fiind unul purgativ. Prunele dulc
astâmpără setea şi produc fiere. Bătrânii să le consume doar dac:
au băut înainte vin vechi. Prunele uscate readuc pofta de mâncare
Prunele necoapte, dulci, dăunează stomacului. Fructele prunilor de
pădure, pe care farmaciştii le numesc acatia[84], sau zeama lor au ur
efect constipator cert.

PTISANA (decoct din păsat de orz) – Are efect de răcorire şi umezire
dar în timpul gătirii se umflă, din această cauză este bine să se ames-
tece cu miere sau chimion, piper sau oţet. Dacă orzul este fiert cu
tot cu coajă, curăţă, fără coajă, umezeşte. Pregătit corect, face bine
atât bolnavilor cât şi celor sănătoşi; cu toate că de altfel este elastic,

---

[84] Se poate să fie vorba de porumbe, fructele porumbarului (*Prunus spinosa*).

lipicios, vâscos şi are umezeală medie, decoctul este gustos şi alungă setea, în caz de nevoie este bun şi pentru spălături, nu provoacă colici şi nici nu se umflă în stomac. Este considerată o hrană excelentă, produce un lichid bun şi are o valoare nutritivă considerabilă. Digeră fluidele pe jumătate putrezite şi modifică lichidele dăunătoare. Nu strânge, nu întoarce stomacul pe dos, poate fi dat fără grijă şi bolnavilor în stare critică, însă şi celor ce au nevoie de lăsare de sânge, de purgaţie sau de vreun fel de clismă, chiar şi celor care suferă de constipaţie sau celor care au dureri mari, dar face bine şi în cazul febrei mari.

PULLUS (pui) – Este uşor de digerat, produce sânge bun şi corespunde oricărui tip de constituţie umană. Fiert în vin nou este foarte hrănitor, opreşte diareea, făcând bine la inimă, la stomac, la ficat şi la splină.

PULMONES (plămâni) – Sunt uşor de digerat, hrănesc moderat şi sunt vâscoşi. În ce priveşte valoarea nutritivă, este mai puţin hrănitor decât ficatul.

PYRA (para) – Face bine la stomac, însă bătrânii să o consume abia după ce au mâncat ghimbir, altfel putând fi dăunătoare. Cea necoaptă răceşte, valoarea sa nutritivă nefiind mare, provoacă constipaţie şi dăunează celor care suferă de colici. Efectele perelor sunt în general asemănătoare cu a celorlalte fructe. Vezi: Fructe (*fructus*).

RAPA (sfeclă) – Consumată crudă este greu de digerat şi balonează, dăunează stomacului. Sărată, creşte pofta de mâncare şi este diuretică. Fiartă în apă, nicio altă plantă nu este mai hrănitoare decât ea. Consumată fiartă cu carne şi grăsime este şi mai hrănitoare, înmulţeşte sperma. Consumul regulat produce un fluid gros.

RAPHANUS agrestis (ridichi) – Ridichea de grădină întăreşte şi are efect de diluare, mai ales ca şi garnitură, nu în calitate de hrană de bază. De preferat a se consuma înainte de mâncare, cu oţet sau sare, astfel curăţind stomacul, însă nu este recomandat să se servească după masa principală. Unii îi consumă şi frunzele, gătite în ulei, sare şi oţet, la fel ca frunzele sfeclei, ale muştarului şi ale salatei; aceste frunze sunt mai hrănitoare decât rădăcina crudă. Însă şi aceasta are valoare nutritivă scăzută. Rădăcina amestecată în mâncare are gust bun, însă nu face bine la stomac. Consumate ca şi aperitiv, ridichile ascut simţurile, cresc pofta de mâncare, însă închid drumul prin stomac pentru hrana consumată ulterior; consumate înainte de mâncare ajută la digestie. Pe stomacul gol sunt un antidot puternic o substanţă de apărare a sănătăţii şi un efectiv apărător al organismului. În acelaşi timp balonează şi determină un reflux urât mirositor. Zeama sa amestecată cu apă este un antidot pentru efectele dăunătoare ale ciupercilor şi pentru otrăvuri.

RAPUNCULUS (clopoţel) – Are valoare nutritivă redusă, crudă şi cu oţet face poftă de mâncare.

RENES (rinichi) – Zeama sa este groasă şi dăunătoare şi este greu de digerat.

ROSMARINUS (rozmarin) – Amestecat în mâncare face bine capului, ficatului şi rinichilor reci. Întăreşte creierul, simţurile interne memoria şi inima. Pe timp de ciumă este indicat să-l aprinzi în casă deoarece mireasma sa alungă mirosurile rele. Ajută şi în cazul tremurului membrelor şi a paraliziei.

ROSTRA (ciocuri) – Cartilaginoase precum urechile, nu se digeră uşor

RUBUS (mure) – Fructele coapte au efect de întărire şi de strângere uşoară, în privinţa stomacului fiind mai eficiente decât dudele Cele necoapte sunt acre şi usucă puternic. Consumate în cantităţi mai mare provoacă dureri de cap, iar altora crampe la stomac. Vezi Dude (*mora*).

RUBUS caninus (măceşe) – Fructul seamănă cu măslinele, iar dacă se coace devine roşu[85]. Este dăunător pentru gât şi artere dacă este uscat fără perişorii din interior şi consumat fiert în vin are efect constipator mai puternic decât murele.

SAL (sare) – Este caldă şi uscată, dă gust mâncărurilor şi ajută la asimilarea lor. Sub efectul ei fluidele nefolositoare – care atrag sarea sunt diluate, se pun în mişcare şi se usucă. Mâncărurile prea sărate strică vederea. Ungerea cu sare şi ulei alină oboseala. Sarea prăjită curăţă dinţii.

SALVIA (salvia) – Este caldă şi uscată. Consumată în mâncare întăreşte creierul, stomacul şi ficatul, este folositor pentru muşchi, este bună şi contra tremurului mâinilor şi a paraliziei. Poate fi recomandată şi împotriva diareei. În acelaşi sens este bun şi vinul de salvie.

---

[85] O analogie interesantă pentru Transilvania, unde măceşul era o plantă răspândită, nu şi măslinul. Evident, este vorba de o influenţa dinspre sursa din zona mediteraneană folosită de Kyr.

SABUCI[86] (sic!) flos (flori de soc) – Este deopotrivă odorizant, podoabă și aliment. Place capului, stomacului și ficatului.

SERAPIUM acetosum (serapium)[87] – Serapium-ul cu oțet este recomandat tuturor categoriilor corporale și de vârstă. Stinge setea și răcește ficatul. Împreună cu rădăcina sa este un medicament eficient pentru constipări, cu miere având un efect mai puțin diluator.

SERUM lactis (zer) – Este laxativ, mai ales consumat în cantități mari. Dacă se dorește un efect laxativ și mai puternic, se sărează bine. Se dă de băut și celor bolnavi de epilepsie, melancolie, paralizie, lepră, elephantiasis[88] și celor cu probleme la articulații. Este bun împotriva oricărei boli de piele și a blocării și întăririi splinei și este bun și la golirea fluidelor bogate în fiere neagră și groasă blocate în splină.

SILIQUAE (roșcove) – Li se mai spune și *Xylocerata*. Proaspete, reprezintă un aliment cu lichid dăunător, lemnos, rău pentru stomac, care provoacă diaree. Roșcovele uscate sunt constipatoare, de mai mare folos chiar și pentru stomac: au efect diuretic și alină tusea.

SPINACHIA (spanac) – Este rece și umed, înmoaie stomacul, înlătură balonarea. Dacă nu i se stoarce zeama în prealabil, provoacă vomă. Este inutil pentru stomac.

STOMACHUS (stomac) – Vezi: Intestine (*intestina*).

SUUM caro (carne de porc) – vezi: Cărnuri bine fierte (*carnes probe elixae*).

SYNAPIS (muștar) – Încălzește organele interne, macină alimentele grele, în același timp fiind și ușor diuretic. Are efect puternic de relaxare. Mestecarea semințelor este benefică împotriva paraliziei limbii. Consumul lui nu face bine însă pentru vedere și pentru capul și ficatul cu caracter cald.

TAURORUM caro (carne de taur) – Vezi: Cărnuri bine fierte (*carnes probe elixae*).

TESTES (testicule) – Testiculele animalelor sunt greu de digerat și conțin un lichid dăunător. Numai testiculele cocoșilor mărișori sunt foarte bune, pentru că au valoare nutritivă ridicată și înmulțesc sămânța.

---

[86] *Sambuci flos.*

[87] *Serapium:* probabil *Marubium album* ori *herba Serapionis,* în evul mediu și perioada premodernă, o plantă medicinală populară. (după A. L. Magyar)

[88] *Elephantiasis* – gravă boală de piele, de multe ori fiind doar un sinonim pentru lepră.

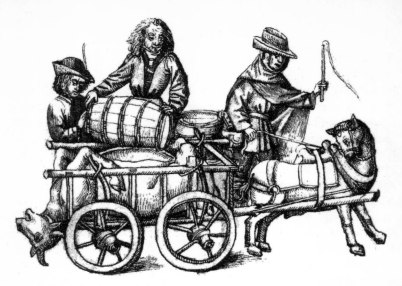

Transportul unui zimbru la piaţă / Transport eines Auerochsen zum Markt (Konstanz, 1465) [

TRIBULUS aquaticus (nucă de apă) – Răceşte moderat şi umezeşte uşor. Pe timp de foamete, măcinat ca făină, poate fi folosit pentru pâine.[89]

TRITICUM (grâu) – În primul rând întăreşte, fiind la mijloc între efectul de uscare şi cel de umezire, uneori este lipicios şi poate provoca uşor constipaţie. Fiert este greu de digerat şi poate produce balonare. Însă dacă a fost digerat, puterea de hrănire este foarte mare. Copt sub formă de pâine nu conduce atât de facil la balonare şi este şi mai uşor de digerat, deoarece conţine drojdie şi sare. Vezi: pâine (*panis*).

TUBER (trufe) – Produc un lichid rece, iar zeama lor este groasă. Ciupercile de obicei sunt reci, vâscoase şi conţin fluide dăunătoare. Ciupercile de tipul Boletus bovinus (*boleti*) sunt mai puţin dăunătoare, însă dacă sunt consumate fără a fi fierte destul, pot fi periculoase. De aceea multora le place să le mănânce cu sare şi piper.

TURDUS (sturz) – Iarna sunt deosebit de hrănitoare, lăsând puţine reziduuri. Vezi: Specii de păsări (*avium genus*).

TURTUR (turturică) – Este caldă şi uscată, are efect constipator şi poate fi oferită fără griji celor ce suferă de vreo inflamaţie a intestinelor. Găinuşa este consumată deoarece trezeşte dorinţa de dragoste. Vezi: Specii de păsări (*avium genus*).

---

[89] *Trapa natans.*

VACCINA caro (carne de vacă) – Vezi: Cărnuri bine fierte (*carnes probe lixae*) și carne de berbec (*arietum carnes*).[90]

UBERA (uger) – Foarte hrănitor, mai ales cel al animalelor mici. Stimulează lactația.

VINUM (vin) – În general, orice tip de vin este hrănitor. Vinul nou produce balonare și este greu de digerat, dă insomnii și are efecte diuretice; afectează nervii într-o mai mică măsură. Vinul nou, corpolent și dulce are valoare nutritivă mare și se absoarbe grabnic în organism. Cel dulce are mai degrabă efect laxativ decât diuretic, balonează, tulbură stomacul și intestinele la fel ca și mustul, însă îmbată mai puțin ca acesta și face bine la rinichi și la vezică. Vinul acru este prielnic pentru stomac, fiind rapid eliminat prin urină, însă se dizolvă în organism mai greu și are și valoare nutritivă diminuată. Produce dureri de cap și tremurături. Cel sec sprijină foarte bine asimilarea hranei în organism, oprește scaunul și alte fluide și are efect diuretic redus. Vinul vechi dăunează nervilor și celorlalte simțuri. Dacă îl amestecă cu apă, un om sănătos îl poate bea fără griji în cantități mici. Vinul roșu și gros este greu digerabil, însă este un bun producător de sânge. Îmbată. Apoi urmează vinurile negre, corpolente și dulci. Vinul alb este mai diluat, călduț și cu valoare nutritivă mai mică. Face bine la stomac și este ușor absorbit în organism. Vinul de culoarea mierii, care are caracteristici moderate, are proprietăți care se încadrează între primele două tipuri de vin. Indiferent de starea de sănătate, bună sau rea, este recomandat în primul rând vinul alb. Vinurile vechi, dacă în timp se îndulcesc, devin tot mai folositoare pentru rinichi și vezică. Vinul alb vechi și foarte diluat este un diuretic puternic și alină și durerea de cap, însă consumat în cantitate mai mare, dăunează nervilor. Este adevărat că dacă este consumat regulat, calmează nervii suprasolicitați. În vinul nici prea vechi, dar nici prea nou nu se găsește niciun efect dăunător, astfel că și cei bolnavi și cei sănătoși îl pot consuma. Redă vigoarea organismului în mod natural, de aceea digestia este mai bună, sângele va fi mai bun, iar substanțele nutritive ajung mai ușor, cu ajutorul său, în toate părțile organismului. Astfel că ajută celor slăbiți din cauza unei boli, întremându-i. Provoacă și foame, mobilizează flegma, elimină

Numai folosește alfabet-ul.

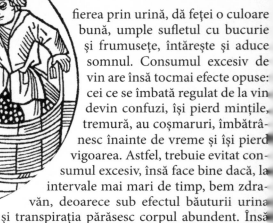

fierea prin urină, dă feţei o culoare bună, umple sufletul cu bucurie şi frumuseţe, întăreşte şi aduce somnul. Consumul excesiv de vin are însă tocmai efecte opuse: cei ce se îmbată regulat de la vin devin confuzi, îşi pierd minţile, tremură, au coşmaruri, îmbătrânesc înainte de vreme şi îşi pierd vigoarea. Astfel, trebuie evitat consumul excesiv, însă face bine dacă, la intervale mai mari de timp, bem zdravăn, deoarece sub efectul băuturii urina şi transpiraţia părăsesc corpul abundent. Însă orice formă de beţie este dăunătoare, îndeosebi este dăunătoare beţia neîntreruptă.

VINUM absinthites (vin cu pelin) – Face bine la stomac şi celor fără poftă de mâncare, bolnavilor de ficat, epilepticilor şi bolnavilor de rinichi. Vinul amestecat cu absint poate îngreuna capul, provocându-le dureri de cap.

VINUM salviae (vin de salvie) – Vezi: Salvie (*salvia*).

VINUM sublimatum (vin distilat, vinars) – Vezi: Ţuică (*aqua vitae*).

VITULORUM iuniorum carnes (carne de viţel) – Din punct de vedere al umezelii şi al uscăciunii, carnea de viţel este mai valoroasă şi mai bună decât carnea de bovină matură, este şi uşor de digerat şi are lichid bun. Vezi: Cărnuri bine fierte (*carnes probe elixae*).

VOLUCRUM caro (Carne de păsări) – Vezi: Păsări (*avium genus*)

URSINA caro (Carne de urs) – Vezi: Cărnuri bine fierte.

URTICA (Urzica) – Diluează, este laxativă şi, într-o oarecare măsură hrănitoare.

UVAE albae (Struguri albi) – Au efect laxativ mai mare decât cei negri şi cu cât sunt mai dulci, cu atât sunt mai calzi. Fac bine la piept şi la plămâni. Strică la ficat, la splină, la bilă şi produc sete. Zeama este caldă şi umedă. Sâmburii sunt reci, uscaţi şi contractă. Strugurii sunt mai hrănitori decât fructele cu efect laxativ şi conţi puțin lichid dăunător. Pulpa nu este tare, însă este densă. Au valoare nutritivă mai mică decât smochinele. Mustul este diuretic și dacă nu părăsește rapid organismul, balonează. Zeama strugurilor albi dulci este mai caldă, iar a celor acri și a celor seci este mai rece. Orice fel de struguri albi pot fi consumați cu măsură, chiar și dacă strugurii sunt deja copți și au boabe cărnoase. Zeama stoarsă din ciorchinele de struguri acri și seci este dăunătoare din toate punctele de vedere. Vinul lungit cu alt must sau cel diluat cu apă părăsește mai rapid corpul prin intermediul urinei dacă strugurii sunt mai dulci și mai zemoși. Dacă strugurii sunt acri sau seci, vinul acestora lungit cu apă este mai puțin diuretic.

UVAE passae (Struguri uscați, stafide) – Mai calzi față de alți struguri, cad mai bine și la stomac, au valoare nutritivă mai mare, mai puțin înclinați să provoace diaree. Strugurii uscați dulci și cărnoși sunt mai hrănitori, iar cei acri și mai puțin cărnoși, dimpotrivă. Sunt și mai hrănitori dacă se scot sâmburii, deoarece aceștia sunt reci, uscați și contractă.

ZINZIBER (sic!)[91] (Ghimbir) – Este un aliment folositor, fiind consumat ca și mirodenie[92]. Are efect de întărire și ajută la digestie, laxativ ușor, face bine la stomac.

---

[91] *Zingiber officinale*
[92] *Cum condimento* – literal »cu condimente«, însă probabil este o greșeală gramaticală.

TABEL ALIMENTAR

ALIMENTE FOARTE HRĂNITOARE

Aripile şi pieptul de raţă.
Aripile de raţă, găină şi clapon.
Pipota majorităţii păsărilor.
Oul moale.
Cerealele fierte.
Curmalele dulci.
Stafidele dulci.
Sfecla, fasolea.
Laptele gras.
Pâinea albă şi neagră de grâu.
Năutul.
Stafidele. Castanele. Racii.
Miere despumată[93], orice tip de vin.

ALIMENTE MAI PUŢIN HRĂNITOARE

Organele genitale ale femelelor, burta, măruntaiele, urechile, coada şi
grăsimea animalelor. Carnea animalelor bătrâne.
Păsările, spre deosebire de patrupede. Toate felurile de peşte. Pâinea
de orz.
Pâinea de tărâţe. Arpacaşul. Meiul.
Migdalele. Prunele. Fasolea verde. Ridichile.
Piersicile. Mărarul. Muştarul. Sparanghelul.
Ţelina. Usturoiul. Leurda. Rodiile.
Perele.

CU LICHIDE BUNE

Laptele proaspăt, imediat după mulgere, consumat înainte de mâncare.
Ou fiert moale, proaspăt. Fazanul.

---

[93] *Mel despumatum*

Găina. Puii. Păsările mici de munte.
Pești mici care viețuiesc printre stânci. Purcel proaspăt. Părțile din jurul botului animalelor.
Piciorul de porc. Animalele de câmp. Pâinea curată. Mămăliga de orz bine pregătită.
Tipuri de fasole. Smochinele coapte. Castanele. Strugurii copți.
Năutul roșu. Salata. Vinuri dulci, aromate și bine strecurate. Andive.

CU LICHIDE RELE

Pești viețuitori în ape stătătoare, în locuri mlăștinoase și mocirloase.
Carnea de ovine.
Carnea de țap și de capră. Cărnuri bătrâne și uscate. Rinichi de cerb.
Ovare. Creierul – cu excepția celui de cocoș.
Brânzeturi moi. Leguminoase. Lintea. Năutul roșu[94].
Animale de mare. Acele tipuri de fructe care sunt denumite poame.
Perele. Piersicile. Moșmonul.
Rodiile necoapte. Prunele, în afară de cele coapte în totalitate.
Cireșele. Pepenele verde. Castraveții.
Smochinele uscate. Ridichile. Coarnele. Ceapa.
Usturoiul. Prazul. Varza crudă. Leguminoase de câmp.
Rădăcinile nefierte destul. Vinuri acre, groase, cu aromă oțetită.

UȘOR DIGERABILE

Pâinea bine dospită. Felurile de pești care viețuiesc printre stânci.
Carnea de pasăre. Turturica. Potârnichea. Fazanul.
Carnea de cocoș și găină. Pui de porumbel: îndeosebi aripile, față de alte părți ale corpului. Ficatul de rață.
Carnea de purcel de lapte. Carnea de vițel.
Carnea de cerb. Diferite tipuri de bovine și puii de zburătoare. Oul fiert moale. Salata. Nalba.
Vinurile ușoare, în special însă cele seci.

---

[94] Înșiruirea nu este în toate cazurile corectă, deoarece anumite mâncăruri apar în mai multe categorii antagonice.

GREU DIGERABILE

Carnea de capră, de cerb, de vită.
Carnea de ţap. Carnea de taur.
Carnea de gâscă şi de raţă.
Carnea de porc bătrân. Toate măruntaiele.
Inima. Urechile. Rinichii. Ficatul.
Organele genitale ale femelelor. Intestine. Coada animalelor.
Măduva spinării. Creierul.
Testiculele animalelor mature.
Raţa mică sălbatică. Porumbelul sălbatic.
Păsările cu carne tare.
Măruntaiele zburătoarelor.
Melcii. Racii. Mâncărurile fripte.
Brânză veche, prăjită. Lapte acru.
Făina şi toate cele coapte fără drojdie.
Fasolea boabe. Boabele de lupin. Năut. Orez.
Mei. Linte. Castane. Ghindă.
Smochine necoapte. Curmale. Păstăi.
Soiurile de struguri acri şi mărunţi.
Merele necoapte.
Pere. Sfecla. Napi. Rădăcinoasele crude.
Legumele, cu excepţia andivei şi a salatei.
Vinul corpolent. Mustul.

CARE STIMULEAZĂ LACTAŢIA

Seminţele de fenicul. Rădăcina de fenicul
Anason. Mărar. Păstârnac.
Orz. Ridichi. Muştar.
Zerul de la brânza veche şi fiartă.
Ou moale. Miere cu şofran.

CARE BALONEAZĂ

Fasolea. Mazărea. Lupinul alb. Meiul.
Rodiile. Sucurile fructelor.
Smochinele uscate. Curmalele proaspete. Coca cu făină.

The grete herball

which geueth parfyt knowlege and vnder
ndyng of all maner of herbes & there gracyous vertues whiche god hath
epyned for our prosperous welfare and helth, for they hele & cure all maner
of seases and sekenesses that fall or mysfortune to all maner of creatoures
god created/practysed by many expert and wyse maysters, as Auicenna &
er. &c. Also it geueth full parfyte vnderstandynge of the booke lately pryn
by me (Peter treueris) named the noble experiens of the vertuous hand
arke of surgery.

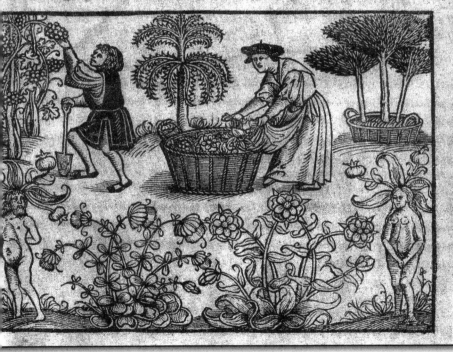

barul lui Peter Treveris: The Grete Herball (London, 1526)
Grete Herball von Peter Treveris (London, 1526) [46]

Sfecla. Napii cruzi. Rădăcinoasele crude.
Mierea nefiartă. Lapte. Vinuri dulci. Must.
Orice fel de vin nou, încă tulbure.

CARE PREVIN BALONAREA, CURĂȚĂ ȘI DIZOLVĂ

Mămăliga de orz. Stafidele. Năutul negru. Fasolea.
Pepene galben. Smochine uscate. Fistic. Migdale.
Miere. Ridichi. Zer. Vinul ușor. Vin cu apă[95].

CARE PRODUC FLUIDE CRUDE

Mâncăruri crude. Curmale verzi. Sfecla. Rădăcina napilor.
Uterul patrupedelor. Organele. Măruntaiele. Laptele acru.
Ceapa fiartă și conservată în oțet. Pâinea de orz.

CARE PRODUC FLUIDE VÂSCOASE

Brânzeturi grele și tari. Făină foarte fină. Tendoane. Nervi.
Buzele. Limba. Carnea de porc. Carnea de miel. Curmale.

ALIMENTE INTERMEDIARE, ÎNTRE CELE CARE DILUEAZĂ ȘI CELE CARE ÎNGROAȘĂ

Carnea de găină. Carnea de fazan. Carnea de clapon. Carnea de potârniche. Carnea de porumbel. Carnea de sturz. Carnea de vrabie. Carnea de mierlă. Smochine. Pești care viețuiesc printre stânci. Vinul de culoare aurie.

CARE PRODUC FLUIDE GROASE

Pâine de grâu necoaptă bine. Pâine de grâu fără drojdie. Orice făcut din făină foarte fină. Aproape toate tipurile de leguminoase. Pești de mare[96]. Melci. Amidon. Carne de cerb. Carne de capră. Carne de vițel. Rinichi. Ficat. Testicule. Lapte fiert. Toate brânzeturile. Lapte acru. Ou tare, fript. Curmale. Castane. Sfecla. Napi. Ceapa de toate felurile. Smochinele necoapte. Castraveți. Fructe necoapte. Vin dulce.

---

95 *Vinum lymphatum.*
96 *Pisces cetosi*

PROVOCATOARE DE HIPERTROFIE

Gâsca. Peştii mici. Peştii de apă stătătoare şi, aproape, toate tipurile de peşte. Măduva spinării. Creier. Majoritatea măruntaielor. Porumbel sălbatic. Păsări de mlaştină şi de apă stătătoare. Puii tuturor animalelor. Fasole verde. Mazăre verde.

CARE SE STRICĂ UŞOR

Piersicile. Toate roadele timpurii[97]. Toate fructele de grădină. Tot ce este umed şi are zeamă rea. Şi tot ceea ce trebuie consumat înainte de mâncare, pentru a fi mai iute asimilat, ca să nu strice prin propria descompunere anumite fluide şi alimente consumate ulterior.

CARE ÎNCĂLZESC

Cereale coapte. Curmale dulci. Fructe moderat de dulci. Struguri dulci. Stafide dulci. Voinicica (Eruca). Ridichi. Sfeclă. Napi. Muştar. Tarhon (bertram, Anacyclus pyrethrum). Usturoi. Ceapă. Praz. Vin dulce. Brânză veche.
De asemenea, condimentele precum piperul, ghimberul, nucşoara, floarea de nucşoară, şofranul, cuişoarele, scorţişoară, chimion, miere.

RĂCORITOARE

Orz. Pepene galben. Castravete. Dovleac.
Lămâie. Fructele de sicomor. Struguri acri şi seci. Perele.
Poamele acre. Vişinele. Rodiile.
Salata. Andivele. Portulaca.
Apă. Oţet. Vin îndoit cu apă.

CARE USUCĂ

Linte. Varza. Năut fiert de două ori. Mei.

---

[97] *Omnia praecocia*

CARE UMEZESC

Decoct din păsat de orz. Pepene galben. Castravete. Dovleac. Lămâie. Salată. Sfeclă de zahăr.
Nuci verzi. Mazăre verde. Apa caldă învigorează și umezește.
Apa rece umezește și răcește. Contactul corpului cu ambele tipuri de apă nu este propice musculaturii[98].

CARE MENȚIN BLOCAJELE DIN INTESTINE

Acel lapte cu puțin zer, dar multă brânză.
Tot ce este dulce. Apa cu miere. Curmale dulci și cărnoase.
Toate mâncărurile făcute din făină foarte fină. Vinurile dulci.

CARE TRANZITEAZĂ GREU INTESTINELE

Toate mâncărurile făcute din făină foarte fină. Pâinea care nu este curată.
Creierul. Inima. Ficatul. Măduva spinării. Cerealele fierte.
Lupinul. Tipuri de fasole. Tipuri de mazăre. Linte decorticată.
Pere. Tipuri de mere. Păstăile. Ou răscopt.
Vinul dulce, în special cel sec, respectiv cel închis la culoare, și, în locul tuturor dulciurilor, vinul gros.

LAXATIVE

Prima zeamă de la lintea fiartă. Varză cu ulei și sare.
Supă de pește sărată. Lobodă.
Supa din cocoș bătrân. Supă din varză creață. Carnea animalelor tinere.
Turturica are efect laxativ moderat.
Acel fel de pâine în care sunt multe tărâțe.
Brânză proaspătă cu miere.
Pepenele galben, consumat înainte de alte alimente.
Smochinele uscate și verzi. Strugurii dulci și verzi.
Prune umede și uscate conservate în miere.
Mere acre. Cireșe. Vin dulce.
Toate alimentele umede și apoase.

---

[98] Sau nervilor.

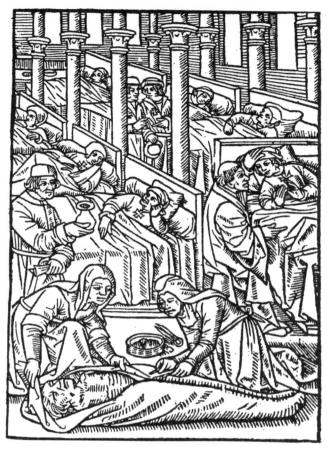

Spital în evul mediu târziu (Franţa, cca 1500)
Hospital im Spätmittelalter (Frankreich, um 1500) [47]

CARE CONSTIPĂ

Stafidele amare. Perele sălbatice.
Rodia acră. Linte. Orez.
Mei. Oţet. Ficatul animalelor.
Fructele de bârcoace. Prune de pădure. Porumbe.
Zeama de aguridă. Ouă tari în oţet. Vin roşu acru[99].

---

[99] *Vinum rutilum* – *rutilus* este amestecul de vin maro, galben şi roşu, adică este

CARE PRODUC SÂNGE

Toate mâncărurile care au fluid bun.
Carnea de potârniche. Carne de fazan. Carne de pui.
Migdale dulci. Ouă. Salată.
Vin dulce și aromat.

CARE PRODUC FIERE

Praz. Usturoi. Ceapă roșie. Muștar.
Piper. Miere. Tot ce este dulce. Vinurile dulci.

CARE PRODUC FLEGMĂ

Merele. Perele. Piersicile. Prunele.
Cireșe. Practic toate fructele.
Supele. Apa. Laptele. Laptele acru.
Brânza proaspătă. Practic tot ce este lipicios.
Mâncatul prea îndestulător. Odihna exagerată. Toate tipurile de pește.
Stomacul și măruntaiele patrupedelor. Peritoneul[100].
Părțile cu tendoane ale animalelor. Pepenele galben.
Pepenele grecesc. Lămâia. Dovleacul. Vin.
Creierul. Plămânii. Măduva spinării. Carnea de miel.

CARE PRODUC FIERE NEAGRĂ

Carnea de vițel. Carnea de țap. Carnea de taur.
Carnea de capră. Carnea de cerb. Carnea de iepure. Carnea de vulpe.
Carnea de mistreț. Carnea de măgar. Carnea de cămilă.
Toate cărnurile sărate și care stau de mult timp.
Toate leguminoasele. Lintea. Varza.
Pâinea cu tărâțe.
Brânza veche. Mâncărurile greu digerabile.
Toate mâncărurile sărate. Peștii de mare. Vinuri negre și groase.

---

greu de stabilit dacă este roșu sau este vorba despre acel vin alb auriu-închis,
cum este, spre exemplu, adevăratul furmint.
[100] *Omentum.*

CARE FAVORIZEAZĂ DESCOMPUNEREA

Căldura şi umezeala. Vântul din sud.
Mâncărurile calde şi umede.
Toate fructele necoapte şi nefierte.

CARE ÎMPIEDICĂ DESCOMPUNEREA

Toate mâncărurile sărate, acre sau cu oţet.
Saramura. Mâncăruri reci şi uscate.
Tot cea ce răceşte şi usucă.
Plante reci şi uscate. Vântul de nord.

CARE SLĂBESC ORGANISMUL

Mâncăruri uscate şi reci. Starea de veghe noaptea.
Efortul. Suprasolicitarea. Grijile.
Supărarea. Dragostea nemăsurată.
Munca fără măsură.
În general tot ce este făcut în exces este dăunător în viaţă.

CARE ÎNGRAŞĂ

Mâncăruri dulci, grase, foarte hrănitoare.
Masajul moderat. Dormitul. Voia bună.

SFÂRŞIT.

TIPĂRITĂ ÎN NOBILUL ORAŞ ARDELEAN BRAŞOV
ÎN ANUL 1551.

Aforizmák mintájára összeállított egészségtan.[1]
Továbbá a táplálékok tulajdonságai és gyógyerejük röviden és abc-rendbe szedve

Írta Paulus Kyr, orvos

Fordította Magyar László András

Brassó tanulóifjúságát üdvözli Paulus Kyr.

Az egészség védelmét az isteni gondviselés írja elő számunkra: ezt olyan, szent szellemmel áldott férfiak tanúsítják, mint az ételeit megkülönböztető Mózes, vagy az ő Timótheusának, gyomra gyöngesége ellen egy kevés bor fogyasztását előíró Szent Pál. A teljes emberi nemnek is azonban ugyanez a véleménye, hiszen természetes ösztönétől vezettetve teljes erejével arra törekszik, hogy ekképpen egészségét és élete épségét megóvhassa. A régiek is, midőn sorrendet állítottak föl javaink közt, nem ok nélkül sorolták a legfőbbek közé az egészséget. Mit ér ugyanis, ha az ember gazdag, hírneves, nemes, ékesen szóló és szépséges, ha testének épsége oda van? Ezért hagyta meg nekünk Isten, hogy óvjuk életünket és egészségünket, ahogyan az általam említett híres és szent emberek is ezért védték mindig egészségüket, és ezért kell tisztában lennie mindenkinek – amint Galénosz[2] is tanítja – mindavval, ami az egészség védelmével kapcsolatos. Ne a gyönyörre, hanem a haszonra törekedjünk tehát, máskülönben testünk kórságokba és bűnökbe süllyed, szervezetünk pedig nem működik meg-

---

[1] Paulus Kyr a címben hangsúlyozza, hogy munkáját a Hippokrátesz Aforizmái mintájára készült tanácsadónak, és nem orvostudományi traktátusnak szánta.

[2] Klaudiosz Galénosz (Kb. 120-200). Az ókor legnagyobb hatású orvosa: a hippokratikus könyvekhez, illetve e könyvek alapján írt magyarázataiban és tanulmányaiban a különféle ókori orvosi iskolák tanait próbálta meg összhangba hozni és filozófiai tekintetben is megalapozni. Kyr kiindulási pontja is a galénoszi nedvkórtani elmélet, bár Galénosz műveit valószínűleg nem görög eredetiben olvasta.

felelően. Akadnak ugyanis, akik nem önnön testi állapotuk, hanem káros életmódjuk miatt betegeskednek, hiszen vagy tunyán tengetik életüket, vagy a munkát viszik túlzásba, vagy táplálékuk minőségében vagy mennyiségében vétenek, vagy valamilyen káros tevékenységet végeznek, vagy az alvás módjában hibáznak, vagy túlságosan gyakran szeretkeznek, vagy pedig lelki betegséggel vagy szükségtelen gonddal keserítik magukat. Ezért sokan bizony mindenféle súlyos betegségbe esnek, amelytől azután egész életükben nem szabadulhatnak.

Aki tehát megfelelő módon szeretne élni, annak szükségképpen ismernie kell a szervezet működését befolyásoló tényezőket,[3] illetve a táplálékok tulajdonságait, és igyekeznie kell életét azok szerint élni, amikről itt röviden szó esik. Mindezt pedig kiváló szerzőkből, elsősorban Galénoszból szedegettük össze.[4] Ha pedig valami kimaradt volna, vagy kevésbé kidolgozottnak látszanék, azt mások munkáiból meríthetheti majd az Olvasó. Ám mivel úgy vélem, úgy helyes, ha ki-ki a saját tehetsége és képzettsége szerint próbál másokon segíteni, a brassói tanulóifjúságnak én magam evvel próbáltam javára lenni. Ha pedig törekvésemben sikerrel jártam – mint azt remélem is – bizonyára nem hiába fáradoztam.

Igyekezzetek hát szorgos ifjak követni az ősi életszabályokat, és hüvelyezzétek ki belőle a betegségek elkerülése érdekében azokat a hasznos tanácsokat, amelyek segítségével ép testetekben lelketek ép marad.[5]

---

3 Az eredetiben *res non naturales*. A fogalom a Galénosz tanításait összegző, arabul író nesztoriánus keresztény Hunain ibn Ishak (Johannitius 808-877) Eiszagogé címen ismert munkájából ered, amelynek 12. századi latin fordítása a nyugati diététikai irodalom alapja lett. A Johannitius által leírt rendszer szerint a szervezet (phüszisz, natura) működését két tényezőcsoport határozza meg: a res naturales vagyis a szervezethez tartozó tényezők (elemek, alkat, nedvek, szervek, tulajdonságok vagy képességek, funkciók, szellemerők), illetve a res non naturales, a nem a szervezethez tartozó tényezők (levegő, étel-ital, telítődés-ürülés, álom-ébrenlét, mozgás-pihenés, lelki hatások). A klasszikus diététika a res non naturalest próbálja szabályozni, mivel a res naturales adottak, és változtathatatlanok.

4 Ez nem teljesen igaz, hiszen a szerző egyik fő forrása Pietro Andrea Matthioli volt, akit gyakran szó szerint idéz.

5 Juvenalistól vett idézet (10.356.). Az eredeti szövegben a születendő gyermeknek azt kívánják: legyen ép teste és benne ép a lelke is. Az idézetet gyakran félreértelmezik, hiszen nem arról van itt szó, hogy az ép testben automatikusan ép lenne a lélek is.

1551.

A NEM A SZERVEZETHEZ TARTOZÓ TÉNYEZŐKRŐL[6]

Amint testünket a nem a szervezethez tartozó tényezők megfelelő szabályozásával könnyen fenntarthatjuk, és épségben megőrizhetjük, ugyanúgy tönkre is tehetjük velük, ha helytelenül és rendszertelenül alkalmazzuk őket. A nem a szervezethez tartozó tényezők száma hat. Úgymint a levegő, az étel és az ital, a mozgás és a pihenés, az alvás és az ébrenlét, az ürülés és a telítődés, illetve a lelket érő hatások.

Vigyázzunk, hogy ki-ki saját testalkata szerint éljen velük helyesen, akár a természet gondoskodik meglétükről, akár pedig mesterségesen és szándékosan alkalmazzuk őket, avégett, hogy az egészséget óvják, ne pedig károsítsák. Először is tehát nézzük a levegőt.

I. A LEVEGŐRŐL

Az a legjobb és legegészségesebb levegő, amely tiszta: az effélét sem mocsár, sem láp kipárolgása nem fertőzi, nem barlang mélyéről árad miazmás lehelete, nem rontja meg csatorna gőze, nem szennyezi állatok, zöldségek, növények, rothadása, ürülék szaga, és nem zavarja meg a szomszédos állóvíz vagy folyó köde sem.

A magas hegyek által közrefogott völgybe zárt, szellőzetlen levegő, fojtós és pállott, ahhoz hasonló, amely azokban a házakban reked meg, amelyekben a rothadás következtében és a szellőzés hiánya miatt rengeteg szenny és mocsok gyülemlik össze.

Amint a kiegyensúlyozott[7] szervezetnek a mérsékelt levegő a legegészségesebb, úgy a kiegyensúlyozatlannak, amelyben az ellentétes minőségek[8] kerülnek túlsúlyba, szintén ez a legjobb. Vagyis: a hide-

---

[6] *res non naturales*
[7] Kiegyensúlyozott: *temperatus* – a nedvkórtan egyik alapfogalma: *a corpus temperatum* olyan szervezet, amelyben a négy alapnedv (epe, fekete epe, vér, nyák) egyensúlyban van.
[8] A minőség: qualitás – a nedvkórtan másik alapfogalma. Négyféle alapminőség létezik: hideg-meleg, nedves-száraz, minden nedvre egy-egy minőségpár jellemző. A terápia voltaképpen a túlsúlyba került, s így betegséget okozó mi-

geknek a meleg, a nedveseknek a száraz, a szárazabbaknak a nedves levegő. Ha ellentétes minőségű levegő nem áll rendelkezésre, mesterségesen kell róla gondoskodni.

A melegebb és szárazabb levegőn úgy javíthatunk, ha a házat nedvesebbé és hidegebbé tesszük, padlóját folyamatosan rózsavízzel, vagy egy kis ecettel kevert tiszta vízzel hintve, vagy legyezővel keltve szellőt, illetve kimódolva, hogy házunkat valamilyen víz felől járja át a légáram.

Ezen kívül rendkívül hasznos, ha fűzfa- vagy szőlőlombbal, hideg hatású virágokkal, mint viola- vagy rózsavirággal, gyümölcsökkel, például citrommal, naranccsal, limoniummal[9] terítjük be a helyiséget, és tanácsos a helyet a tűz és a nap hevétől is védeni. Jobb, ha kevesen látogatnak a helyiségbe, a tömeg ugyanis hihetetlenül meg képes fertőzni a levegőt.

A hidegebb és nedvesebb levegőt viszont a tölgy-, a fenyő- és a borókafa javítja illatos kipárolgásával, amely égésekor száll a magasba. Még jobbat tesz a ladanum-füstölő,[10] a tömjén, a mósusz, az áloé, a szandaraka,[11] a sztürax,[12] a szabina[13] és a hasonló, azonos hatású anyagokból készült füstölő.

A szárazabb fajta levegőt pedig nedves dolgok főzésével javíthatjuk: effélék a falombok, a hideg és nedves növények, és egyéb, velük rokon anyagok.

II. AZ ÉTELRŐL ÉS AZ ITALRÓL

Az a jó étel, amelyikből jó nedv képződik: az viszont, amely ettől eltérő, károsnak tartható. Egyes táplálékok túl hideg és nyákos nedvet termelnek, mások túl meleget és epéset, némelyek túl vizeset, megint mások pedig fekete epében túltengőt: ezek mindegyikétől tartózkodnunk

---

nőség gyöngítését célozza, a nedvharmónia helyreállítása érdekében. A négy alapminőséget többféle járulékos minőség is kiegészítheti, például összehúzó, lazító, oldó, sűrítő, hűtő, hevítő, szárító, nedvesítő stb.

9 »Magyarul« lime.

10 Illatos gyantaféle, amelyet a *citrus creticus* kérgéből állítottak elő.

11 A citrusfélék családjába tartozó *Callitris quadrivivalis* kérgéből nyert gyanta, más néven resina juniperi.

2 *Storax liquida. A Liquidambar orientale* MILLER nevű keleti fa kérgéből nyert gyanta.

3 A *Juniperus sabinae L.*

271

kell, és kerülnünk kell azokat az ételeket és italokat is, amelyek a bennük bővelkedő nedvet könnyen termelik.

Azt, hogy az egyes ételek milyen természetűek, alább, a táplálékok tulajdonságairól szóló részben írtuk le.

A fogások száma, ha lehet, ne haladja meg a kettőt: utána pedig már ne töltsünk több időt táplálkozással.

A táplálékfogyasztás során és egész életmódunkban azt tartsuk szem előtt, hogy mihez szoktunk hozzá, hiszen a szokatlan bajt szokott okozni.

Ha azonban a szükség mégis úgy diktálja, hogy el kell térnünk szokásainktól, ne hirtelen, hanem fokozatosan tegyük. A hirtelen változások ugyanis – amint Hippokratész is mondja – kerülendők.[14]

Részesítsük előnyben a könnyen emészthetőt a nehezen emészthetővel, a nedveset a szárazzal, illetve a nedvképzőt a szárítóval szemben.

Az egészségesek se kezdjenek evéshez addig, amíg nem mozogtak előtte egy keveset, vagy amíg az előző napi étel le nem ülepedett bennük.

A szokott órában reggelizzünk és ebédeljünk, és csak akkor együnk, ha étvágyunk támadt hozzá. Ha azonban megjött az étvágyunk, ne halogassuk az evést, hiszen minden késedelem árt az ételnek.

A gyomor telente a leghidegebb, ilyenkor tehát sokat kell ennünk egyszerre,[15] ám keveset szabad csak innunk hozzá.

Nyaranta gyakran kétszer vagy háromszor is együnk, minden alkalommal azonban csak kevéskét,[16] valamint könnyű és könnyen emészthető táplálékokat, hiszen ilyenkor a természetes hő ingatag, és gyors a kiválasztás,[17] a testnek azonban sok folyadékra van szüksége.

Őszönte egy-egy étkezéskor kicsit többet ehetünk, és bővebben is ihatunk.

Étellel-itallal eltelni minden évszakban megterhelő, jóllehet itallal eltelni kevésbé ártalmas, mint étellel.

Mindig ügyeljünk, hogy étvágyunkat ne csillapítsuk teljesen, hanem maradjon belőle egy kevés, ahogy a közmondás is tartja: »Úgy igyál,

---

14 Hippokratész: Aforizmák 2.51.
15 Hippokratész: Aforizmák 1.15.
16 Hippokratész: Aforizmák 1.18. A 18. századig a napi kétszeri étkezés volt megszokott Európában: reggel a prandium és délben vagy estefelé a coena.
17 A szerző a *solutio* szót használja, ami voltaképp »oldás«-t jelent: itt a salakanyagok kiválasztására utal, ürítés, verítékezés stb. útján. A kiválasztás fogalma némileg anakronisztikus a szövegben, de jobb szót nem találtam.

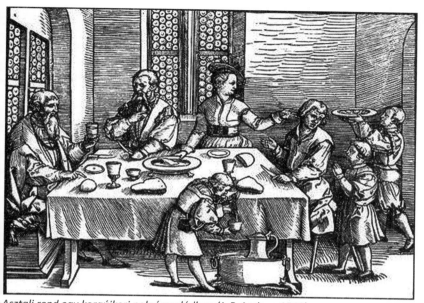

Asztali rend egy koraújkori polgárcsaládban (J. P. Anders, 1543)
Tischordnung in einem frühneuzeitlichen Bürgerhaus (J. P. Anders, 1543) [48]

hogy szomjas maradj, úgy egyél, hogy éhes maradj.«
Étkezés közben vagy gyakran igyunk egy keveset, vagy kétszer-há-
romszor nagyobb mennyiséget.

Időben étkezzünk, hogy nyaranta a nap – természetesen vagy mesterségesen[18] – hűvösebb óráiban fogyaszthassuk táplálékunkat. Télen éppen ellenkezőleg tegyünk, tavasszal és ősszel pedig kövessük a
középutat. Olyan táplálékot válasszunk, amely életkorunknak és tevékenysé-
günknek megfelelő. Az idősebbek ugyanis könnyebben viselik a böjtöt és az éhséget, utánuk következnek az ifjak, a legkevésbé viszont
a gyermekek tűrik az éhezést, különösen az elevenebbek. Aztán meg
a keményebb munkafajtát végzőknek táplálóbb, zsírosabb és sűrűbb
étkezésre van szükségük.

---

[18] A szöveg szó szerint így szól. A szerző nyilván arra gondolt, hogy ha természetes módon nincs hűvös, valami hűvös helyen kell étkezni.

III. A MOZGÁSRÓL ÉS A PIHENÉSRŐL

A megfelelő módon végzett testgyakorlás az egészség védelme szempontjából számos előnnyel jár, hiszen a hőt növeli, amelynek jótékony hatására a megmerevedett testrészek meglágyulnak, a nedvességet megcsappantja, a járatokat pedig átjárhatóbbakká teszi, a szellem hevesebb mozgása miatt pedig a járatok szükségképpen kitisztulnak, és a salakanyagok távoznak a szervezetből. Hippokratész pedig azt írja, hogy az egészség érdekében nem szabad kímélni a fáradságot.[19] A testgyakorlás azonban a tisztátalan szervezetnek egyáltalán nem tesz jót, vagyis az olyannak, amely káros, vagy nyers, emésztetlen nedvekben, vagy túl sok, vagy a gyomorban vagy az erekben felhalmozódott táplálékban bővelkedik. Hiszen az a veszély fenyeget ilyenkor, hogy mielőtt a szervezet a szükséges emésztést befejezte volna, minden életadó részecske távozik belőle, amiből aztán a szervezetnek hatalmas kára származik.

Mindenfajta étkezés előtt és – különösen a belekben és a hólyagban felgyülemlett – fölösleg kiürítése után kerítsünk csak sort a testedzésre: a fejet ugyanis egyébként mindenféle pára tölti meg, amelyből súlyos károk származhatnak, és a májban vagy nyomás- vagy feszülésérzés, vagy mindkettő jelentkezhet.

Tavasszal a legalkalmasabb a testmozgást dél körül végezni, mindenképpen legalább közepes hőmérsékletű helyen, nyáron délelőtt, elkerülve a déli forróságot, télen délután, előzőleg tűzzel felmelegített helyiségben – nehogy a fagy megárthasson – nyáron továbbá könnyebb, télen viszont erőteljesebb testmozgás-formákat végezzünk.

A testmozgást mértékkel végezzük, és csak addig tornázzunk, amíg testünk meg nem duzzad, és ki nem pirul, és a meleg párával kevert veríték nem üt ki rajta, akkor kell tehát befejeznünk, mikor e változások közül valamelyik már bekövetkezett.

Ha ezen túl is folytatjuk a tornát, jó adag hasznos nedv is távozhat már, így aztán testünk sérülékenyebbé és szárazabbá és a gyarapodásra alkalmatlanabbá válik.

A testgyakorlás módozatai közé tartozik az is, ha csónakban, hord-

---

[19] Ilyesmi nincs az Aforizmákban.

székben vagy kocsin vitetjük magunkat.[20] De »vitetés«-nek számít a lovaglás és az is, ha más módon visznek bennünket.

Cornelius Celsus[21] szerint a lovaglás fantasztikusan meg képes erősíteni a beleket, Plinius[22] szerint pedig az isiász ellen is hasznos.

Ha egész nap gyalogolnunk vagy lovagolnunk kell, és megvendégelnek bennünket, ne lássunk azonnal ételhez-italhoz, hanem előbb pihenjünk egy kicsit, hogy a hő visszatérhessen bensőnkbe – csak ekkor vegyük magunkhoz az ételt és az italt.

Ha tovább kell indulnunk, evés után aludjunk egy sort, mielőtt útnak indulnánk, nehogy az összerázódó étel megromoljék a gyomrunkban. Mert, amint Galénosz mondja, a legjobban alvás vagy pihenés közben lehet emészteni.

Vannak egyéb testgyakorlás-módok is, mint például az éneklés, a birkózás, az ugrás, a futás, a labdázás, a dobás és sok hasonló, amelyeket Galénosz említ.

Jó, ha a mozgás vagy a testgyakorlás megelőzi az étkezést – evés után viszont vagy ülve, vagy egyenesen állva pihenni, vagy lassan mozogni, vagy rövid ideig sétálni jó, éppen csak annyira, hogy a mozgás elősegítse a táplálék összemorzsolását,[23] vagy leülepedését.

---

[20] A *gestatio* – a vitetés – már Celsusnál (1.sz.) a testgyakorlás-fajták közé tartozott. Ez furcsának tűnik, pedig ma már köztudott, hogy a hosszú utazás valóban megviseli és kimeríti a szervezetet, ami egyebek közt az ún jet-leg tünetekben is megnyilvánulhat.

[21] Cornelius Celsus 1. századi római enciklopédista, akinek *De medicina* című, az orvostudományról szóló könyve voltaképpen az egyetlen ókori, latin nyelven írt, teljes általános orvostan. A mű a 15. század második felében került elő, és ekkor hosszú ideig igen olvasott maradt.

[22] Plinius Secundus, Caius (23-79), vagyis az idősebb Plinius. Híres római természettudós. Egyetlen fennmaradt műve, a *Historia Naturalis* (Természettan), a középkorban és a kora újkorban a legismertebb természettudományos munkának számított, hiszen szinte mindenről szó esik benne. Több rövidebb-hosszabb szövege olvasható magyarul, de teljes magyar fordítása mindmáig nincs.

[23] *Conquassatio* – valójában nem emésztés (coctio), hanem összezúzódás. A 19. század végéig vita folyt arról, hogy az emésztés csupán a táplálék apróra morzsolásának fizikai, vagy megemésztésének – pepsziszének, concoctiójának vagy »megfővésének« – kémiai folyamatát is jelenti-e. A vitát a 18. században Lazzaro Spallanzani (1729-1799) zárta le egy szellemes, de kissé gusztustalan önkísérlettel, amelynek során madzagra kötött, kiliggatott fatokokba zárt táp-anyagot eresztett a gyomrába, amelyeket egy-két óra múlva visszahúzott. A gyomorsav a fatok védelme ellenére megemésztette az ételt.

Akik olvasással vagy írással foglalkoznak, ne lássanak étkezés után
azonnal munkához, hanem két vagy három órát pihenjenek utána. Ha
pedig vacsora után virrasztani akarnak, legalább egy órányi szünetet
tartsanak, nehogy agyuk és szemük károsodjék. A masszázs is helyettesítheti a testgyakorlást. Ennek hat fajtája van:
a kemény összefogja, a lágy lazítja vagy oldja, míg a sok lágyítja, meg-
csappantja, kipárologtatja és fogyasztja a testet, a durva a felszínbe
vonja, a finom pedig az adott testrészben tartja a vért, a közepes a
gyarapodáshoz gyűjt erőt, vagyis az izmokat fejleszti, az életadó erőt
ad, enyhén hevít, és elősegíti, hogy könnyebben oszoljék el a táplálék a
szervezetben, illetve, hogy a tápanyagok hamarabb hasznosuljanak.

Az izomnövelő céllal végzett masszázst akkor kell befejezni, ha a test
megduzzadt és szinte már véglegesen megdagadt.

A túlzásba vitt, és nem a maga idején alkalmazott heverés és pihenés
igen nagy kárt okozhat, mivel rekedéseket okozhat, és nagy mennyisé-
gű káros nedvet termelhet a szervezetben.

Akkor tanácsos pihennünk, ha a sok mozgástól a testünk már
kifáradt.

IV. AZ ALVÁSRÓL ÉS AZ ÉBRENLÉTRŐL

Az álom semmi egyéb, mint az életfolyamatok pihentetése. A helyesen
alkalmazott alvás igen hasznos, hiszen segíti a táplálékok feldolgozá-
sát, a nedvek megemésztését, a lélek gyötrelmeit feledésbe meríti, és az
elme háborgását is csillapítja.

A hosszabb álom azoknak tesz jót, akik még nem fejezték be az
emésztést, akár a rossz táplálék ennek az oka, akár a feldolgozóerő
gyöngesége.

Nem használ a böjtölőknek és az éhséget tűrőknek, mert fejük alvás
közben a gyomorban összegyülemlett salakanyagokból és nedvfölös-
legből felszálló párákkal és kigőzölgésekkel telik meg.

Az orvosok egyetértenek abban, hogy a megfelelő alvásidő éjjel hét
órányi. Nap közben ugyanis a régiek közül senki nem javallotta az alvást. Az ebből származó károk közt Avicenna[24] nagyjából a követke-

---

[24] Avicenna azaz Abú Alí al-Huszajn bin Abdallah ibn Színá (980-1037) arabul író
perzsa filozófus és orvos. Canon (Kanún) című orvostudományi munkája arisztoteliánus logikai rendszere miatt – latin fordításban – a nyugati egyetemi or-

zőket sorolta föl: fejből alászivárgó nedvek,[25] az arcszín meghalványodása, a lép megterhelődése, az izmok[26] elrenyhülése, a cselekvésre való restség, csökkent étvágy, kelések, láz és egyebek képződése.

A mai időkben nem minden nappali alvást tartanak mellőzendőnek, különösen öt feltétel figyelembevételével: Először is, az alvásnak rendszeresnek kell lennie, másodszor nem szabad rögtön étkezés után elaludni, harmadszor a fejnek nem szabad alácsüngenie közben, negyedszer ne legyen hosszú az álom, ötödször pedig nem szabad hirtelen felkelni utána.

Ami a fekvés módját illeti, először a jobb oldalunkra kell feküdnünk, aztán a balra fordulnunk, hogy az étel először jól alászállhasson a gyomorba, aztán meg a fölülre kerülő máj az emésztést elősegíthesse.

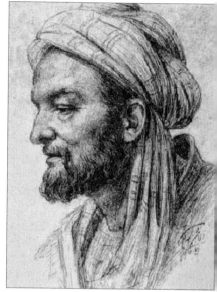

A hasmánt alvás az emésztésnek tesz jót, mert ily módon a benső hő megőrződik, sőt növekedik is.

Avicenna (980-1037), a középkor legbefolyásosabb arab orvostudósa, (19. század)
Avicenna (980-1037), einflussreichster arabischer Arzt des Mittelalters, (19. Jh) [49]

A hanyatt való alvás súlyos betegségekre adhat alkalmat, agyvérzésre, bénulásra és incubusra.[27] Ezért írja Hippokratész, hogy jó jel, ha a beteget a jobb vagy bal oldalán fekve találjuk, a hanyatt fekvést viszont mélyen elítéli.

Mindenfajta alvásnak jót tesz, ha meleg, nem túl párás, hanem közepes páratartalmú, vagy nem túl hideg helyen kerül rá sor.

A túlzásba vitt és mértéktelen alvás lehűt, és nedvessé tesz, és mindenek előtt avval a káros következménnyel jár, hogy a salakanyagok

---

vosképzés alapja volt a 13.-tól a 16. századig.
[25] *Destillationes* – a korabeli szóhasználatban a *destillatio* – görögül katarrhosz – a nátha neve is volt egyben, mivel úgy képzelték, hogy a náthát a fejből alászivárgó, alácsöpögő flegma okozza.
[26] Az eredetiben: *nervi* – a szó ekkoriban inkább izmot, nem ideget jelentett. Szövegünkben a szót hol izomnak, hol idegnek fogjuk fordítani
[27] *Incubus*: lidércnyomás – ebben a korban elsősorban démoni eredetű kórnak tartott, fulladással, szívritmus-zavarokkal, rémálmokkal járó betegség, amelyet az emberre fekvő (incumbere-ráfeküdni) démon okoz.

nem a megfelelő időben távoznak szervezetünkből, hanem benne rekednek.

A túlzásba vitt virrasztás viszont az agy állapotát károsítja, az érzékeket gyöngíti, elveszi az erőt, és rekedéseket okoz.

Gondoskodjunk arról, hogy se az álom, se a virrasztás ne legyen mértéktelen. Hippokratész ugyanis kijelentette, hogy bajt okoznak, ha meghaladják a mértéket.[28]

A virrasztás kívül felhevít, belül lehűt és kiszárít, és gyakran okoz heveny betegségeket, olykor phrenitiszt, mániát vagy melankóliát, amelyek mind az elmezavarok fajtái.[29]

V. AZ ÜRÜLÉSRŐL ÉS A TELÍTŐDÉSRŐL

Az érvágás[30] rendkívül jót tesz, ha túl sok van a vérből, nedvből, avagy ételből és italból, de hasznos az olyan gyulladás kezdetén is, amely vagy a táplálék miatt, vagy fájdalom következtében, vagy pedig szervi betegségek miatt támad.

Gyermeken 14 éves koráig nem szabad vért csapolni, és hetven évesnél idősebb öregen sem, legföljebb akkor, ha ennyi idős korában is vérbő alkatú, és jó erőben van – ha tehát a szükség úgy diktálja, az ilyen embereken is vághatsz eret.

Az erőállapotot érdemes megfigyelni, ha ugyanis valaki erőteljes, és esetében szükségesnek tűnik az érvágás, bátran csapolható tőle vér, ha azonban kevésbé erős, vagy egyáltalán semennyi, vagy csak kevéske vért szabad tőle venni.

Ha bőséges nedvcsapolásra van szüksége valakinek, ám gyöngébb annál, semhogy elviselje, Galénosz szerint szakaszosan szabad csak a vérét megcsapolni.

Annak a vérét bőségesebben csapolhatjuk, akinek vastagak az erei, vagy nem nagyon vékonyak, nem túl fehérek, illetve aki nem túl

---

[28] Hippokratész: Aforizmák. 2.3-4.
[29] A phrenitisz enyhe és akut elmezavar, a mánia tartós elmezavar, a melankólia pedig a fekete epe túltengésével járó búskomorság, depresszió.
[30] Az érvágás (scarificatio, venaesectio) a 19. század közepéig az egyik legelterjedtebb terápia maradt, hiszen a nedvkórtan szerint minden betegség alapja az, hogy valamelyik nedv túlsúlyba kerül a szervezetben. Az érvágás azonban valójában csak néhány betegség – például magas vérnyomás – ellen hatásos gyógymód.

vékony húsú. Ellenkező esetben viszont a kevés vérű és vékony húsú[31] betegtől kevesebb vért szabad venni.

Ha a környezet túlságosan meleg vagy hideg, nagymérvű nedvcsapolást nem tesz lehetővé.

A nyári vagy téli idő az érvágásra a legkevésbé sem alkalmas, Hippokratész szerint azokon, akiknek használ az érvágás, tavasszal javallott eret vágni.

Az a napszak, amelyben jó eret vágni a reggel, némelyeken viszont akkor érdemes eret vágni, ha már elvégezték szokott teendőiket.

A betegek esetében nincs előírásos érvágási idő, ezért még éjjel is bátran megcsapolhatod a vérüket, ha a betegség megköveteli.

Az érvágás előtt az életmódról is érdeklődni érdemes, hogy tudniillik bőségesen fogyasztott-e az illető ételt és italt, különösen kifejezetten táplálót: ekkor ugyanis bátran csapolható vér – ha viszont kevesebbet evett a beteg, ellenkezőleg kell eljárni.

Ha akár az aranyeres, akár a havi vérzés szokatlan módon bennreked a testben, igen jót tesz az érvágás.

Azoknál is bátran alkalmazható érvágás, akik szokásuk ellenére tétlenségre kényszerülnek, vagy nem képesek üríteni.

Mivel a könyökhajlatban három olyan ér található, amelyből vér csapolható, tudnunk kell, melyik a belső ér, amelyet máj-érnek, lép-érnek, axillarisnak, legújabban pedig »basilicá«-nak[32] neveznek: ezt azokon érdemes megvágni, akiknek a nyakuknál lejjebbi testtájuk beteg; melyik a külső ér, amelyet váll- vagy fej-érnek neveznek – ez azoknál vágandó, akiknek a nyakuktól fölfelé vannak panaszaik, vagyis akiknek az arcuk vagy a fejük beteg; illetve melyik a középső ér, amelyet más néven közönségesnek, feketénk, anya-érnek vagy medián-érnek neveznek. Ezt akkor tanácsos megcsapolni, ha a beteg testtáj saját ere túlságosan halovány.

Végül: az érvágás kétféle lehet, az egyikfajtát jobb felől vagy szemből, a másikat ellenkező irányból végzik, ám mindez hosszabb magyarázatot kívánna, mintsem hogy itt kielégítően szólhassunk róla.

Vigyázzunk arra, hogy annál hamarabb vessünk véget a vérfolyásnak, minél bővebben árad, és viszont: annál tovább hagyjuk folyni, minél gyérebben szivárog.

---

[31] Az eredetiben: *caro facile transpirabile*-ről, vagyis a nedvet könnyen átbocsátó húsról van szó.

[32] Baziliké – ›királyi‹ görögül.

Ha a megvágott érből áramlik kifelé a vér, gondosan figyeljük a vérfolyás és az érverés változásaira, akár egészséges, akár pedig beteg emberről van szó.

A másik ürülési mód a hashajtás: erre akkor van szükség, ha a test káros nedvekkel teli.

Az egészségeseknek, akiket a káros nedvek bősége egyáltalán nem gyötör, semmiképpen ne adjunk hashajtó szereket.[33]

Akiknek viszont hashajtóra van szükségük, azok mindenekelőtt ügyeljenek arra, hogy fel legyenek készülve a hashajtásra: ez fürdőkkel és nedvesítő, a testet lágyító és lazító táplálékokkal érhető el.

Ha a káros nedvek sűrűk és ragacsosak, előbb fel kell oldani és hígítani őket, ekképpen ugyanis könnyebben eltávolíthatók. Ezért mondhatta Hippokratész, hogy ha valaki ki szeretne purgálni[34] valamilyen anyagot a szervezetéből, előbb folyékonnyá kell tennie, márpedig az anyagok akkor válnak folyékonnyá, ha az összes járatot szabaddá teszszük, illetve ha a testben lévő sűrű és ragacsos nedveket feloldjuk, felhígítjuk és megritkítjuk.

Ha a nedvek sűrűk és nyúlósak, erre való főzetekkel és szirupokkal kell őket hígítani és oldani, illetve olyanná alakítani, hogy könnyebben kiürülhessenek.

A híg nedveket, mint például a sárga epét,[35] minthogy könnyen kiüríthetők, nem szükséges a purgációhoz előkészíteni.

Minden szélsőséget át kell formálni: a sűrűt és a ragacsost hígítva, a hígat pedig sűrítve, hogy visszanyerhesse természetes állapotát, a testet károsító nedveket pedig ki kell hajtani a szervezetből.

A valamelyik szervben immár megállapodott sűrű nedveket nem érdemes kihajtani, hanem ki kell várni, amíg el nem emésztődnek. Amint Hippokratész mondja:[36] »*Csak a már megemésztett kezeljük, és csak a még meg nem szilárdultat hajtsuk ki. Várjuk ki mindennek a sorát, kivéve, ha duzzadást nem okoz, többnyire azonban nem szokott duzzadást okozni.*«

Ha a nedvek mozgása hevesebb, és egyik testrészből a másikba áramlanak, nem szabad kivárni megemésztődésüket, hanem, mielőtt

---

[33] Hippokratész: Aforizmák 2.37.
[34] Hippokratész: Aforizmák 2. 9. Purgáció – tisztítás. Történhet érvágással, klistéllyal, köpöllyel, hashajtással, izzasztással stb.
[35] Természetesen a kholé nevű testalkotó nedvről, nem az epéről van szó.
[36] Hippokratész: Aforizmák 1.22.

a test erejét veszítené, vagy megnőne a láz heve, vagy pedig valamilyen létfontosságú szervre húzódnának a nedvek, hashajtó hatású orvosságokkal kell megtisztítani a szervezetet.

Ha főként epés nedvek okozzák a heveny betegséget, és duzzadást is keltenek, nemigen szoktuk kivárni esetükben azt, hogy maguktól megemésztődjenek, hanem ha semmi akadálya nincs, azonnal ki kell hajtanunk őket.

Ha valamelyik testtájon híg nedvek keletkeznek, várjuk ki emésztődésüket, amennyiben – miután átalakítottuk, ártalmatlanná tettük és természetes állapotukba visszatérítettük őket – így is nagyobb baj nélkül visszaterelhetők vagy kényszeríthetők szokott helyükre. Mindezt bővebben is kifejtjük majd.

Kánikulában és kánikula előtt kockázatos az orvosi beavatkozás.

A szervezet megtisztítására általában a tavasz a legalkalmasabb időszak.

Télen a nyák mennyisége nő meg a szervezetben, tavasszal a véré, nyáron a sárga, ősszel viszont a fekete epéé. Ezért hát télen a nyákot, nyáron viszont a sárga epét hajtó orvosságokat tanácsos inkább alkalmaznunk.

Meleg égtájon a meleg nedvek dominálnak, hideg égtájon pedig a hidegek.

A túlságosan meleg vagy túlságosan hideg éghajlat akadályozza a szervezet megtisztítását. Hasonló akadályt jelenthet a nagyon forró vagy nagyon hideg időjárás is.

A gyermekek esetében nem javallott a purgálás. Ha azonban székrekedésük lenne, keverjünk ételükhöz mézet, vagy egy pohárka[37] terpentin-olajat,[38] vagy pedig mézből és egy kevés sóból készült kúpot javallott alkalmazni.

Az elgyöngült öregeket szintén nem javallott hashajtó szerekkel gyötörni.

A kíméletlen hashajtás kerülendő és elítélendő, mert túlságosan igénybe veszi a beteget, de a gyomornak is erősen árt.

Az ürülés harmadik útja a hánytatás, amely gyakran eredményez megkönnyebbülést.

---

37 A szövegben *claris* olvasható, ami szerintem nyomdahiba *cyathis* helyett.

38 *Oleum terebinthiae*. Különböző fenyőfélék balzsamos, halványsárga, nyúlós nedve, gyantája. Az ebből lepárlással nyert olaj az *Oleum terebinthiae rectificatum*.

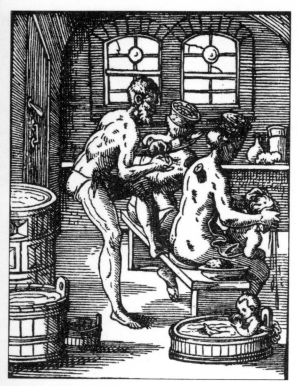

A gyakran hányók többnyire mindig egészségesek, hiszen a hányás nem csak az epét, hanem a nyákot[39] is kiüríti, s megakadályozza, hogy a gyomor káros nedvekkel teljék meg, így aztán a fejnek is rendkívüli könnyebbséget okoz.

A hányás különösen a lép-[40] és epebetegeknek hasznos, akár a túltöltekezés, akár az elégtelen emésztés a bajuk oka, ha ugyanis több táplálék jutott a szervezetükbe, mint amennyit meg tudnak emészteni, fennáll az étel megromlásának veszélye. Így hát nincs hasznosabb annál, mint, ha, mielőtt még megromolhatnék, amilyen úton-módon csak lehet, megszabadulnak tőle.

Aki hozzászokott a havonta való hányáshoz, okosabban teszi, ha két egymást követő napon folytatja a hányást, ahelyett, hogy tizenöt napos szünetet tartana közben, így ugyanis a második napon az előző nap bennrekedt maradékot is kiürítheti szervezetéből.

Köpölyöző fűrdős (J. Amann, 1568)
Badestube mit schröpfendem Bader (J. Amann, 1568) [50]

Egyedül arra kell ügyelni, hogy az, aki ép szeretne maradni, és meg akarja érni az öregkort, ne tegye napi szokásává a hányást, mert a gyakori és állandó hányás siketséget okoz, rontja a látást, árt a nyelőcsőnek és a tüdőnek, megrepeszti az ereket, károsítja a fogakat, és fejfájást is okoz, különösen akkor, ha nem a gyomorból ered.

A nehezen hányókat nem szabad hányásra kényszeríteni, inkább az alfelükön át purgáljuk őket.

---

[39] Ti. a phlegmát, az egyik testalkotó nedvet.
[40] Szintén nyomdahiba: a szövegben *plenis* olvasható *splenis* helyett.

A hányásra alkalmatlanok és nehezen hánvók a közepesen kövérek és testesek, és akiknek szűk a nyelőcsövük.

A könnyen hányók és a hányásra hajlamosak a vékonyak és soványak, akiknek tág a nyelőcsövük. Hippokratész erre akart utalni, mikor azt mondta,[41] hogy »*A soványakat és a könnyen hányókat felülről, a nehezen hányókat és közepesen jó húsban lévőket pedig alulról tanácsos purgálni.*«

A negyedik ürülési mód az a köpölyféle, amelyet a barbárok »szelesnek« neveznek.

A szeles ki képes üríteni a salakanyagokat, csillapítja a fájdalmat, megcsappantja a phlegmonét, megszünteti a puffadást, magához téríti az embert az eszméletvesztésből, eltereli a magasból alászivárgó nedveket, megakadályozza a vér megromlását, kivonja a havibajból a rothadásra hajlamosító tulajdonságokat és véget képes vetni a menstruációnak.

Galénosz szerint a száraz köpöly,[42] ha a lágyéktájra tapasztjuk, el képes állítani és meg képes szüntetni az orrvérzést. Ha a jobb orrlyuk vérzik, a máj, ha pedig a bal, a lép fölé kell tapasztani a köpölyt.

A bemetszéssel együtt alkalmazott köpöly az idült szemfolyásban szenvedőkön segít, igen hatásos ellenszere továbbá a fej, a mellkas és a hát bántalmainak is.

A köpöly helyett alkalmazott piócák az érvágás tárgyköréhez tartoznak, ezúttal tehát inkább nem említjük őket.

Az ürülés hatodik módja a fürdő: valamennyi fürdőfajta elsősorban szárító hatású.

A sós és a nitrátos fürdők a hideg és nedves alkatúaknak tesznek jót, gyógyítják továbbá az ízületi bántalmakat, a köszvényes gyulladást, vesebetegséget, jót tesznek az asztmásoknak, a csonttöréseseknek, a nyerseséget igénylőknek, a szivárgó sebeknek, a krónikus gyulladásoknak, továbbá a mellkasból eredő nedvfolyások által gyötört fejnek, a nedvgyülem miatt háborgó gyomornak, a vízkórnak, a duzzanatoknak, a betegségben legyöngülteknek és a flegmatikusoknak.

Az alumin-tartalmú fürdők a bennrekedt vért hajtják ki, de jót

---

[41] Hippokratész: Aforizmák 4.6-7.

[42] A korban kétféle köpölyt alkalmaztak a »száraz« (*cucurbitula sicca*) alatt nem volt bemetszés, a »nedves« (*cucurbitula humida*) alatt bemetszették a bőrt. A *cucurbitula* szó eredetileg ›tököcskét‹ jelentett, és a bőrre szájukkal lefelé ráhelyezett edények alakjára utalt.

283

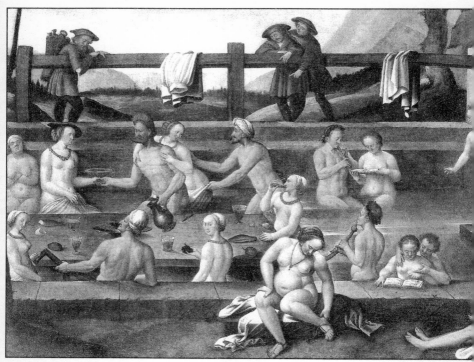

Fürdőzés Bad Leuk-ban (Wallis) / Badevergnügen in Bad Leuk (Wallis) (H. Bock d. Ä., 1597) [51]

tesznek a háborgó gyomornak, a túlságosan vérző aranyérnek, a rendszertelen havi vérzésben szenvedő és gyakran vetélő nőknek, végül pedig azoknak is, akik túlságos bőségben verítékeznek, sőt a lábszárfekélyeken is segítenek.

A kénes fürdők az izmokat lazítják és melegítik, a fájdalmat csillapítják, ám elrenyhítik és felkavarják a gyomrot. Minden bőrbajt letisztítanak, ezért aztán a bibircsókoknak, a hólyagoknak, az ótvarnak, az idült fekélyeknek, az ízületi bántalmaknak, a lépkeményedésnek, a májnak, méhnek, a gyulladásoknak, a deréktáji panaszoknak és a rühnek is jó ellenszerei.

A bitumen-tartalmú fürdők elnehezítik a fejet, ártanak az érzékszerveknek, kiválóan hevítenek, viszont és eredményesen lágyítanak, ha sokáig időzünk bennük, különös en a méhen és a hólyagon könnyítenek.

A bronztartalmú (*aerea*) fürdők a szemnek, a szájnak, a manduláknak és a nyelvcsapnak tesznek jót.

A vastartalmúak a gyomornak és a lépnek.

A réztartalmúak az ízületi bántalmak, a köszvény, az asztma, a vese-bántalmak, a rosszindulatú fekélyek ellen jók.

Az aranytartalmúak a kólikás fájdalmakon, a bélcsavarodáson, a fisztulán, a köszvényen és a rosszindulatú fekélyeken segítenek.

A kevert minőségű fürdők bármely bennük felülkerekedő minőség szerint hathatnak.

A pezsgő fürdő az egész testben fel képes hevíteni az anyagokat, ezen kívül az egyenlőtlenségeket ki tudja egyenlíteni, lazítja a bőrt is, s az alatta felgyülemlett dolgokat ki képes üríteni, úgyhogy olykor teljesen képes helyettesíteni az elmaradt testgyakorlást is.

A meleg édesvizű kádfürdő – ha közepes hőmérsékletű – hevít és nedvesít. Ha langyos, nedvesít és hűt, ha a kelleténél melegebb hevít ugyan, ám közben egyáltalán nem nedvesít. Ha mérsékelten meleg, a szilárd részek közé be képes juttatni a szükséges nedvességet, enyhíteni képes a fáradtságot és a kimerültséget, megszünteti, enyhíti, és a lélegzet útján feldolgozza a teltséget, meg képes lágyítani a kemény és feszes részeket, kiüríti a székletet és a belülről a bőrre tapadó rotha-dást, kihajtja a szeleket és álmot hoz.

A langyos fürdő a szárító hatású lázaknak és a súlyos leégésnek tesz jót. Végül: a meleg kádfürdő gyereknek, öregnek, férfinak, nőnek egyaránt igen javallható.

A hideg fürdő az egész testet lehűti, a bőrt összetömöríti, és erősíti a szervezetet. Ezért aztán nem mindenkinek tesz jót, hanem csak azok-nak, akik elővigyázatosan élnek, mértékkel erőltetik meg magukat és táplálkoznak, nem tesz jót továbbá sem az öregeknek, sem a nőknek, különösen ha túl sokáig időznek benne.

Nyaranta a hideg vízben való úszkálás csak a fiatal és az izmos em-bereknek javallható.

A hetedik módja annak, hogy testünket kiürítsük a verítékezés, amelyet előidézni akkor hasznos, ha valamilyen káros nedv kering a testünk belsejében, illetve különösen a járványos lázak esetében javallott.

Az izzadást különféle módokon idézhetjük elő, például felhevített és izzó kövek száraz hevével, hevítő borogatással, meleg vízzel és hasonlókkal.

Az ürítés nyolcadik módja a torna és a masszázs, amelyekről fentebb már szóltunk.

Az egészséges és a beteg test kiürítésének kilencedik módja a böjt vagy a mértékletes táplálkozás, mindez azonban kétféle lehet. Az első esetben egyáltalán nem fogyasztunk semmiféle ételt vagy italt, a másik esetben viszont csak annyit fogyasztunk, amennyi szükséges, és az életerő fenntartásához elegendő.

Egészségesnek, betegnek semmi nem hasznosabb, mint a megfelelően alkalmazott böjt vagy mértékletesség.

Az egészséges ember nem egykönnyen lesz beteg, ha megfelelően visszafogja magát, amint Plinius is helyesen megjegyzi: »A leghasznosabb dolog a mértékletes táplálkozás«. Hippokratész pedig azt mondja: »Az egészség lényege az, ha sosem esszük teli magunkat.«

A betegségben szenvedőknek is hasznos olykor a mértékletes táplálkozás: evvel ugyanis nagy lépést tesznek a betegség leküzdése felé.

Teljes böjtöt csak azok tartsanak, akik jobb erőben vannak, és akiknek nehezen emészthető, sűrű nedvekkel van teli a szervezetük.

Amint az időben és a megfelelő személy esetén alkalmazott böjt fantasztikusan jó hatású, olyan súlyosan káros lehet a nem időben és nem a megfelelő személy esetében alkalmazott koplalás. Nem jókor alkalmazzuk a böjtöt, ha a páciens erőtlen, ha epebeteg, illetve ha hajlamos rá, hogy tűzforróvá hevüljön, mivel a lázat megemeli, az epés testnedveket még jobban megkeseríti, ráadásul szív- és gyomorgörcsöket, nyugtalanságot okoz, és minden a szervezetből kiürülő anyagot maróbbá és veszedelmesebbé alakít.

A testet kiürítő dolgok közt a tizedik helyet az alvás foglalja el, ám nem mindenfajta és bármikori alvás, hanem csak az, amelyben éhomra, és szinte közvetlenül testmozgás után van részünk.

A szervezet heve[43] alvás közben testünk belsejébe törekszik, ám ha itt nem lel táplálékot, amelyet megemészthetne, a szilárd testszövetek hasznos nedvét vonja el, így a testet szükségképpen kiszárítja és fogyasztja. Ezt Hippokratész is bizonyítja, mikor azt mondja, hogy »Az éhomra való alvás fogyaszt, megcsappantja a húst és elgyöngíti a testet.«

A jóllakott testet a hevítő hatású dolgok nedvdússá teszik, és a táplálékot a test minden zugába eljuttatják.

A reggeli séta utáni alvás a legeslegszárítóbb hatású, ugyanez az eredménye a fürdés utáni alvásnak is.

---

[43] Calor nativus, vagy calor innatus – a natura, vagyis a szervezet heve, szemben a külső hővel.

Az akár orvosi beavatkozás, akár testmozgás, akár pedig fürdés következtében túlságosan kiürült testet az álom szárítja és fogyasztja.

A test ürítésének tizenegyedik módja a vizelethajtás, amelyet akkor érdemes leginkább alkalmazni, ha a nedv megreked a testben, vagy a máj – leginkább a máj dudorai[44] – a vesék vagy a húgyhólyag táján túl sok nedv gyülemlik föl.

Vizelethajtás alkalmával vigyázzunk, hogy ha a vesék vagy a húgyhólyag táján seb tátong, ne hajtsuk meg a vizeletet, hiszen ilyenkor inkább arra kell törekednünk, hogy a sebtől távol tartsuk, nem pedig arra, hogy felé hajtsuk a részecskéket. Amint akkor sem szabad megindítani a havi vérzést, ha egy nőnek a méhe vagy a szeméremteste sebes.

A tizenkettedik ürítési mód a köpés, amely akkor alkalmazható, ha a légcső vagy egyéb légzőszerv akar tisztulni, ezért hát, a természetes köpet a légzőszervek teljes egészségét jelzi.

Ha a köpést valami akadályozza, vagy a köpet valamiképpen nem természetes állagú, az pontosan annyira utal a légzőszervek sérülésére, amennyire a köpet külseje eltér a megszokottól.

Galénosz a Krízisről szóló könyvében sorolja föl, hogy az orvosnak mire kell figyelemmel lennie a köpettel kapcsolatban.

A tizenharmadik módon azokkal a szájban tartott és ott rágott orvosságokkal tisztíthatjuk ki a testünket, amelyeket a görögök a nyákról, amelyet a fejünkből kivonnak, »apophlegmatiszmosz«-nak[45] neveznek.

Ide tartoznak a tüsszentést előidéző szerek, és egyéb olyan gyógyszerek is, amelyek az orron keresztül tisztítják az agyat.

A tizennegyedik tisztulási mód az orrvérzés, amely különösen az agy dugulásai és a fejből alácsorgó nedvek ellenében tesz jót, sok más egyéb betegségnek viszont tünete lehet.

Ha csak olykor-olykor ered meg kissé a beteg orra vére, orvosságokkal azonnal el kell állítani, ám elállítása igen gyakran járhat súlyos kellemetlenségekkel, különösen, ha a vérzés a romlott vér bősége miatt indult meg. Ennek alaposabb magyarázatát majd érdeklődd meg az orvosoktól.

A test tisztulásának tizenötödik módja a havi vérzés, amelyre rendszeres időközönként kerül sor a nőknél avégett, hogy egész testük

---

44 *Gibba iecoris* – a *gibbus* vagy *gibbum* dudort, púpot jelent.
45 A *phlegma* ›nyák‹ szóból képzett, kb. ›nyákelvonó‹ értelmű szó.

megtisztuljon, és egészségük ne szenvedjen kárt.[46] Ha nem kerül sor foganásra, ám a havibaj mégis bennreked, a egészséget teljesen tönkreteheti, ezért aztán nem baj, ha olykor a kelleténél több is kifolyik belőle. Aki a havibajjal kapcsolatos dolgokró többet szeretne tudni, nézzen utána mások könyveiben.

A tizenhatodik tisztulási mód az aranyeres vérzés,[47] amely gyakran igen nagymennyiségű fekete epétől szabadítja meg a szervezetet természetes módon, így hát a rendszeres aranyeres vérzés számos igen súlyos kórságtól védelmezhet és óvhat meg bennünket. Ezt Hippokratész is tanúsítja, mondván: *»Az aranyereseket sem isiász, sem tüdő- gyulladás, sem kúszó fekély, sem furunkulus, sem terminti,[48] sem lepra, sem vitiligo[49] nem szokta megtámadni.«* Az *Aforizmák*-ban pedig így ír: »Azok számára, akiket a fekete epe vagy vesebaj gyötör, a kezdődő aranyeres vérzés: áldás«. Illetve: »Az elmezavarosok esetében a kezdődő aranyeres vérzés véget szokott vetni az elmebajnak«. Azt, aki kigyógyul hosszantartó aranyeres vérzéséből, abban az esetben, ha semmije soha nem vérzik többé, veszély fenyegeti, hogy vagy bőrvizenyő vagy aszkór támadhatja meg.[50] Ha többet szeretnél tudni a témáról nézz utána más könyvekben.

A tizenhetedik test-tisztulási mód a szeretkezés: bárki nyugodtan szeretkezhet, aki mértéket tart benne. Kiüríti a szervezetben túltengő nedveket, elevenné tesz, a megmerevedett testet pedig meglágyítja, és kihajtja belőle a nyákot.

A mélabúsak, a melankolikusok és a lobbanékony természetűek számára egyenest a szeretkezés a legjobb orvosság, némelyeket pedig a sűrű, álombeli erotikus képzelgésektől szabadít meg sikerrel.[51]

Amennyire igen hasznos a szeretkezés, annyi betegségnek is oka

---

[46] Az arisztoteliánus nemzéselmélet szerint az apa a nemzéshez a formát add maggal, míg az anya a megformálandó alapanyaggal járul hozzá. Ha nem kerül sor foganásra, ez a fel nem használt, és egyébként romlandó anyag távozik a testből a havibaj útján.

[47] *Haemorrhoides* – valójában nem csak aranyeres vérzésekről lehet szó, hiszen a szó maga »vérfolyás«-t jelent, és az ókorban tágabb értelemben használták.

[48] Terminti: pörsenésekkel járó bőrbetegség.

[49] Vitiligo: szerzett bőrbetegség, amely a bőr fehér foltosodásával jár.

[50] Hippokratész: Aforizmák 6.11-2., 21.

[51] Az efféle képzelegéseket követő pollúció (›szennyezés‹) nem csak önmagában volt bűnös, hanem – a korabeli démonológiák szerint – a Sátánnak is alkalmat adott az ondó ellopására, amivel aztán a Gonosz mindenféle sötét játékot űzhetett.

lehet viszont azoknak az esetében, akik nem tartanak benne mértéket. A szakadatlan
szerelmeskedés ugyanis árt a
szemnek, minden érzékszerv-
nek, a fejnek, az izomzatnak, a
légzőszerveknek, a veséknek,
a lágyéknak és a csípőnek, si-
etteti az öregedést, sőt a halált
is, hiszen általában elerőtleníti
a testet. Úgyhogy Püthagorász
nem ok nélkül válaszolta azt,
hogy akkor éljünk nemi életet,
ha meg akarunk betegedni.
Ezért tarthatja úgy az egykor
a halandók hatalmas haszná-
ra elterjedt szólás, hogy »Az
egészség három főszabálya: sose
lakj jól, ne kerüld a munkát, és
ne fecséreld a magvad.«[52]

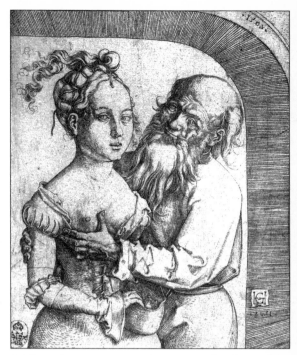

Érdekszerelem, avagy a szerelmes öregember (H. B. Grien, 1507) / »Ungleiches Liebespaar« oder »Der verliebte Alte« (H. B. Grien, 1507) [52]

A mértéktelenül szeretkező
feledékeny és reszketeg lesz,
végtagfájdalmak, különösen
csípő- és vesebántalmak gyötrik majd, és hólyagbajban szenved.
Szeretkezés előtt kerülnünk kell a szervezetünket kevéssel előbb
megterhelő és elnehezítő dolgokat, a részegséget, az éhezést, a kimerültséget, a hányást, a purgációt[53] és a hasonlókat, vagyis mindazt, ami
a testi erőnket elveheti.

A tizennyolcadik tisztulási mód az az érzékelhetetlen párolgás,[54]
amely a nyugalomban lévő szervezet sajátja.

---

[52] Szó szerint: »Három a legegészségesebb: jóllakásig enni, nem kerülni a
munkát, és a szervezet magvát megőrizni«.
[53] Purgációt – vagyis az imént felsorolt ürítési és tisztulási eljárásokat.
[54] *Perspiratio* – Bőrlégzés, bőrön át való párolgás. S. Santorio (1561-1631) olasz
orvos végezte azt a híres kísérletet, amelynek során étkezés után, majd órákkal
később, ürítés után is lemérte magát: a második méréskor tapasztalt, a széklet
és a vizelet súlyánál nagyobb súlyveszteséget ő éppen a perspiratio számlájá-
ra írta. (A légzés-égés mechanizmusát ekkor még nem ismerték.)

VI. A LELKI HATÁSOKRÓL

Testállapotunkat ezek is vagy enyhén befolyásolhatják, vagy súlyosan károsíthatják.

Arisztotelész szerint a hirtelen örömbe is belehalt már valaki, Valerius Maximus[55] pedig szintén azt írja, hogy »az örömbe néhány erősen ijedős ember bizony belehalt már«.

A hirtelen ijedtségbe is belehaltak már néhányan, különösen a nagyon ijedősök közül. Attól viszont, ha a rettegés és a bánat hosszasan rabságban tartja a lelket, Hippokratész szerint megszaporodik a fekete epe.[56]

A bánat, a gond, a szorongás és a tépelődés, különösen a keserűfajta, nem jelentéktelen hatást gyakorolhatnak a testre, nyugtalanságot és álmatlanságot okozhatnak, ami miatt érzékszerveink károsodhatnak, és egész testünk erejét vesztheti.

Tudjuk, hogy a rémülettől egyesek eszméletüket vesztették, vagy epilepsziás görcsöt kaptak, ahogyan viszont némely elmebaj esetén a váratlan rémület és ijedtség jót tehet.

Plinius írja, hogy a hatalmas szégyenbe is belehaltak már egyesek.[57]

Az pedig, hogy a haragnak mekkora az ereje, pusztán abból is kiviláglik, hogy gyakran tapasztaljuk, amint egyesek haragra gerjedve szinte megháborodnak és kifordulnak magukból. Ebből aztán néha olyan súlyos betegségek is támadhatnak, mint például szélütés, bénulás, különösen ízületbénulás, vagy az egész testre kiterjedő remegés.

Hasonló lelki megpróbáltatások alkalmával tehát tisztes vigaszt keress, víg barátokkal és társaságban töltsd időd, pengess lantot, játssz hegedűn,[58] énekelj édesen zengő dalt, amely messze űzi a bánatot a szívből, a lelkedet helyrebillenti.

Már csak az maradt hátra, hogy a táplálékok tulajdonságait ismertessük.

---

[55] Valerius Maximus (1. sz.) római író, *Factorum et dictorum memorabilium libri* IX. c. munkájában rengeteg, a 16-17. században szívesen idézett érdekességről és különös eseményről számolt be.
[56] Hippokratész: Aforizmák 6.23.
[57] Plinius: Historia Naturalis 26.1.
[58] A »*lude fidibus*« kifejezés valójában bármilyen hangszerre vonatkozhat.

A TÁPLÁLÉKOK TULAJDONSÁGAI ÉS HATÁSAI RÖVIDEN FELSOROLVA, ÉS ABC-RENDBE SZEDVE

A különböző táplálékokat sorra véve meg kell vizsgálnunk, hasznosak vagy károsak-e, könnyű vagy nehéz megemészteni őket, jótékony vagy káros nedvűek-e, csekély vagy nagy tápértékűek-e, hashajtó, vagy székrekesztő hatásúak-e, illetve akad-e valami egyéb hasznuk vagy hibájuk.

Az a táplálék képes táplálni bennünket, amely szervezetünknek megfelelő, az a táplálék viszont, amely ellentétes vele, veszedelmes. A semmilyen tekintetben nem kártékony étel sem túl sűrű, sem túl híg. Igaz, a sűrű és ragacsos nedvet termelő étel is, ha a gyomorban megfelelő-képpen megemésztődik, és a májban jó vérré válik, alkalmasint rendkívül tápláló hatású lehet. De még a nehezen emészthetőn is segíthetünk valamilyen szerrel, például gyömbérrel, borssal, borral. A sűrű nedvű táplálékok azonban akadályozzák a bőr szabad párolgását, és különösen a májban és a vesékben gyakran okoznak dugulásokat, így aztán rendszeres fogyasztásuktól, még ha a nedvük hasznos is, tartózkodnunk tanácsos. Olyan táplálékokat azonban, amelyek nedve káros, akár híg, akár sűrű nedvet termelnek egyébként, sosem szabad fogyasztanunk.

A sűrű, nyúlós, keserű, édes, ragacsos és zsíros jellegű ételek sűrű nedvűek, és mint ilyenek részint máj- és lépdugulásokat okozhatnak, részint a belekben összegyűjtve a nyákot meglehetős puffasztó hatásúak, részint pedig daganatok kialakulását is elősegíthetik.

A túlságosan híg étel viszont a következőkben hibádzik: kevéssé tápláló, s az a szervezet, amely ilyen étellel él, sovány és gyönge lesz. Mivel az ilyen táplálékok nyers nedvet termelnek, számos betegséget is előidézhetnek. A jó egészséget tehát az olyan táplálékok szolgálják, amelyek az említettek közt középúton járnak, vagyis amelyek nem túl ragacsosak és nem túlságosan nyúlósak. Egyes testtípusok viszont túl tömörek, és nem képesek kipárologtatni: ezért hát az ilyeneknek nedvesebb táplálékra van szükségük, másoknak viszont, amelyek könnyen ürülnek, szárazabbra, megint másoknak ragacsosabbra és csekélyebbre, míg ismét másoknak bőségesebbre. Hasonlóképp azoknak, amelyek melankolikusabb vérűek, nedvesebb és melegebb, amelyek viszont epésebb vérűek, hidegebb ételt kell adnunk. A nyákosabb testnek melegítő és szárító hatású táplálékra van szüksége. A jó vérben bővelkedőnek viszont kevesebb és nem túl hevítő, hűtő, nedvesítő vagy szárító hatású táplálék javallott. A táplálékokkal tehát ésszel kell élnünk, nehogy kárt tegyünk a testben, a lélek e csodás lakhelyében, hanem inkább gondosan ügyeljünk rá, gondozzuk és tápláljuk avégett, hogy az áhított öregkort elérjük, és magas kort megérve töltsük be természet-adta sorsunk.[59]

ACETUM (Ecet)[60] – Keverten hideg és meleg természetű, ám mindkettő tekintetében enyhén az: a hideg jelleg azonban erősebb benne a melegnél. Közepes mennyiségben adagolva a hideg dolgokat hidegebbé, a melegeket viszont melegebbekké teszi, és szárazságával megsavanyítja. Hasznos a gyomornak, növeli az étvágyat, ha pedig tisztán isszuk, megszünteti a hányingert. A gabonafélékből emésztett székletet megkeményíti, és hasmenés ellen is hasznos, mézzel keverve viszont hígít és finomít. A szangvinikusoknak és a kolerikusoknak jót tesz, a flegmatikusoknak nem, a melankolikusoknak pedig egyenest árt. A zsiradékokat szárítja.

ADEPS (Zsír) – A szalonnánál sokkal szárazabb, alacsony tápértékű, árt a gyomornak, inkább a minket tápláló húsok ízesítője, mint önálló táplálék.

AGNI caro (Bárányhús) – Meleg és nedves, nagy tápértékű, nyákban gazdag, nedvessége miatt könnyen emészthető.

AGRESTA (Egres)[61] – Görögül *omphacium*, az éretlen szőlő nedve, igen összehúzó és szárító hatású, ezért a nedváramlással kapcsolatos betegségek, különösen a gyomorbajok ellen alkalmazzák. Ecettel keverve kevésbé szárít és old. Étvágygerjesztő, a meleg gyomrot és májat erősíti.

ALLIA (Fokhagyma) – A szervezetet hevíti, a sűrű nedveket oldja, a

---

59 Idézet a római katolikus (!) miseszövegből (az »Asperges me« végéről): »*Exaudi nos, Domine sancte, Pater omnipotens, aeterne Deus, et mittere digneris sanctum Angelum tuum de coelis, qui custodiat, foveat, protegat, visitet atque defendat omnes habitantes in hoc habitaculo. Per Christum Dominum nostrum.*«

60 A tápanyagok sorrendje az eredetiben a latin név ABC-rendjét követi. Ezért az eredetiben a felsorolás az ecettel kezdődik (latinul: *acetum*).

61 Nem az Erdélyben egresnek is nevezett köszméte, bogyós gyümölcséről, hanem azaz éretlen szőlő gyógyhatású levéről (esteleg éretlen olajbogyó) van szó. Olaszul agrestonak, németül többek között Agrestnek is nevezik.

nyúlósakat pedig hígítja, nyersen azonban egyáltalán nincs ilyen hatása. A fokhagymát nem zöldségként, hanem hatásos gyógyszerként szokták fogyasztani, mivel oldó és dugulás-elhárító hatású. Főtten kisebb az ereje, a nedve azonban így nem lesz káros hatású, ahogy a hagyma és a póréhagyma esetében is tapasztalható, ha kétszer is átfőzzük őket. Állandó fogyasztása azonban nem ajánlott, mert aki folyton fokhagymát eszik, epés természetű lesz. Egyedül azoknak való az ilyen étel, akiknek szervezetében nyákos, feldolgozatlan, sűrű vagy nyúlós nedv gyülemlett össze. A nyers fokhagyma árt a szemnek, a fejnek, a vesének, a tüdőnek és a szomjazóknak, ám ártalma megszűnik, ha megfőzzük.

ALAE (Szárnyak) – A liba szárnya nem rosszabb a többi szárnynál, sőt könnyebben emészthető és táplálóbb is, mint a többi szárnyféleség, de még a libaszárnynál is jobb a tyúkszárny, igaz, csak a fiatal és hízott tyúkoké.

AMYGDALAE dulces (Édesmandula) – Az édesmandula meleg és nedves, semmi összehúzó hatása nincs. Különösen erős a finomító és oldó hatása, mivel a beleket is tisztítja, és a tüdőből és a légcsőből is kihajtja a köpetet. Bár sem a gyomornak, a hasat meghajtva nem használ, sem a testet nem táplálja túlságosan, a nedve mégis hasznos.

AMYGDALAE amarae (Keserűmandula) – A keserűmandulában olyan minőség uralkodik, amely igen hatásosan segíti elő, hogy a gennyet és a sűrű és nyúlós nedveket a légcsőből és a tüdőből kiköphessük, ám a lép, a máj, a vesék és a hólyag dugulásai ellen is hasznos.

AMYLUM (Keményítő) – Közepesen hűt, lágyítja az, ami nyers és kemény. Tejjel táplálóbb.

ANETHUM (Kapor) – Étvágyat gerjeszt, csillapítja a nyersesség-érzést – különösen a zöld – könnyít a puffadáson, és a csuklást is csillapítja. A szárított kapor hajából és magvából készült főzet italban fogyasztva megindítja a tejelválasztást.

ANATUM caro (Kacsahús) – Melegebb hatású a libahúsnál, nehezen emészthető, hányingerkeltő és fölös nedveket termel. Lásd a Madárfélék-nél.

ANISUM (Ánizs) – Javítja a látást, erősíti a gyomrot, és hajtja a szelet.

ANSERUM caro (Libahús) – És a kacsahús a soványakat hizlalja. Sok meleg hatású fűszerrel fogyasztják, mert nehezen emészthető. A libahús a házibaromfi-húsok között a nedvesebbek közé tartozik. Lásd a Szárnyak-at és a Madárfélék-et.

AQUA (Víz) – A kiváló minőségű, teljesen tiszta és szennyezetlen víz hűt és nedvesít. A legjobb víz a teljesen íztelen és szagtalan, amelyet viszont ivás közben mégis édesnek érzünk, amely szemre tiszta és átlátszó, és azonnal leszáll a gyomorba. Az a víz, amelyik északi irányban fakad, és árnyékban, lustán szivárog elő a földből, lassan melegszik és hűl le, amelyik viszont kelet felé hevesen tör elő a földhasadékokból, hamar felmelegszik és azonnal le is hűl – az ilyenről joggal gondolhatjuk, hogy kiváló minőségű. Az iszapos, undorító ízű és rossz minőségekkel teli vizet jól főzd meg, és csak így, borral keverve add inni. Akadnak, akik bizonyos ételeket és italokat találtak föl a vizek káros hatásainak kiküszöbölésére. Vannak, akik zöldségek főzetét isszák vízfogyasztás előtt. Mások édesköményt rágnak előtte. Az esővíz a leglágyabb, a legédesebb, a legtisztább, a leghígabb, és bár a leginkább rothadékony is, mégis a legegészségesebbnek ezt tartják. A jégből és hóból olvasztott víz is igen egészséges. Az ilyen vizek azonban, jóllehet a fiatal szervezetben nem tesznek látható kárt, fokozatosan és alattomosan fejtik ki káros hatásukat, amely csak akkor nyilvánul majd meg, mikor, idő teltével az ember öregedni kezd. A víz az öregeknek nem tesz túl jót. Különösen azoknak nem, akik köszvényben és izombetegségekben szenvednek, és mindenkinek kifejezetten árt, aki keveset mozog.

AQUA mulsa (Mézesvíz) – Lásd *hydromel.*

AQUA vitae (Pálinka)[62] – Az egyszerű pálinka a búskomoraknak a melankolikusoknak és a flegmatikusoknak hasznos, hevével erősíti a fejet, támogatja az emlékezőtehetséget, és a szervezet hevét növeli. A hideg és nyákos gyomrot felmelegíti, serkenti az emésztést. Belédörgölve sem a fejet, sem más testrészt nem enged kihűlni.

AQUA sacharata (Cukros víz) – A meleg természetű betegségek esetén jobb, mint a hüdromel.

AQUA hordei (Árpalé) – Ha táplálás céljából fogyasztjuk, az árpát össze kell zúznunk. Ha azonban nem annyira a táplálás, mint inkább a feldolgozás és a megtisztítás a célunk, egészben kell megfőznünk. Ha a szomjad akarod vele csillapítani, és nyerséged enyhíteni, a

---

[62] A pálinkának ez a latin neve (*aqua vitae* ›az élet vize‹) a magyar akovita szóban élt tovább. Egyébként a vodka szó is 'vizecskét‹ jelent.

gyulladásod megszüntetni, a
mellkasod vagy a belső szer-
veid megnedvesíteni, illetve
a tüdődön kívánsz vele köny-
nyíteni, mindkét héját alaposan hántold le az árpáról.
AQUA mulsa (Mézes víz) –
Lásd Hüdromel (*hydromel*).
ARIETUM carnes (Koshús) –
A kiegyensúlyozott test
számára megfelelőbb, mint
a borjúhús. Ősztől tavasz
közepéig káros, nyáron viszont jó. Többet láss a Jól főtt
húsok-nál.

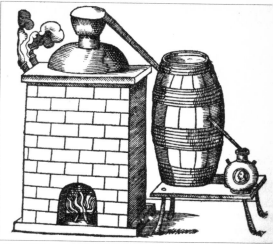

»Desztillálás« a pálinkafőzés szolgálatában (J. Wonnecke von Kaub, 1485)
»Destillierkunst" im Dienst des Schnapsbrennens (J. Wonnecke von Kaub, 1485) [53]

ARMORACIA (Torma) – Az a
kerti retekféle, amelyet a ró-
maiak armoraciának neveznek, hevít, és a vizeletet is jobban hajtja,
mint a retek, egyébiránt ugyanolyan hatású, mint a retek. Ecettel,
borral, mézzel vagy húslevessel együtt fogyasztva étvágyat gerjeszt,
és jót tesz az emésztésnek is. Lásd még: Mezei retek (*raphanus
agrestis*).
ASPARAGUS (Spárga) – Tisztít, közepesen meleg és hideg. Gyorsabban válik vérré, mint a többi zöldségféle. A gyomornak jót tesz,
de nem mindig, ezért a sós olajban eltett spárgát közepesen főtten
javallott fogyasztani. Mások egy kevés ecetet is tesznek hozzá, így
ízletesebb, és még jobbat tesz a gyomornak, igaz, nem sok tápértéke
van, és a nedve sem jó. A vese és a máj dugulásait elhárítja, különösen a gyökere és a magva. Vajjal és ecettel főtt ágacskái pedig, akár a
komló, a hasmenést csillapítják. Kertekben termesztik, de némelyik
köves és homokos helyen magától is megterem.
AVELLANAE (Mogyoró) – Lásd: Mósuszdió (*nux juglans*), illetve
Földimogyóró (*nuces avellanae*).
AURES (Fül) – A fül porcos, akár az orrja, amelynek a szélét szokták
fogyasztani, ráadásul nem egykönnyen emészthető.
AVIUM genus (Madárfélék) – Csekély tápértékűek, ám a madarak
húsa könnyen emészthető, különösen a fogolyé, galambé, kakasé,
csirkéé és tyúké, a fekete- és a sárgarigóé, és az apróbb verebeké

azonban az előbbiekénél keményebb, ám ezeknél is keményebb a gerléké, a vadgalambé, a kacsáé. A fácáné, ami az emészthetőséget és a tápértéket illeti a csirkééhez hasonló, ennél keményebb a páva húsa, és nehezebben is emészthető. A sült és pirított madárhús szárazabb, a vízben főtt viszont nedvdúsabb táplálékkal szolgál a szervezet számára. A libahús székletképző és sokkal nehezebben emészthető, mint a korábban említett madaraké. A libaszárny viszont emészthető és nagy tápértékű is. A csirke szárnya még inkább az, de a fiatal és a jól felhizlalt csirkéé a legjobb, a legrosszabb pedig a sovány és vén tyúkoké. A madarak lába szinte teljesen ehetetlen. A kakas-here remek étel, különösen a nagyobbacska kakasoké.

BATI FRUCTUS (Faeper) – Lásd: Szeder (mora és rubus).

BAUCIA (Marharépa) – lásd: Murokrépa (daucum).

BETA (Répa)[63] – Tisztító hatású, a hasat hajtja, néha ki is marja, ezért, ha túl sokat eszünk belőle, mint táplálék káros lehet a gyomornak. A máj és a lép járatait eltömíti, ráadásul csekély tápértékű étel.

BLETA (Cékla) – Enyhén hűt és nedvesít, nem húz össze, és nem is lazít, csekély tápértékű.

BOLETUM (Császárgomba) – Lásd: Szarvasgomba (tuber).

BORAGO (Borago) – Az ökörnyelvfűéhez hasonló hatású. Lásd: Ökörnyelvfű (Buglossum).

BOVIS caro (Ökörhús) – Lásd: Jól főtt húsok (carnes probe elixae).

BRASSICA hortensis (Káposzta) – A kerti káposzta,[64] ha kétszer átfőzzük, és úgy fogyasztjuk, székrekesztő hatású, ha viszont csak egyszer és enyhén főzzük át, és olajjal és sózva fogyasztjuk, inkább hajtó hatású. Csekély tápértékű.

BUBULAE carnes (Üszőhús) – Lásd: Jól főtt húsok.

BUGLOSSUM (Ökörnyelvfű) – Nedves és meleg jellegű, ezért aztán borba áztatva állítólag örömmel tölti el a lelket.

BUTYRUM (Vaj) – A friss vaj ugyanolyan hatású, mint a friss olaj. Táplál, és gyarapítja a test szubsztanciáját. Ha vajjal kened be a tested, és megmasszírozod vele az izmaidat, ugyanúgy feszessé, zsírossá teszi a bőröd, mint az olajas masszázs. A gyomrot nedvdússá

---

[63] A beta növénycsalád mai neve: Beta vulgaris. Ennek számos alfaja termeszttetik, mint cukorrépa (B.v. altissima), cékla (B.v. var. conditiva), takarmányrépa (B.v. var. crassa), mangold (B.v. var. vulgaris), stb.
[64] Esetleg: karalábé.

teszi, ám szárító hatású szerekkel ezen segíthetünk. Nagyobb menynyiségben fogyasztva elrenyhíti a gyomrot, és hajtja a hasat.

CANCRI fluviatiles (Folyami rákok) – A folyami rákok igen táplálók, és nem könnyen romlanak meg a gyomorban, ám nehezen emészthetők. Ősszel és tavasszal meghíznak, teliholdkor pedig még inkább. Főtten az asztmásoknak és az aszkórosoknak[65] tesznek jót. Mérgezés ellen is használnak. Az összezúzott rákokból préselt nedv a bénultaknak és a kórosan lefogyottaknak tesz jót, ha ugyanis reggel és este isszuk, hizlaló hatású.

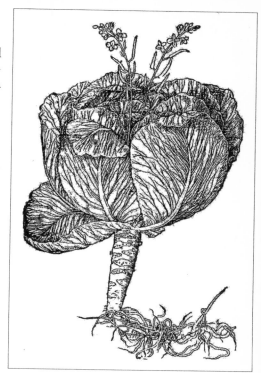

CANNABIS (Kender) – Magva megszünteti a puffadást, nagyobb mennyiségben fogyasztva azonban fejbántalmakat okoz, káros nedveket termel, és kiszárítja a nemi szerveket. Nehezen emészthető. Egyesek ecettel és mézzel enyhítik ártalmas hatását.

Fejes káposzta (H. Bock, 1577)
Kopfkohl (H. Bock, 1577)[54]

CAPITA (cephalum) (Fej)[66] – A fej ehető, igen tápláló, gyarapítja a magvat (spermát), az emésztést azonban lassítja, és ártalmas a gyomornak.

CAPPARIS (Kapribogyó) – Igencsak kevés tápanyaggal látja el a testet. Zölden táplálóbb, ha azonban besózzuk, tápértékét nagyrészt elveszti, és ha a sót le nem öblítjük róla, semmi tápértéke nem lesz. A hasat mégis hajtja, a renyhe étvágyat serkenti, a gyomorban összegyülemlett nyákot pedig hígítja és kiüríti. A lép és a máj dugulásait elhárítja. Minden más étel előtt tanácsos azonban fogyasztani, oximelbe, vagy ecetes olívaolajba áztatva.

---

[65] *Phthisicis* – Valószínűleg tüdőbajosokról, tébécésekről van szó.
[66] Az eredetiben hiányzik a fej latin neve: *Caput*.

CAPRARUM caro (Nősténykecskehús)– A nősténykecske húsa rossz nedvet termel. Lásd: Jól főtt húsok.

CARNES probe elixae (Jól főtt húsok) – A legjobbfajta vért az ilyen hús termeli, különösen a jó nedvű állatoké. A disznóhús igen tápláló. A borjúhús azonban még a disznóét is felülmúlja. Az ökör húsa szárazabb jellegű, mint a disznóhús. Az üszőhús még az emésztés szempontjából tökéletes borjúhúsnál is jobb. A kecskebak húsa is jobb, mint a nősténykecskéé. A nősténykecske húsa kevésbé száraz, mint az ökörhús. A malachús nagyon tápláló, különösen a lába ér sokat. A bárányhús túl nedvdús és nyálkás. A birkahúsban viszont több a salakanyag és károsabb nedvű is. A nősténykecske húsa káros nedvet termel, és kesernyés: a gidáké finomabb. A bakkecske húsa emésztés és hasznos nedvtermelés szempontjából egyaránt a leghitványabb. A kosoké a második leghitványabb. A bikáké pedig a harmadik legrosszabb. A herélt állatoké viszont már jobb. Az öreg állatok húsa emésztés és a tápérték szempontjából egyaránt a legrosszabb: ugyanez vonatkozik a disznókra is. A nyúlhús sűrű vért termel, ám jobb nedvű, mint a borjú vagy birkahús. A szarvashús is ugyanolyan káros és nehezen emészthető nedvet termel, mint az előbbiek. A medvehús rosszabb a többinél.

CARVUM (Kömény) – A köménymag hevít és szárít, szelet hajt, jót tesz a gyomornak és az emésztésnek is.

CASEUS (Sajt) – Mind közül a legzamatosabb a legjobb. A friss, zsíros, édes és enyhén sózott sajt igen tápláló. Nedve sűrűsége miatt azonban vesekövet okozhat. A régi és savanykás sajt nem javallott, mert nem egykönnyen emészthető, szomjúságot kelt és káros nedveket termel.

CASTRATA (Heréltek) – A heréltek a heréletleneknél, a kövérek a soványaknál többet érnek.

CASTANEAE (Gesztenye) – Meleg és száraz, és akár főzzük, akár sütjük mindig káros: összehúz, különösen az a burka, amelyik a bele és a kérge között húzódik.

CAULIS (Kelkáposzta) – Lásd: Káposzta (brassica).

CEPA (Hagyma) – Hígítja a nedveket, javítja az étvágyat, lágyítja a székletet, és vizeletet hajt. Jó színt eredényez, a látást azonban gyöngíti, és puffadást is okoz, a betegeknek pedig kifejezetten árt. Főtten nagyobb biztonságban fogyaszthatjuk és táplálóbb is. Lásd még: Fokhagyma (allium).

CERASA (Cseresznye és meggy) – A cseresznye hasat hajt, ám nem tesz jót a gyomornak. A meggy fogós hatású és a gyomornak is jobbat tesz. A savanyú meggy, hígító hatása miatt jót tesz a nyákos, salakanyagokkal teli gyomornak, a sárga epét visszaszorítja, a szomjat oltja, és étvágyat kelt. Híg és nedves, alacsony tápértékű tápanyaggal látja el a testet, éppen, ahogy a többi, hashajtó hatású gyümölcs.

CEREBRUM (Agy) – Nyákos, sűrű, káros nedvekben gazdag, lassan dolgozható fel, és nehezen emészthető. A gyomornak árt, és hányingert kelt. Ha azonban alaposan megfőzzük és megsózzuk vagy másképpen megfűszerezzük, nem megvetendő táplálékkal szolgál a testnek.

CHEREFOLIUM (Baraboly) – Enyhíti a has puffadását, megszünteti a dugulást, a veséknek és a hólyagnak is jót tesz.

CEREVISIA (Sör) – Ha a legjobbfajta búza-, árpa- vagy zabszemekből készül, jól meg van főzve, tiszta és régi,[67] a legjobb italnak tartható. Sűrű nedvet termel, a húst gyarapítja, a gyomrot pedig lágyítja és puffasztja. Az árpából főzött hidegebb, a búzából készült táplálóbb ugyan, ám jobban is tömít, az pedig, amelyet árpából és zabból főznek, nem tömít, és nem puffaszt annyira, de nem is olyan tápláló. A sűrűbb sör rosszabb, a hígabb jobb. A komlóval főzött sör lágyítja a gyomrot, és vizeletet hajt, ám, ha túl sok a komló benne, a betegesebb agynak megárthat. A rossz minőségű és kevéssé kifőtt sör gyomorgörcsöt, puffadást és kólikát okozhat. A friss és zavaros sör ugyanazokat a panaszokat eredményezheti, mint a rosszul főtt, ám ezen kívül az erek járatait is eltömíti, szelet termel, nehézzé teszi a légzést, nyáktermelődéshez vezethet, vizelési nehézséget okozhat, és a vese- és húgyköveseknek sem tesz jót. A sörtől támadt részegség keservesebb és hosszabban is tart, mint a bortól való. Felhívom arra is a figyelmet, hogy a reggelit vagy az estebédet – ha minden más feltétel adott, és nincs ami ellene szólna – helyesebb sörrel, mint borral kezdeni. Aki a túlságos borivástól megszomjazott, igyon sört rá, ez ugyanis jól oltja az efféle ál-szomjat. A megecetesedett sör viszont a gyomornak és az izomzatnak is erősen ártalmas.

CERVINA caro (Szarvashús) – lásd: Jól főtt húsok (*carnes probe elixae*).

CORIA (Bőrfélék) – A madarak bőre és hája minden állatbőrnél jobb, de kevéssé tápláló, lassan emészthető, és székrekedést okoz.

CORIANDRUM (Koriander) – Ha túlságos bőségben fogyasztjuk,

---

[67] Tudniillik nem frissen főzött.

nem csekély veszélyt jelenthet az elmére. Ezért magvát előbb áztassuk ecetbe – ezt nevezik a patikusok preparált koriandernek. Az így előkészített koriander jót tesz a gyomornak, és a szívet is erősíti, mindaddig benntartja továbbá a gyomorban az ételt, amíg jól meg nem emésztődik. Az ecettel kevert, jól összezúzott koriander, Plinius szerint, nyáron tartósítja a húst.

CORNUS (Som) – A somfa gyümölcse nagyon savanyú, táplálékként fogyasztva erős székrekedést okoz, és kevés a tápértéke, ráadásul lassan emészthető.

COTURNICES (Fürj) – Kevésbé ízletes, mint a többi madár, sőt egyenest kellemetlen ízű, a gyomrunk se szívesen fogadja be, hitvány, gonosz lázzal pusztító táplálék ez. Sose edd estebédre, legföljebb könnyű reggeliként fogyaszd.

CROCUS (Sáfrány) – Meleg és száraz, enyhén és közepesen összehúzó hatású. E tulajdonsága miatt a szívet és az egyéb szerveket is erősíti. Mérsékelt heve és enyhe szárító hatása miatt elősegíti az emésztést és a táplálék-feldolgozást. A gyomor, a beteg mell és a belek is kedvelik a sáfrányt. Álmot hoz. Használatát azonban nem szabad túlzásba vinni, mert mértéktelenül fogyasztva sápadtságot, fejfájást és étvágytalanságot okozhat.

CUCUMERES (Dinnye) – Ugyanolyan vizelethajtó hatású, mint a sárgadinnye. Akik jól emésztik a dinnyét és telieszik magukat vele, azoknak ereiben hosszú idő után káros nedv gyülemlik össze az elfogyasztott dinnyéből, amely, ha a legcsekélyebb ok is adódik a rothadásra, rosszindulatú lázakat okozhat, ha pedig elég gyorsan fel nem szívódik, szinte a halálos mérgekhez hasonló nedvvé válhat. Általában elmondható, hogy minden gyümölcs nedvesít és hűt, gyöngén táplál, és káros nedveket termel. A dinnye magva vizelethajtó, tisztító hatású és veszélyes a vese- és húgykövesek számára.

CUCURBITA (Tök) – Hűt és nedvesít, ezért csekély a tápértéke, a hasat hajtja, és oltja a szomjat. Magva vizelethajtó, és a vesében összezúzza a köveket. Ártalmait lásd a Dinnyénél (*cucumeres*).

DACTYLI (Datolya) – lásd: Pálmagyümölcs (*palmae fructus*).

DAUCUM[68] (Murokrépa) – Staphylinumnak és pasztináknak is nevezik. Gyökerét nyersen és főve is fogyasztják, de kevésbé tápláló, mint

---

[68] Vagy sárgarépa. Latin neve helyesen *daucus* (*Daucus carota* L.).

a répa. Hevít, lazít, finomít, vizeletet hajt, puffaszt, és nem túl egészséges vért termel. Az íze kellemes, a gyomornak hasznos, étvágygerjesztő, és hashajtó hatású. Az erdei pasztinák magva egyáltalán nem puffaszt, ám vizeletet hajt. A patikusok ezt tévesen marharépának (Baucias) nevezik: hatása is a kerti pasztinákéhoz hasonló. DEUTERIUM (Újbor) – Lásd: Lőre (lora) vagy Fehér szőlő.

ERUCA (Borsmustár) – Magva meleg, a nemi vágyat serkenti, és fejfájást okoz. A nyákot hígítja, a puffadást enyhíti, és a máj meg a lép dugulásait megnyitja. Fejfájást csak akkor okoz, ha magában fogyasztjuk.

FABAE (Bab) – Puffaszt és tisztít. A sárgaborsó viszont nem puffaszt annyira. Sótlanul fogyasztva rossz álmot, kóválygást okoz, és az érzékeket tompítja.

FARINACEUS pollen (Búzapehely) – Tulajdonságai a keményítőével egyeznek meg, de melegebb. Lásd: Búza (triticum).

FOENICULUM (Édeskömény) – Magvát ételként vagy árpakásában italként fogyasztva a mellet anyatejjel tölti meg. Magvának rendszeres fogyasztása megőrzi a szem épségét, a gyomrot megóvja a puffadástól, és a lágyékban rejlő kövek méretét csökkenti.

FAEX vini (Borseprő) – Szárít, old, de összehúzó hatása is van azért. Mind a nedves, mind pedig a folyós jellegű betegségek esetén alkalmazható.

FICUS (Füge) – Az aszalt füge majdhogynem másodrendűen[69] szárít. Hasznai a következők: hamar lejut a gyomorba, könnyen átjárja az egész szervezetet, kiváló tisztító hatása van,[70] ezért aztán rendszeres fogyasztásától a vesebetegek sok homokszemcsét választanak ki.[71] Akár a babból, belőle is laza hús keletkezik. Széllel tölti meg a hasat. Ha nagyobb mennyiséget eszünk belőle, bajt okozhat. Nem a leg-

---

[69] A végső formájában Al-Kinditől (9. sz.) származó, ám már Galénosz által megalapozott rendszer alapján, a táplálékokat, aszerint, hogy a rájuk jellemző minőség milyen erősségű volt (ti. a szárazság, nedvesség, melegség, hidegség), négy fokozatba sorolták, amelyek közül az első volt a legerősebb.

[70] *Abstergendi facultas* – valójában »sikálóképesség«, vagyis képes eltávolítani a szervekre, érfalakra, gyomorfalra tapadt szennyeződéseket és rothadó részecskéket.

[71] *Phretici* – ti. *nephritici*. A vesehomok és a korabeli elképzelések szerint a »lesikált« has- és érfalakról származó üledék.

jobbfajta vért termel. Hígító és oldó hatása is van, amellyel a gyomrot is ürítésre képes késztetni, és a veséket is ki tudja tisztítani. A májnak és a lépnek, valamint a puffadásra hajlamosaknak ártalmas, kivéve akkor, ha meleg fűszerekkel, például gyömbérrel és egyéb oldó hatású szerekkel együtt fogyasztjuk.

FRAGA (Ebszőlő vagy Földieper) – Közepesen hűt, oltja a szomjat, finom ízű, jót tesz a gyomornak, ám csekély tápértékű. Borral és cukorral fogyasztva vizelethajtó és jót tesz a vese- és húgyköveseknek. Mindarra jó, amire a málna.

FRUCTUS, poma (Gyümölcsök) – Érdemes tudnunk, hogy azok a gyümölcsök, amelyekkel az emberek táplálkozni szoktak, mint a körte, az alma, a szilva és a barack, híg és nedves tápanyagot nyújtanak a szervezetnek, csekély tápértékűek, és káros nedveket termelnek.

FUNGI (Gombafélék) – A gombák által nyújtott tápanyag nyákos és hideg, káros nedvű. Egyes gombák, különösen a természettől fogva rothadt minőségűek: fogyasztásuk halált is okozhat. Lásd: Szarvasgomba (Tuber).

FURFUREUM iusculum (Korpaleves) – Enyhén hevít és szárít. Csekély tápértékű. Ecettel keverve növeli az étvágyat, és a melegebb természetű gyomornak is jót tesz, a hidegebb gyomornak azonban mézzel keverve javallottabb. Kásával vagy közönséges olajjal fogyasztva táplálóbb.

GALLINAE CARO (Tyúkhús) – Mérsékelt jellegű étel, hiszen nem meleg, de nem is hideg. Jó színt kölcsönöz az embernek. Lásd még: Madárfélék (*avium genus*).

GALLORUM veterum iusculum (Öregkakas-lé)– A hasat hajtja.

GARYOPHYLUM (Szegfűszeg)[72] – Az agy emlékezőtehetségét erősíti, a homályos látás kitisztul tőle, hevíti a szívet, erősíti a gyomrot és a májat, csodálatos emésztésserkentő hatása van, és szinte minden belső szervnek jót tesz.

GLANDES (Makk) – Nem kevésbé tápláló, mind a gabonafélék, de nehezen emészthető, sűrű nedvű, és lassan halad végig az emésztőrendszeren. A gesztenye minden tekintetben jobb nála.

GLANDULAE (Mirigy) – A mirigyfélék húsa igen finom, különösen a koca tejjel teli csöcséé. Nem kevésbé tápláló, mint a többi húsféle.

---

[72] A *Garyophylum* jelenthet karfiolt is, itt azonban egyértelműen nem zöldségféléről, hanem fűszerről van szó.

HEPAR (Máj) – Minden állat mája sűrű nedvű és nehezen emészthető. Lassan halad át az emésztőrendszeren, de ha megemésztődött, igen tápláló. A hízott liba és tyúk, utána meg a hízott malac mája a legízletesebb. A berbécsmáj fogyasztásától epilepsziát lehet kapni, de a sült bakkecske-máj is ugyanezt okozza.

HIRCORUM caro (Kecskebak húsa) – A kecskebak húsa a legártalmasabb, akár nedve minőségét, akár emészthetőségét nézi az ember. Lásd: Jól főtt húsok.

HORDEUM (Árpa) – Az árpa kevésbé tápláló, mint a búza.[73] A híg árpakása főzetben fogyasztva sokkal táplálóbb, mint az árpa-puliszka. Lásd: Árpakása (*ptisana*).

HOEDUS (Gödölye) – A gödölyehús jobb, mint a nősténykecske húsa. Lásd: Jól főtt húsok.

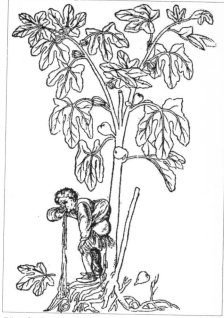

Fügefa és gyümölcse, valamint a füge túlzott élvezetének mellékhatásai (H. Bock, 1577) Feigenbaum mit Darstellung der Wirkungen bei übermäßigem Genuß der Frucht (H. Bock, 1577) [55]

HYDROMELI (Hüdromel) – Latinul melicratumnak vagy mézes víznek mondják. A következőképpen készíthető: nyolc rész vízhez keverjünk egy rész mézet, majd addig forraljuk, amíg habot nem vet. A kolerikusoknak nem javallott, mert maga is epévé válik. Felére főzve erőre kapató hatása a boréhoz vagy az újboréhoz hasonló, és hasonló a hatása is, mint amazoké. Különösen a lehűlt, elgyöngült, gyomorfájós vagy étvágytalan embernek hasznos, továbbá a keheseknek, tüdőgyulladásosoknak és a hevesen verítékezőknek. Ha sok méhviasz[74] van benne, árt a betegeknek. Meleg időben azonban jobb a cukros víznél. Ha hét napi fogyasztása után nagyon legyengülnénk, vagy gyomrunk nem emésztene megfelelően, térjünk vissza a borivásra,

---

[73] A szöveg itt teljesen megegyezik Matthioliéval, akitől Kyr Pál szövegének jó részét kölcsönözte. (Itt: Matthioli, P.A.: *Commentarii ad Discoridem.* II.79.)

[74] *Plurimum ceraginis* (Sic!) *sibi vendicat* – ismét szó szerinti Matthioli-idézet, ráadásul itt Matthioli egy olyan szót használt (*cerago* ›méhviasz‹) amely a klasszikus latinban nem létezik, de a középkoriban is ritka.

vagy inkább a mézes borára, amit mulsum-nak neveznek. Főtlen mézes vizet akkor igyunk, ha meg akarjuk hajtani vagy hánytatni magunkat. Puffadást és bélgörcsöket is okoz.

INTESTINA (Belsőségek) – A gyomor és a bendő nehezen emészthető, nem teljesen véres nedvet termelnek, de nem is hibátlant, hanem a kelleténél hidegebbet és nyersebbet. Ezért sok időre van szükség, amíg kellőképpen megemésztődnek és jó vérré válnak.
INTYBUM (Endívia vagy cikória) – Hideg és nedves jellegű, ám kevésbé az, mint a saláta.
IUNIPERI fructus (Borókabogyó) – Tisztítja a májat és a vesét, hígítja a sűrű és nyúlós nedveket. Az emberi test számára azonban csekély tápanyaggal szolgál. Ha nagyobb mennyiséget eszünk belőle, csikarja hasat, a fejet hevíti és eltölti, sőt, olykor a gyomrot is megfájdítja. Közepes mértékben vizelethajtó hatású.
IUS gallorum veterum (Öregkakasleves) – Lásd: Öregkakas-lé (*gallorum veterum iusculum*).
IUS e furfure (Korpalé) – Lásd: Korpaleves (*furfureum iusculum*).
IUS piscium (Hallé) – A friss halakból készült lé magában és borral fogyasztva egyaránt hashajtó hatású, kifejezetten evégett sügérből és pérhalból készíthető, más mérgező fajtákból nem. Vízben, olajban, sóval, kaporral kell megfőzni őket.
IUS caulium (Káposztalé) – Magában vagy egy kis sóval, langyosan fogyasztva hashajtó hatású.

LAC (Tej) – Mindenféle tej három szubsztanciából[75] áll, sajtosból, savósból és zsírosból. A kecsketej közepes állagú, mind közül a legsűrűbb. Minél sűrűbb a tej, annál táplálóbb, és minél hígabb, annál kevésbé az. A gyomorban a tej könnyen megsajtosodik, ezért mézet vagy sót szoktunk keverni belé. Valamennyi táplálékunk közül a tej a legjobb és a legjobb nedvű. Túl sok tejet inni azonban veszélyes, különösen azok számára, akik hajlamosak a kőképződésre. A májat is eltömíti azoknál, akik erre hajlamosak. Ilyenek azok, akiknek szűk végződésűek azok a máj-erei, amelyek a bélsárrá formálódott táplálékot csomókká aly akítják. A légcső és a tüdőrészek számára azonban mindenfajta tej hasznos, a fejnek viszont nem tesz jót,

---

[75] A szubsztancia alapanyagnak, vagy alap-összetevőnek fordítható.

hacsak nem nagyon életerős, amint a gyomorszájnak sem, amely könnyen fel képes fúvódni tőle. A savós tej a sűrű nedveket hígítja, és hashajtó hatású. A sajtos tej viszont éppen székrekedést okoz, és sűrű nedvet termel, amely a májban dugulásokat, a vesékben pedig kövesedést eredményez. A folytonos tejivás a fogazatnak és az ínynek is árt, ezért tanácsos utána borral öblögetni. Ezen kívül a lázas betegeknek sem tesz jót.

LAC acidum (Aludttej) – Görögül oxigalacte. A bármely okból a kelleténél hidegebb gyomor nem egykönnyen képes megemészteni az aludttejet. A megfelelő hőmérsékletű viszont, bár nem egykönnyen, ám legalább részben meg képes emészteni. A melegebb fajta gyomornak már némi haszna is van belőle. Ami nem emésztődik meg belőle a gyomorban, az savvá vagy párává alakul. Hő hiányában ugyanis savvá, a túlságos hő hatására viszont párává vagy kigőzölgéssé válik. Az aludttej hideg és sűrű nedvű, a vesében köveket szokott termelni, továbbá árt a fogazatnak és az ínynek is. A szomjat oltja.

LACTUCA (Saláta) – Valamennyi zöldségféle közül a legjobb a saláta nedve, bár túl sok vért termel. Akadnak, akik nyaranta nyersen fogyasztják. A legtöbben még azelőtt, hogy szárba szökkenne, vízben főzve fogyasztják. Az este evett saláta álmot hoz, és az epetermelődést is akadályozza.[76] Hideg és lédús a nedve, de nem rossz minőségű. Nem rekeszt, de nem is hajt, a szomjat csillapítja. Ám sokat ér, ha Venus vágya betölti szívünk.[77]

LAGANA (Cipó) – Lásd: Kenyér (panis).

LENS (Lencse) – Sűrű és káros nedvű, fekete epét termel. Kétszer átfőzve székrekesztő hatású, kiszárítja a hasmenést, míg a gyomrot, a beleket és az egész emésztőrendszert erősíti. Kólikásoknak és hasmeneseknek jót tesz. Nyersen kevésbé tápláló, ám hamarabb emészthető, mivel a héja hajtós, a belseje pedig rekesztő hatású. Olajjal és sóval készült főzete hashajtó hatású. Mivel pedig puffadást okoz, borsikafüvet kell hozzákeverni.

LEPORIS caro (Nyúlhús) – Lásd: Jól főtt húsok (carnes probe elixae).

LEMONII fructus (Lime) – A keserű lime borral a kólikásoknak, a hasmeneseknek és a vért köpőknek adható. Egyébiránt olyan a hatása, mint a citromé vagy a narancsé. Lásd: Citrom (citrium).

---

[76] Choleram reprimit – értelmezhető úgy is, hogy székrekesztő hatású.
[77] Az eredetiben is pentameter: nem tudtam kideríteni, honnét való, ám valószínűleg idézet.

LIEN (Lép) – Rossz nedvűnek tartják, mert fekete epében gazdag vért termel.

LINGUA (Nyelv) – Kevéssé tápláló, de jó nedvű és könnyen emészthető.

LORA (Lőre) – Lásd: Fehérszőlő (uvae albae).

LUPULUS (Komló) – Hideg, gátolja az epe- és vérképződést. Ágacskái borban, olajban vagy vajban főve ugyanúgy enyhítik a gyomorgörcsöt, mint a spárga. Némelyek egy kevés ecetet és sót is tesznek hozzá, így fogyasztva ugyanis serkenti az étvágyat.

LUPUS (Sügér) – Az olyan étel, amely sügérből vagy másfajta halból készül, hígabb állagú vért termel, mint a szárazföldi állatokból készült ételek Lásd: Halak (pisces).

MACIS (Szerecsendióvirág)[78] – Harmadik fokozatúan szárít, a hidegség és a melegség közt közepes helyet foglal el. Összehúz, a kólikásokon és a gyomorgörcsösökön segít, erősíti a gyomrot és serkenti az emésztést, a májnak, az asztmásoknak, a csípő-bántalmakban és a szívbajban szenvedőknek ételben és italban egyaránt jót tesz.

MALA punica (Pomagránát vagy gránátalma) – A pomagránát vagy gránátalma nagyon alacsony tápértékű. Nedve a gyomrot erősíti, oly módon, hogy a gyomorfalban összegyülemlett nedvet kihajtja. Az édes gránátalma a hurutos tüdő ellen jó, nedve kihajtja a hasmenést, erősíti a gyomrot és a májat. Az ecetes gránátalma pedig a felhevült májra és a gyomorszájfájdalomra jó, megszünteti a hányingert, árt viszont a tüdőnek és a hangnak. Bogyói székrekedést okoznak, inkább, mint a nedve, még hatásosabb azonban a gyümölcs héja.

MALA aurantia, POMA aurantia (Narancs) – Ugyanaz a hatása, mint a citromnak, keresd hát a Citromnál.

MALA (Alma) – Az összes almafélében hideg és salakanyaggal teljes nedv található, amelyik közülük pedig lágyhúsú és nedvdús, hidegebb és nedvesebb a többinél. Az édes alma vizes, de nem egyértelműen hideg. A keserű az édeseknél hidegebb, de nem túlságosan nedves. A savanyú hideg, ám fel képes oldani a gyomorban felgyülemlett nedveket. Ha a gyomorban sűrű nedvet talál, felhígítja és lefelé hajtja, így aztán a székletet nedvessé teszi. Ha viszont tiszta a gyomor, ugyanez az alma inkább székrekesztő hatású. A keserű vagy fanyar alma, jó hányás, hasmenés és bélfertőzés ellen.. Jó a véres

---

[78] A szerecsendió magját borító laza, hálószerű burok.

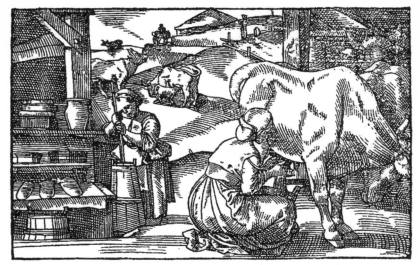

Tehenet fejő menyecske (H. Bock, 1577) / Milchkuh und Melkerin (H. Bock, 1577) [56]

széklet, a gyulladás és a szünkopé[79] ellen is. Az édes, érett és illatos és télálló alma inkább melegebb jellegű, és nedve is hamarabb szívódik föl. Az ilyen alma segít a bizonytalan gyomron, étvágyat kelt, serkenti az emésztést, erősíti a szívet, felderíti a lelket. Ha egy kissé kesernyés, gyorsabban kiürül. Az alma az izomzatnak[80] árt.

MALUM medicum (Orvosi alma vagy citrom)– Lásd: Citrom (*citrium*).

MARZAPANIS (Sic!) (Marcipán) – Kiváló táplálék, jól emészthető, jót tesz a tüdőnek és a vesének, hizlal, serkenti a nemi étvágyat, és csillapítja a ez égető vizeletet hevét.

MEDULLA ossium (Csontvelő) – Édesebb az agynál, finomabb és zsírosabb is nála, egyébként ugyanolyan hatású. Nagyobb mennyiségben fogyasztva hánytató. Ha azonban megfelelően megemésztődik, tápláló.

MEL (Méz) – Savassága miatt a gyomrot ürítésre serkenti, ha nem emésztődik meg a gyomorban, a belekben puffadást okoz, és vizelési ingert kelt. A víz nélkül főtt méz táplálóbb a nyersnél. Az időseknek és általában a hidegebb alkatú szervezeteknek javallott a méz,

---

[79] Ájulás, vagy rendszeres eszméletvesztés.
[80] Vagy az idegeknek.

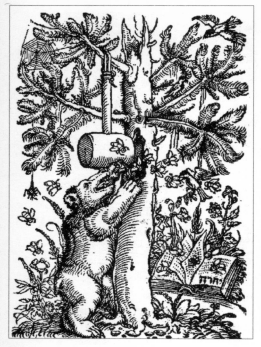

Méz: egykor drága alapélelem és gyógyszer (J. de Cuba, 1536) / Honig, einst kostbares Grundnahrungs- und Heilmittel (J. de Cuba, 1536) [57]

a tüdőt lágyítja, és megóvja a gyomrot a rothadó anyagoktól. Nyaranta azonban az életük delén állók és a meleg alkatúak szervezetében epévé válik.

MEL sachar (Mézcukor, cukor) – A mézcukor avagy a cukor a méznél táplálóbb, hashajtásra használható, a gyomornak, a vesének és a húgyhólyagnak jót tesz. Ha felfőzzük és a habját leszedjük csillapítja a szomjat és a köhögést. Hasonló a hatása, mint a méznek, a cukor azonban nem ártalmas a gyomornak és szomjat sem kelt, mint a méz.

MELICRATUM (Melicratum) – Lásd: Hüdromel (*hydromel*).

MELONES (Sárgadinnye) – Enyhén lágyítja a gyomortartalmat. Magva vizeletet hajt, tisztítja a vesét, a húgyhólyagot, a vesekövet összezúzza, és a bőrt tisztítja. Nedve igen gyönge tápanyag. Lásd: Dinnye (*cucumeres*).

MILIUM, PANICUM (Köles) – Hűt, szárít, enyhén táplál és székrekesztő hatású. Vajjal vagy zsírral ízletesebbé tehető, könnyebben emészthető, és kevésbé székrekesztő, míg sokkal táplálóbb. A parasztok tejben főve fogyasztják. Jó nedvet termel. A rizsnyák a köleshez hasonlóan készíthető el. Lásd: Rizsnyák (*oriza*).

MORA (Szeder, Faeper) – Az éretlen faeper puffadást okoz, és összehúz. Az érett túlságosan nedvessé tesz, közepesen hűt, és más ételek előtt fogyasztva hasat hajt. Nem ártalmas túlságosan a gyomornak, ám igen csekély tápértékű. Az édes szeder meleg, a savanyú azonban hideg. Ha sokáig marad a gyomorban, ugyanúgy megromlik, mint a sárgadinnye. A nedve jót tesz a garatban keletkezett keléseknek. Ugyanilyen hatású a bokron növő szeder (*rubus*) is.[81]

81 A fáról szedhető hosszúkás, fekete vagy fehér »faeper« és a bokron növő, kerekdedebb, vöröses-fekete párja egyaránt szedernek nevezhető. Latinul azon-

MULSUM (Mézbor) – A savanyú óborból és jó minőségű mézből készült mézbor a legjobb. Kevésbé puffaszt, és hamar kifejti jótékony hatását. Az idősek számára tápláló. A középkorúak esetében jót tesz a gyomornak, vizelethajtó, ám étkezés végén fogyasztva ártalmas. Az étkezés elején fogyasztva viszont először eltölt, aztán újra felébreszti az étvágyat. Két meszely borból és egy meszely mézből kell készíteni. Mások, hogy minél hamarabb elkészüljenek vele,[82] öszszefőzik a mézet a borral, és aztán átszűrik. A hideg alkat túlsúlyra kerülése esetén javallott inni, sűrű fogyasztása az agy, az izomzat és egyéb testrészek hideg kórságai ellen jó, vagyis a köszvényeseknek, az ízületi bántalmakban, az elmezavarban szenvedőknek és az öregeknek hasznos.

MUSTUM (Must) – Lásd: Fehérszőlő (uvae albae).

NUX aquatica (Vízisulyom) – Lásd: Sulyom (tribulus aquaticus).

NUX moschata (Szerecsendió) – Fogyasztása az agyat és a gondolkodásnak a hideg következtében megbetegedett szerveit erősíti, de a gyomornak, májnak, beteg lépnek és a szemnek is jót tesz. A folyós széklet és a hólyagbaj ellen is jó.

NUX iuglans (Dió) – Belső része ehető, természeténél fogva olajas, az epét könnyen megszaporíthatja. A zöld dió egészségesebb, hasat hajt. A szárított dió, vízben áztatva és hártyájától megfosztva ugyanolyan hatású lesz, mint a zöld. A fogak zsibbadása ellen használ. Olykor kiütéseket okozhat a szájüregben, és a nyelvet is elzsibbasztja. A mogyoró kevésbé tápláló nála, de a gyomornak is kevésbé árt. Nehezen emészthető, epés és fejfájást okoz.

NUCES avellanae (Földimogyoró) – Pontuszi diónak is nevezik. Hideg és fanyar, csekély tápértékű, és árt a gyomornak.

NUX indica (Indiai dió)[83] – Meleg és nedves. Jó vért termel, belseje vagy veleje gyarapítja a spermát.

NUX pinea (Fenyődió) – Lásd: Mandula (Pini fructus).

NUX pistacea, PISCACIA (Pisztácia) – Kevéssé táplál, a gyomornak közepesen tesz jót, a májat erősíti, aromás, kesernyés, enyhén összehúzó minőségű.

---

ban a morus és a rubus nevében is jól megkülönböztethető.
[82] Tudniillik, ha nyersen készül, hónapokig kell állni hagyni.
[83] Indiai falevél, malabathrum, istennyila.

OCULI (Szem) – Az állatok szemének izma és zsírja fogyasztható. Az izom hamarabb felszívódik, a zsír azonban úszkál a gyomorban: a szem közepe jobb.

OLEUM (Olaj) – Az édes olaj hevít, lágyít, nedvesít, könnyen emészthető, és hamar táplál. Ugyanaz a hatása, mint a friss vajnak. Lásd: Vaj (butyrum).

OLEUM lini (Lenolaj) – Meleg és nedves. Ha mézzel és borssal, lepényformában fogyasztjuk, enyhíti a harákolást és a köhögést, a hideg gyomorra és a bélbántalmakra is jó. Nagy mennyiségben fogyasztva serkeni a nemi étvágyat.

ORIZA (Rizsnyák) – Kiegyensúlyozott táplálék, könnyen emészthető. Ha vajjal főzzük, nem okoz székrekedést. Csillapítja a hányingert és a bélrenyheséget. Tejjel készítve szorulást okozhat és hizlal. Csökkenti a vizelet és a széklet mennyiségét, csillapítja a puffadást. A rizsből és kölesből készült ételek ugyanúgy készülnek, mint a rizsnyákból valók, és majdnem azonos a hatásuk is. Tejjel készítve a kiszáradást nedvekkel látja el, ezért aztán közepesen nedves vagy száraz ételnek tartható. Inkább hideg jellegű. A testet erősen táplálja. A vese- és máj-dugulásban szenvedőknek, és a vesekőveseknek nem javallott táplálék. Kevésbé veszélyes azonban, ha mandulatejjel és cukorral készítve fogyasztják.

OVA (Tojás) – A tyúktojás és a fácántojás a legjobb. A libatojás roszszabb nála. A tükörtojás[84] a legjobb, a lágy tojás kevésbé tápláló, igaz, könnyebben emészthető. A kemény tojás a legnehezebben emészthető, és lassan is szívódik föl, ráadásul sűrű tápanyaggal is szolgál a szervezetnek. A forró hamuban sült tojás lassan szívódik föl és káros nedvet is termel. A serpenyőben habart rántotta a legrosszabb táplálék, mert főzés közben megbüdösödik és sűrű, káros nedvet termel. A fojtott tojás[85] a főttnél és sültnél is jobb. A túlságosan sűrű tojás a sülthöz és a főtthöz hasonlatos. A közepesen sűrű a keménynél könnyebben emészthető, és jobb táplálékkal is szolgál a szervezet számára. A lágy tojás a mellbajon segít, csillapítja a köhögést, jót tesz a rekedtség ellen. Jó hatással van a gyomorra, májra, vesére és a székletre, és a húgyhólyagot is védi. A kemény tojást viszont hitvány tápláléknak és nehezen emészthetőnek tartják. Ha a tojást egészben, ecetben főzzük meg, és úgy fogyasztjuk, kiszárítja a hasmenést. Ha

---

84 *Ova tremula* – szó szerint »reszkető tojás«.
85 *Ova suffocata* – németül régiesen: verdempffte Eyer, fojtott tojás.

valami keserűt is keverünk hozzá vagy lehűtjük, sokkal hatásosabb lesz.

OVILLA caro (Birkahús) – Lásd: Jól főtt húsok (*carnes probe elixae*).

OXYMEL (Oxümel)[86] – Az egészség védelme szempontjából mindenfajta életkor és alkat számára igen hasznos, mivel mindenfajta elzáródást megszűntet, és az összehúzódott járatokat úgy felnyitja, hogy sehol nem marad bennük sűrű, ragacsos nedv, igaz, jó testi és erőállapotot nem képes létrehozni.

PALMAE fructus (Pálmagyümölcs) – Palmulának, a gyógyszertárakban pedig datolyának (daktülosznak) nevezik. Közepesen meleg, a belek és a gyomor erősítésére alkalmas, különösen, ha már megérett. A székletet visszatartja és sűrű, ragacsos nedvet termel. Ha nagyobb mennyiséget fogyasztunk belőle, fejfájást okoz, a zöld füge különösen ártalmas.

PALUMBA (Vadgalamb) – Lásd: Madárfélék (*avium genus*).

PANIS (Kenyér) – A legtisztább kenyér emésztődik meg a leglassabban, és a fehér búzakenyér a legnagyobb tápértékű. Ezt követi a barna vagy a rozskenyér,[87] a harmadik helyet a közepes foglalja el, míg a negyedik a feketekenyér, a korpakenyér pedig az utolsó: ez a legkevésbé tápláló. Emésztés szempontjából viszont a kenyerek közt az a legkönnyebben emészthető, amelyben sok az élesztő, és amelyet alaposan megdagasztottak, majd lassú tűzön sütöttek meg. Azok a kenyerek, amelyekből teljesen hiányzik az élesztő, egyáltalán senkinek nem javallottak. Azok pedig, amelyeket a kemence padlóján, vagy a hamuban sütöttek, hitványak, mivel a külsejük túlságosan megsül, a belsejük meg nyers marad. Ha egy kis sajtot is kevernek belé, még a legjobb minőségű kenyér is ártalmas lesz. A lepények sűrű nedvűek és sűrű nedvet is termelnek, székrekedést okoznak, kivéve, ha egy kis mézet is keverünk a tésztához. A búzalisztből készült kalács[88] sűrű nedvű és lassan szívódik fel. A májnak azokat a járatait, amelyeken a táplálék halad át, eltömíti, a lép betegségét súlyosbíthatja, végül a vesében köveket termel. Ha megfelelően megemésztődik, és vérré válik, igen tápláló, mézzel viszont kevert minőségű lesz. A tejjel és

---

[86] Mézből és ecetből készített szirup.
[87] Az első a siligo-ból, a második a *similago*-ból készült kenyér. Lehetséges, hogy mindkettő fehérkenyér, hiszen elvileg mindkét szó ›lángliszt‹-et jelent.
[88] *Laganum* – lehet rétestészta, sőt lángos is.

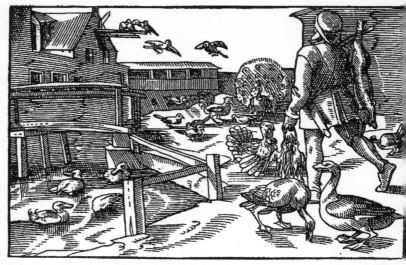

Szárnyasudvar pávával (H. Bock, 1577) / Geflügelhof mit Pfau (H. Bock, 1577) [58]

sajttal készült palacsinta sűrű nedvű tápanyag, ugyanolyan ártalmai vannak, mint a kalácsnak. Az árpakenyér hidegebb a búzakenyérnél, csekély tápértékű. Lásd: Főtt búza (*triticum elixum*).

PAPAVER (Mák) – A mákszem hűt, ha kenyérrel együtt fogyasztjuk közepesen altató hatású, de ha nagyobb mennyiséget nyelünk belőle, altat. Nehezen emészthető, árt a fejnek, és elnehezíti. A szervezetnek nem szolgál említésre méltó tápanyaggal. Kenyérrel és mézzel készült lepényben fogyasztva kevésbé hűt és kevésbé ártalmas, ám sokkal táplálóbb lesz.

PASSER (Veréb) – Hogyha szeretni akarsz, ő, aki adja agyát.[89] Lásd: Madárfélék.

PASSULAE (Mazsola) – Igen tápláló, a nedveket tisztítja és hígítja, erősíti a gyomrot és a bélfájdalmak ellen is jó.

PASTINACA (Pasztinák) – Lásd: Murokrépa (*daucum*).

PAVONUM CARO (Pávahús) – A tyúkhúsnál nehezebben emészthető. Miután megölted a pávát, akaszd föl éjszakára, és aztán főzd meg jól. A nehéz fizikai tevékenységet végzőknek és a meleg gyomrúaknak jót tesz.

PEDES (Láb) – Alacsony tápértékű, és kis híján azt mondhatnók, hogy étkezésre alkalmatlan, csakhogy a malacláb igen jó táplálék.

---

[89] Az eredetiben is pentameter: a sor Martialis egyik epigrammájának átalakított változata. (XIII.67.)

PEDIX (Fogoly) – A fogoly és a fácán rokon természetű, s jót tesz a lábadozóknak. A fácán-, fürj- és gerlehúsok közt ezek a legjobbak, ha ősszel fogyasztjuk őket. Lásd: Madárfélék.

PERSICUM (Őszibarack) – Az őszibarack húsa, akár a hús, könnyen megromolhat, és általában is káros. Általában fontos, hogy más ételek előtt együk, így ugyanis hamarabb felszívódik, és a többi étel előtt egyengeti az utat. Ha azonban az étkezés végén fogyasztjuk, önmagával együtt a többi táplálékot is megrontja. Az illatos őszibarack a legjobb, de ha nem illatos borral együtt fogyasztjuk, megrontja a testnedveket. A puha őszibarack hashajtó, a szárított székrekesztő hatású.

PETROSELINUM (Petrezselyem)– A puffadás megszüntetésére ideális étel. Egye, akinek a feje, mája, lépe és veséje nyákkal van teli, de a vesekőveseknek is használ.

PHASIANI CARO (Fácánhús) – A fácánhús könnyű a gyomornak, e madár a legnagyobb dicséretet érdemli. Lásd: Fogoly.

PINGUEDO (Zsírszalonna): Lásd: Zsír (adeps et pinguedo).

PINI fructus (Píniamag) – A keserűsége kioldása végett vízbe áztatott mandula mérsékelt táplálék lesz, olajával eltölt és eltömít. Hasznos és sűrű nedvű, tápláló, de nem egykönnyen emészthető.

PIPER album (Fehérbors) – A gyomornak hasznosabb, de csípősebb is a feketeborsnál. Általában hevítő, egészségvédő, étvágygerjesztő, és emésztésjavító hatású. A kolerikusoknak nem való.

PYRA (Körte) – Jót tesz a gyomornak, de öregek csak gyömbér fogyasztása után egyenek belőle, különben árt nekik. Az éretlen hűt, tápértéke nem sok. és székrekedést okoz, árt továbbá a kólikásoknak. A körte hatásai általában a gyümölcsök hatásaival megegyezők. Lásd: Gyümölcsök (fructus).

PISA (Sárgaborsó) – Egész szubsztanciája némileg a babéhoz hasonló, és ugyanúgy is kell fogyasztani, mint a babot, igaz, nem olyan puffasztó, mint amaz, és nincs olyan tisztító hatása sem, így aztán lassabban is szívódik föl, mint a bab. Héja nélkül egészségesebb, mandulatejjel pedig ízletesebb. Húslevessel vagy lenolajjal és egy kevés köménnyel vagy borssal főzve táplálóbb és kevésbé puffaszt.

PISCES (Halfélék) – Valamennyi halféle nedves és hideg. A legjobbak közülük a ruganyos,[90] kemény, omlós húsú és zamatos halak, illetve,

---

90 Petrosi

313

amelyek tiszta, homokos és folyóvízben élnek, vagy olyan helyen, ahol a víz sebesen és bőven folyik. Nem jók viszont azok a halak, amelyek olyan állóvizekben élnek, amelyekbe nem torkollnak nagy folyók, vagy amelyekből nem erednek nagy folyamok. Az olyan állóvíz a legrosszabb, amelyből nem folyik el semmi víz, hanem amelynek a vize változatlan. A halból készült étel, hígabb állagú vért termel, mint a szárazföldi állatokból készült. A friss hal a szervezetet nedvdússá teszi, a tejet és a spermát szaporítja. Óvakodjanak a halfogyasztástól azok, akiknek rossz a gyomruk, vagy akiknek a gyomra káros nedvekkel teli. A félig sózott halak jobbak a frisseknél. A régóta besózva álló halak viszont nem jók. Halat és egyéb húst ne együnk egyszerre, más ételek után pedig halféléket és tejes ételeket ne fogyasszunk. A kevéssé sós halak, kis mennyiségben fogyasztva, visszahozzák az étvágyat.

PLACENTA (Lepény)[91] – Lásd: Kenyér (panis).

PORCORUM et PORCELLORUM caro (Sertés- és malachús) Lásd: Jól főtt húsok (carnes probe elixae).

PORTULACA (Porcsin) – Alacsony tápértékű, nedves, hideg és nyúlós. Heveny lázak esetén hasznos.

PRUNA (Szilva) – Tápértéke nagyon csekély, mégis hasznos lehet azoknak, akik a gyomrukat közepesen nedvessé és hideggé akarják tenni. Aszalva azonban úgy lehet használni, mint a fügét. A legjobb és közepesen összehúzó hatású a nagy és puha szilva. A kicsi, kemény és savanyú szilva viszont rosszabb. Olyan mézes vízben megfőzve, amelyben kissé több a méz a szokottnál, igen erős a hajtó hatása akkor, ha magában fogyasztjuk, de akkor is, ha a mézes vizet a szilvaevés után issza az ember. Ám nem rögtön étkezés után, hanem egy kis idő múltán. Főtlen szilvát azok esznek előételként, akiknek fogyókúrára van szükségük, igaz, az ilyeneket még jobban meghajtja. Az édes szilva oltja a szomjat, kihajtja az emberből a hasmenést. Öregek csak úgy fogyasszák, ha előbb óbort ittak. Az aszalt szilva helyrehozza az étvágyat. Az éretlen, édes szilva árt a gyomornak. Az erdei szilva bogyója, vagy ennek nedve, amelyet a gyógyszerészek Acatia-nak[92] neveznek, egyértelműen összehúzó és székrekesztő hatású.

---

[91] A placenta szóból származik olasz közvetítéssel palacsinta szavunk!

[92] Acatia – magyarul akác, csakhogy az akácfa csak a 18. század óta létezik Magyarországon, Erdélyben pedig még később lett honos. Itt tehát valamilyen más fafajtáról lehet csak szó.

PTISANA (Árpakása) – Hűtő és nedvesítő hatású, ha emésztés közben megduzzad, ezért ebbe is mézet vagy köményt, borsot vagy ecetet jó keverni. Héjával együtt főzve tisztít, héja nélkül nedvesít. Helyesen elkészítve egészségeseknek és betegeknek egyaránt jót tesz: bár ilyenkor is enyhén nyúlós, ragacsos, jó ízű, nyálkás és közepesen nedves, elűzi a szomjat szükség esetén öblítésre is alkalmas, nem okoz csikarást, és nem is duzzad meg a gyomorban. Kiváló tápláléknak tartják, jó nedvet termel, és jelentős a tápértéke is. Elemészti a félig rothadt nedveket, a káros nedveket módosítja. Nem húz össze, nem fordul tőle föl a gyomor, nyugodtan adható kritikus állapotú betegeknek, ám olyanoknak is, akiknek érvágásra, purgációra, vagy valamilyen beöntésre van szükségük, sőt azoknak is, akiknek gyomra széklettel van teli, vagy akinek hatalmas fájdalmai vannak, de még magas láz esetén is jót tesz.

PULMONES (Tüdő, Pejsli) – Könnyen emészthető, tápanyaga mérsékelt és nyákos. Ami a tápértéket illeti, a máj kevésbé tápláló.

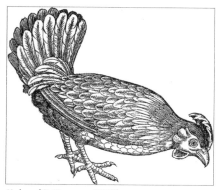

PULLUS (Csibe) – Könnyen emészthető, jófajta vért termel, és mindenfajta alkatnak megfelelő. Újborral főzve nagyon tápláló, megszünteti a hasmenést, a szívnek, gyomornak, májnak és vesének jót tesz.

RAPA (Répa)[93]– Nyersen fogyasztva nehezen emészthető és puffaszt, árt a gyomornak. Sózva viszont étvágyat gerjeszt, és vizeletet hajt. Vízben főzve egyetlen növény sincs nála

Kakas (C. Gesner, 1555)
Hahn (C. Gesner, 1555) [59]

táplálóbb. Hússal és zsírral főzve és fogyasztva pedig még táplálóbb, szaporítja a spermát. Állandó fogyasztása sűrű nedvet termel.

RAPHANUS (Retek) – A kerti retek egyértelműen hevít, és hígító hatású, inkább köret, mint táplálék. A legjobb, ha ecetesen vagy sózva fogyasztjuk étkezés előtt, így hajtja a hasat, étkezés után fogyasztani azonban nem javallott. Egyesek a szárát is fogyasztják olajjal, sóval

---

93 A *rapa* növénycsalád mai neve: *Brassicaceae* és ennek számos alfajai vannak: fehérrépa (*B. rapa*), karalábé (*B. napus)* stb.

és ecettel együtt főzve, mint a répa, a mustár és a saláta szárát: ez a szár ugyanis táplálóbb, mint a nyers gyökér. De ez is csak csekély tápértékű. A gyökere ételbe keverve ízletes, de a gyomornak nem tesz jót. Előételként fogyasztva az érzékeket élesíti, étvágyat kelt, ám az utána fogyasztott étel útját a gyomorban elzárja: étkezés előtt fogyasztva állítólag jobbat tesz az emésztésnek. Éh gyomorra fogyasztva nagy hatású ellenméreg, egészség-óvó szer, és a szervezet hatásos védelmezője. Ugyanakkor puffaszt, és bűzös böfögésre késztet. Vízzel kevert nedve a gombák káros hatásainak és a mérgeknek ellenszere.

RAPHANUS agrestis (Vadretek vagy Torma) – A rómaiak vízireteknek (Armoraciának) is nevezik. Melegít, és vizelethajtásra jobb, mint a kerti retek, egyébként viszont a hatása megegyező vele. Ecettel, borral, mézzel vagy húslevessel fogyasztva étvágygerjesztő és emésztésserkentő hatású.

RAPUNCULUS (Raponc-Harangvirág) – Csekély tápértékű, nyersen és ecetesen étvágygerjesztő hatású.

RENES (Vese) – Sűrű és káros a nedve, és nehezen emészthető.

ROSMARINUS (Rozmaring) – A lehűlt fejnek, májnak és vesének jót tesz hevével az ételbe keverve. Erősíti az agyat, a belső érzékeket, az emlékezetet és a szívet. Pestis idején érdemes házadban füstölnöd, mert illatával a levegő kóros miazmáit szétoszlatja. A végtagreszketésen és bénuláson is segít.

ROSTRA (Csőr) – Porcos, akár a fül. Nem egykönnyen emészthető.

RUBI fructus (Vadszeder) – Érett gyümölcse hevítő és közepesen öszszehúzó hatású, a gyomorra nézve hatásosabb, mint a faeper. Az éretlen savanyú és nagyon szárít. Nagyobb mennyiségben fogyasztva fejfájást, másoknak meg gyomorgörcsöt okozhat. Lásd: Szeder (*Mora*).

RUBUS caninus (Csipkebogyó) – Gyümölcse az olajbogyóhoz hasonló, ha megérik, piros lesz.[94] A toroknak és az ereknek ártalmas belső szőrzete nélkül megaszalva, és borban főtten fogyasztva hatásosabb székrekesztő-szer, mint a szeder.

---

94 Érdekes magyarázat Erdélyben, ahol a csipkebogyó (már ekkoriban) elterjedt növény volt, viszont az olajbogyó nem. Nyilván Kyr mediterrán területen élő forrása írta le ilyen módon a csipkebogyót.

SABUCI[95] (sic!) FLOS (Bodzavirág) – Illatszer, ékesség és táplálék egyaránt. Kedveli a fej, a gyomor és a máj.

SAL (Só) – Meleg és száraz, ízesíti az ételeket, és segíti őket a felszívódásban. Hatására a fölös nedvek – amelyek magukhoz vonzzák a sót – felhígulnak, oldódnak és kiszáradnak. A túl sós ételek a látást rongálják. A sós-olajas kenet a fáradtságot szünteti meg. A pirított só tisztítja a fogat.

SALVIA (Zsálya) – Meleg és száraz. Ételben fogyasztva erősíti az agyat, a gyomrot és a májat, hasznos az izmoknak, jó a kézremegés ellen és a bénulás ellen is. A hasmenés ellen is javallható. Ugyanerre a zsályabor is jó.

SERAPIUM (Serapium, Pemetefű?)[96] – Az ecetes serapium minden alkat és életkor számára javallható. Oltja a szomjat és hűti a májat. Gyökerével együtt hatásos ellenszere a dugulásoknak, mézzel kevésbé erősen hígító hatású.

SERUM lactis (Tejsavó) – Hasat hajt, különösen, ha sokat isszuk. Ha még erősebb hashajtásra vágysz, sózd is meg jó alaposan. Epileptikusokkal, melankolikusokkal, bénultakkal, leprásokkal, elefantiázisosokkal[97] és ízületi bajokban szenvedőkkel is itatni szokták. Alkalmas mindenféle bőrbaj, a lép dugulása és megkeményedése ellen is, sőt, ugyanezen az alapon, a lépben rekedt sűrű és fekete epében gazdag nedvek kiürítésére is jó.

SILIQUAE (Szentjánoskenyér) – Xylocerata-nak is mondják. A friss káros nedvű étel, ráadásul fás is, a gyomornak haszontalan, hasmenést okoz. A szárított szentjánoskenyér azonban székrekesztő, és a gyomornak is hasznosabb: vizelethajtó hatású, és csillapítja a köhögést is.

SYNAPIS (Mustár) – Hevíti a belsőt, finomítja a nehéz ételeket, miközben enyhén vizelethajtó is. Erősen lazító hatású. Magvának rágása hasznos a nyelvbénulás ellen. Fogyasztása azonban nem tesz jót a látásnak, a meleg természetű fejnek és májnak.

SPINACHIA (Spenót) – Hideg és nedves, lágyítja a gyomrot,

---

[95] Sambuci flos

[96] Serapium: valószínűleg Marrubium album, vagyis pemetefű, vagy peszterce, amelyet herba Serapionis-nak is neveztek a közép- és kora újkorban, és amely népszerű gyógynövény volt. A pemete-cukrot még ma is használják hurut ellen.

[97] Elephantiasis – súlyos bőrbetegség, gyakran csupán a lepra egyik szinonímája.

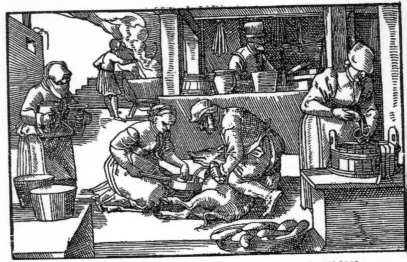

Disznóvágás (H. Bock, 1577) / Schweineschlachten (H. Bock, 1577) [60]

szélkeltő. Ha nedvét előbb ki nem nyomjuk, hánytat. A gyomornak haszontalan.

STOMACHUS (Gyomor) – Lásd: Belsőségek (intestina).

SUUM caro (Disznóhús) – Lásd: Jól főtt húsok (*carnes probe elixae*).

TAURORUM caro (Bikahús) – Lásd: Jól főtt húsok (*carnes probe elixae*).

TESTES (Here) – Az állatok heréje nehezen emészthető és káros nedvű. Egyedül a nagyobbacska kakasok heréje kitűnő, mert nagy a tápértéke és gyarapítja a spermát.

TRIBULUS AQUATICUS (Sulyom) – Közepesen hűt, és enyhén nedvesít. Gabonaínség idején liszté őrölve kenyeret lehet belőle sütni.

TRITICUM (Búza) – Elsőrendűen hevít, a szárító és a nedvesítő határ közt középúton jár, néha ragacsos is és könnyen dugulást okozhat Főtten nehezen emészthető, és puffadást okozhat. Ha azonban má megemésztődött egyszer, nagyon nagy a tápértéke. Kenyérré süt ve azonban kevésbé puffaszt, és könnyebben is emészthető, mive élesztő és só is van ilyenkor benne. Lásd: kenyér (*panis*).

TUBER (Szarvasgomba) – Hideg nedvet termel, és a leve is sűrű. / gombák általában hidegek, nyákosak és káros nedvűek. A tinórufélé

(Boleti) kevésbé ártalmasak, ám ha úgy fogyasztjuk, hogy nem főzzük át eléggé őket, esetleg veszélyesek lehetnek. Ezért sokan sózva és borsozva szeretik enni.

TURDUS (Rigó) – Télen különösen táplálók, kevés salakanyag marad utánuk. Lásd: Madárfélék (*avium genus*).

TURTUR (Gerle) – Meleg és száraz, ételben fogyasztva székrekesztő hatása, nyugodtan adható a bélfertőzésben szenvedőknek is. A csirkéjét azért fogyasztják, mert fölébreszti a szerelmi vágyat. Lásd: Madárfélék (*avium genus*).[98]

VACCINA caro (Tehénhús) – Lásd: Jól főtt húsok (*carnes probe elixae*) és Kos-hús (*arietum carnes*).

UBERA (Tőgy) – Igen tápláló, ám az állati emlők közül a kisebb méretű a jobb. A tejet gyarapítja.

VINUM (Bor) – Általában mindenféle bor táplál. Az újbor puffaszt, és nehezen emészthető, lidércnyomásos álmokat okoz, és vizeletet termel: az idegeket nem nagyon viseli meg. A sűrű, új és édes bor nagy tápértékű, gyorsan szétoszlik a szervezetben. Az édes a hasat inkább hajtja, mint a vizeletet, puffasztja a hasat, a gyomrot és belsőségeket ugyanúgy felkavarja, mint a must, ám kevésbé részegít meg, mint amaz, a vesének és a hólyagnak pedig jót tesz. A savanyú kedvez a gyomornak, és hamar távozik a vizeletben, ám nehezen oszlik szét a testben, és kevéssé tápláló is. Fejfájást és reszketést okoz. A fanyar kiválóan elősegíti a tápanyag felszívódását a test részeiben, a széklet és az egyéb nedvek folyását megállítja, és kevéssé vizelethajtó. Az óbor árt az idegeknek és a többi érzéknek. Egészséges ember azonban vízzel keverve egy keveset nyugodtan ihat belőle. A vörös és sűrű bor nehezen emészthető, ám igen jó vérképző. Részegít. Utána a fekete, sűrű és édes borok következnek. A fehér hígabb, enyhén meleg és csekély tápértékű. Jót tesz a gyomornak, és könnyen felszívódik a szervezetben. A mézszínű, amely közepes természetű, az előbbi kettő közt középutat képviselő tulajdonságokkal bír. Jó és rossz egészségi állapotban azonban egyaránt mégis elsősorban a fehéret javallják. Az óborok, ha idővel megédesednek, a vese és a hólyag számára válnak egyre hasznosabbá. Az igen híg és fehér óbor viszont erős vizelethajtó, és megszünteti a fejfájást is, ám nagyobb mennyiségben fogyasztva árt az idegeknek. Igaz, rendszeres

---

[98] Innentől kezdve Kyr nem tartja be az címszavak abc-sorrendjét.

fogyasztása viszont éppen hogy nyugtatja a megviselt idegeket. A se nem túlságosan új, se nem túl régi borban egyik káros hatás sem lelhető föl, így hát egészségesek és betegek egyaránt fogyaszthatják. Szervezetünk hevét ugyanis természeténél fogva újra éleszti, ezért emésztésünk jobb, vérünk pedig megfelelőbb lesz, a tápanyag pedig testünk minden egyes részébe könnyebben eljut segítségével. Így hát a betegség következtében lefogyottakon segít, testüket hizlalja. Étvágyat is gerjeszt, a nyákot megcsappantja, az epét a vizelettel kihajtja, jó színt kölcsönöz az embernek, örömmel és gyönyörűséggel tölti el a lelket, erősít, és álmot hoz. A mértéktelen borivás azonban éppen ellenkező hatású: a bortól rendszeresen részegek megzavarodnak, eszüket vesztik, remegnek, lidércnyomásosat álmodnak, idő előtt megvénülnek, és erejüket vesztik. Ezért aztán a mértéktelen borfogyasztás mindenképpen kerülendő, bár az kifejezetten jót tesz, ha nagyobb időközönként néha iszunk egy jót, az ital hatására ugyanis a vizelet és a veríték bővebben távozik a testünkből. A berúgásnak azonban minden formája ártalmas, és különösen káros az állandó részegség.

VINUM absinthites (Ürmösbor) – Jót tesz a gyomornak és az étvágytalanoknak, a májbetegeknek, az epileptikusoknak és a vesebajosoknak. Az ürmössel kevert bor azonban némelyek fejét el szokta nehezíteni, és meg szokta fájdítani.

VINUM salviae (Zsályabor) – Lásd: Zsálya (salvia).

VINUM sublimatum (Borpárlat) – Lásd: Pálinka (aqua vitae).

VITULORUM iuniorum carnes (Borjúhús) – A fiatalabb borjú húsa nedvesség és szárazság tekintetében többet ér, és jobb is, mint a felnőtt marha húsa, könnyen is emészthető, és jó nedvű. Lásd: Jól főtt húsok.

VOLUCRUM CARO (Szárnyasok húsa) – Lásd: Madárfélék (avium genus).

URSINA caro (Medvehús) – Lásd: Jól főtt húsok (carnes probe elixae).

URTICA (Csalán) – Hígít, hasat hajt, és némileg táplál.

UVAE ALBAE (Fehérszőlő) – A fehérszőlő jobban hajt, minta a fekete, s minél édesebb, annál melegebb is. Jót tesz a mellkasnak és a tüdőnek. Árt a májnak, a lépnek és a hólyagnak, és szomjat kelt. Lé-tartalma meleg és nedves. Szemei hidegek, szárazak és fogósak

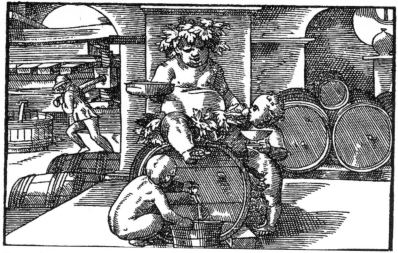

Borospince Bacchus-szimbólummal (H. Bock, 1577)
Weinkeller mit Bacchus-Darstellung (H. Bock, 1577) [61]

A szőlő táplálóbb, mint a hashajtó hatású gyümölcsök, és nagyon kevés benne a káros nedv. Az általa létrehozott hús azonban nem kemény és tömör. Kisebb a tápértéke, mint a fügének. Mustja hajt, és ha nem hagyja el hamar a testet, puffaszt is. Az édes fehérszőlő nedve melegebb, a savanyúé és a fanyaré hidegebb. Mindenféle fehérszőlőt nyugodtan fogyaszthatunk, ha nem mértéktelenül tesszük, és ha a szőlő már érett és húsos szemű. A savanyú és fanyar szőlőfürtből kipréselt lé azonban minden szempontból káros. A máslás vagy a lőre hamarabb távozik a vizelettel, ha édesebb és zamatosabb a szőlő. Ha a szőlő savanyú vagy fanyar, a belőle készült lőre kevésbé vizelethajtó.

UVAE PASSAE (Aszúszőlő) – Más szőlőknél melegebb, a gyomornak is jobbat tesz, nagyobb tápértékű, és kevésbé okoz hasmenést. Az édes és húsos aszúszőlő bővebb táplálékkal látja el a szervezetet, a savanyú és töppedt szűkösebbel. Még táplálóbb, ha kimagozzák, mert a magvai hidegek, szárazak és fogósak.

ZINZIBER (sic!)[99] (Gyömbér) – Hasznos étel, fűszerként[100] fogyasztják. Hevítő és emésztésserkentő hatású, enyhén lágyítja a székletet, a gyomornak jót tesz.

---

[99] *Zingiber officinale*
[100] *Cum condimento* – szó szerint fűszerrel együtt, de ez talán elírás.

TÁPLÁLÉKTÁBLÁZAT

ERŐSEN TÁPLÁLÓ ÉTELEK

Liba szárnya és melle
Kacsa-, tyúk és kappanszárny
Valamennyi szárnyas zúzája Tejszín
Lágytojás Fehér és barna búzakenyér
Gyümölcskompót Sárgaborsó
Édes datolya Gesztenye
Édes mazsolaszőlő Rákfélék
Répa, Bab Pergetett méz,[101] Mindenfajta bor

KEVÉSSÉ TÁPLÁLÓ ÉTELEK

Állatok méhe, gyomra, belsőségei, füle,
farka, zsírja. Öreg állat húsa
Madárfélék a négylábúakkal összevetve. Mindenféle hal. Árpakenyér.
Korpakenyér. Árpakása. Köles.
Mandula. Szilva. Zöldbab. Retek.
Őszibarack. Kapor. Mustár. Spárga.
Murokrépa. Fokhagyma. Nyers hagyma. Gránátalma.
Körte.

JÓ NEDVŰEK

Friss tej, rögtön fejés után, étkezés előtt fogyasztva.
Friss lágytojás. Fácán.
Tyúk. Csirkefélék. Aprócska hegyi madarak.
Apró sziklalakó halak. Friss malac. Az állatok száj körüli részei.
Disznóláb. Mezei állatok. Tiszta kenyér. Megfelelően elkészített árpakása.
Babfélék. Érett füge. Gesztenye. Érett szőlő.
Sárgaborsó. Saláta. Édes, illatos alaposan leszűrt borok. Cikória.

---

[101] *Mel despumatum*

322

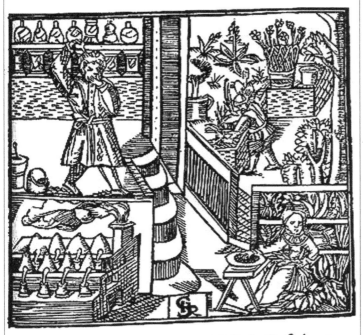

HERBARIVM.
AZ FAKNAC FVV
EKNEC NEVEKRÖL, TERMÉS ETEK-
ról, és haßnairól, Magyar nyelwre, és ez
rendre hoßta az Doctoroc Könyueiböl
az Horhi Melius Peter.

Nyomtattot Colosuárat Heltai Gafpárne
Mühellyébé, 1. 5. 78. Eßtendöben.

Melius Juhász Péter herbáriuma (Kolozsvár, 1578)
Herbarium von Juhász Péter Melius (Klausenburg, 1578) [62]

ROSSZ NEDVŰEK

Állóvízi, mocsári és iszapos helyen élő halak. Birkahús.
Kecskebak és nősténykecske húsa. Öreg és száraz húsok. Szarvas
vese.
Nőstények heréje (Sic!).[102] Agy – a kakasé kivételével.
Lágy sajtok. Zöldségfélék. Lencse. Sárgaborsó.[103]
Tengeri állatok. Olyan gyümölcsfélék, amelyeket alma névvel illetnek.
Körte. Őszibarack. Naspolya.
Éretlen gránátalma. Szilva, a teljesen érett kivételével.
Cseresznye. Görögdinnye. Dinnye.
Aszalt füge. Retek. Som. Hagyma.
Fokhagyma. Póréhagyma. Nyers káposzta. Mezei zöldségfélék.
Főtlen újhagyma. Sűrű, ecetes illatú, savanyú, fanyar borok.

KÖNNYEN EMÉSZTHETŐK

Jól megdagasztott kenyér. Mindenfajta sziklalakó hal.
Madárhús. Rigó. Fogoly. Fácán.
Kappan és tyúkhús. Galambfiókák:
a szárnyuk még inkább, mint egyéb testrészük. Libamáj.
Szopós malac húsa. Borjúhús.
Szarvashús. Mindenfajta baromfi
és szárnyas csibéje. Lágytojás. Saláta. Mályva (Sic!).
Könnyű borok, a száraz még inkább.

NEHEZEN EMÉSZTHETŐK

Kecskehús. Szarvashús. Üszőhús.
Kecskebakhús. Bikahús.
Liba- és kacsahús.
Öreg disznó húsa. Minden belsőség.
Szív. Fül. Vese. Máj.
Méh. Belek. Farok.
Gerincvelő. Agy.
Felnőtt állatok heréje.

---

[102] Talán a petefészekről lehet szó.
[103] A felsorolás nem minden esetben teljesen következetes, némelyik étel több, ellentmondó helyen is előfordul.

Böjti réce. Vadgalamb.
Kemény húsú madarak.
Minden szárnyas zúzája.
Kagylók. Rákok. Sült ételek.
Régi és sült sajt. Aludttej.
Liszt és minden élesztő nélkül őrölt étel.
Babfélék. Paszuly. Borsó. Rizsnyák.
Köles. Lencse. Gesztenye. Makk.
Éretlen füge. Datolya. Szentjánoskenyér.
Savanyú és fanyar szőlőfélék.
Éretlen gyümölcsök.
Körtefélék. Répa. Karórépa. Nyers újhagyma.
Zöldségfélék, a cikória és a saláta kivételével.
Sűrű bor. Must.

TEJKÉPZŐK

Édesköménymag. Édeskömény-gyökér.
Ánizs. Kapor. Pasztinák.
Árpa. Retek. Borsmustár.
Főtt, régi sajt leve.
Lágytojás. Sáfrányos méz.

PUFFASZTÓK

Babfélék. Borsó. Farkasbab. Köles.
Gránátalma. Minden gyümölcslé.
Aszalt füge. Friss datolya. Lisztes tészta.
Répa. Nyers repce. Nyers újhagyma.
Főtlen méz. Tej. Édes borok. Must.
Bármilyen szűretlen és újbor.

DUGULÁS-GÁTLÓK, TISZTÍTÓK ÉS OLDÓK

Árpakása. Mazsola. Feketeborsó. Babfélék.
Sárgadinnye. Aszalt füge. Pisztácia. Mandula.
Méz. Retek. Tejsavó. Könnyű bor. Vizezett bor.[104]

---

[104] *Vinum lymphatum.*

NYERS NEDVEKET KÉPZŐK

Nyers ételek. Zöld datolya. Répa. Repcegyökér. Négylábúak méhe. Pacal. Belsőségek. Aludttej. Főtt és ecetben eltett gyöngyhagyma. Árpakenyér.

NYÚLÓS LEVET KÉPZŐK

Nehéz és sűrű sajtok. Lángliszt. Inak. Idegek. Ajak-részek. Nyelv. Kocahús. Bárányhús. Datolya.

A HÍGÍTÓK ÉS SŰRÍTŐK KÖZT KÖZÉPÚTON JÁRÓK

Tyúkhús. Fácánhús. Kappanhús. Fogolyhús. Galambhús. Rigóhús. Verébhús. Feketerigóhús. Füge. Sziklalakó halak. Aranyos árnyalatú bor.

SŰRŰ LEVET KÉPZŐK

Kellően meg nem sütött búzakenyér. Élesztő nélküli búzakenyér. Bármi, ami lánglisztből készül. Szinte valamennyi zöldségféle. Ecetes[105] halak. Kagylók. Keményítő. Szarvashús. Kecskehús. Borjúhús. Vese. Máj. Herék. Főtt tej. Minden sajtféle. Aludttej. Sült, kemény tojás. Datolya. Gesztenye. Répa. Repce. Minden hagymaféle. Éretlen füge. Dinnyefélék. Éretlen gyümölcsök. Édes aszúbor.

TÚLTENGÉST OKOZÓK

Liba. Apróhalak. Állóvízi halak és szinte minden halféle. Gerincvelő. Agy. Valamennyi belsőség. Vadgalamb. Mocsári és állóvízi madarak. Minden állat kicsinye. Zöldbab. Zöldborsó.

---

[105] *Pisces cetosi*, vagyis cetféle halak. – Valószínűleg nyomdahiba *a cetosi*, ›ecetes‹ helyett.

KÖNNYEN ROMLÓK

Őszibarack. Minden korán termő növény.[106] Minden kerti gyümölcs. Minden, ami nedves és rossz levű. Minden, amit étkezés előtt kell fogyasztani, avégett, hogy hamarabb felszívódjék, nehogy rothadásával megrontson bizonyos nedveket és ételeket, ha a többi után fogyasztjuk.

HEVITŐK

Sült gabonafélék. Édes datolya. Közepesen édes gyümölcsök. Édes szőlő. Édes mazsola. Borsmustár. Retek. Répa. Repce. Mustár. Krizantém.[107] Fokhagyma. Hagyma. Póréhagyma. Édes bor. Régi sajt. És a fűszernövények, mint a bors, gyömbér, szerecsendió, szerecsendióvirág, sáfrány, szegfűszeg, fahéj, kömény, méz.

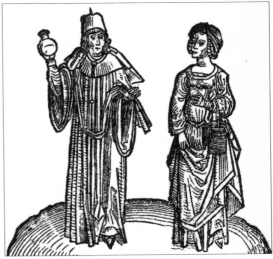

A vizeletvizsgálat sokáig a legfontosabb diagnosztikai eljárások közé tartozott (J. Wonnecke von Kaub, 1485)
Die Harnschau zählte lange Zeit zu den wichtigsten diagnostischen Verfahren (J. W. von Kaub, 1485) [63]

HŰTŐK

Árpa. Sárgadinnye. Görögdinnye. Tök. Citrom. Szikomor. Savanyú és fanyar szőlők. Körte. Savanyú almák. Meggy. Gránátalma. Saláta. Cikória. Porcsin. Mák. Víz. Ecet. Vizezett bor.

---

[106] *Omnia praecocia.* – Valószínűleg az ún. primőrökre gondolt a szerző.
[107] *Pyrethrum.*

SZÁRÍTÓK

Lencse. Káposzta. Kétszer főtt lednek.[108] Köles.

NEDVESÍTŐK

Árpakása. Sárgadinnye. Görögdinnye. Tök. Citrom. Saláta. Cukorrépa. Zöld dió. Zöldborsó. A meleg víz hevít és nedvesít. A hideg víz nedvesít és hűt. Mindkettővel való testi érintkezés árt az izmoknak.[109]

A BELSŐ SZERVEK DUGULÁSÁT TARTÓSÍTÓK

Olyan tej, amelyben kevés a savó, ám amelyben sok a sajt. Minden, ami édes. A mézes víz. Húsos és édes datolya. Minden lánglisztből készült étel. Az édes borok.

LASSAN SZÍVÓDNAK FÖL

Minden lánglisztből készült étel. A tisztátalan kenyér. Agy. Szív. Máj. Gerincvelő. Főtt gabonafélék. Farkasbab. Babfélék. Borsófélék. Hántolt lencse. Körte. Almafélék. Szentjánoskenyér. Sült tojás. Az édes bor, különösen a fanyar, illetve a sötét, minden édesség híján való, sűrű, újbor.

HASHAJTÓK

A lencse első főzőleve. Olajas és sós káposzta. Sós halleves. Paréj. Öreg kakasból főzött leves. Kelkáposztából főzött leves. Fiatal állatok húsa. A gerle közepesen hashajtó hatású. Olyan kenyér, amelyben sok a korpa.

---

[108] *Orobus*
[109] Vagy idegeknek

Friss sajt mézzel.
A sárgadinnye, ha más étel előtt fogyasztjuk.
Aszalt és zöld füge. Édes és zöld szőlő.
Nedves és aszalt szilva mézben eltéve.
Fanyar gyümölcsök. Cseresznye. Édes bor.
Minden nedves és vizes táplálék.

HASFOGÓK

Keserű mazsola. Vadkörte.
Ecetes gránátalma. Lencse. Rizsnyák.
Köles. Ecet. Állatok mája.
Gyapot. Erdei szilva. Acatia.[110]
Egres. Az ecettől megkeményedett ételek.
Savanyú vörösbor.[111]

SZANGVINIKUSAK

Minden jó nedvű étel.
Fogolyhús. Fácánhús. Csibehús.
Édes mandula. Tojás. Saláta.
Édes, illatos bor.

KOLERIKUSAK

Póréhagyma. Fokhagyma. Vereshagyma. Mustár.
Bors. Méz. Minden, ami édes. Édes borok.

---

[110] Lásd a 62. jegyzetet.

[111] *Vinum rutilum* – a rutilus a barna, a sárga és a vörös keveréke, vagyis nehéz meghatározni, hogy vörös, vagy éppen olyan, sötétarany fehérborról van-e szó, amilyen pl. az igazi furmint.

FLEGMATIKUSAK

Almafélék. Körte. Őszibarac
Szilva.
Cseresznye. Szinte minde
gyümölcsféle.
Levesek. Víz. Tej. Aludttej.
Friss sajt. Szinte minden, an
ragacsos.
Túlzott jóllakottság. Minde
ami túlzott. Minden halféle.
A négylábúak gyomra és belső
ségei. Pacal.[112]
Az állat idegekkel teli része
Sárgadinnye.
Görögdinnye. Citrom. Tök. Bőr
Agy. Tüdő. Gerincvelő. Bárányhú:

MELANKOLIKUSAK

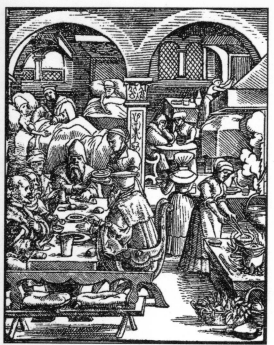

Kórházi jelenet a kora újkorban (Ch. Egenolph, 1553)
Frühneuzeitliches Hospital (Ch. Egenolph, 1553) [64]

Borjúhús. Kecskebak húsa.
Bikahús.
Nősténykecske húsa. Szarvashú:
Nyúlhús. Rókahús.
Vadkanhús. Szamárhús. Tevehús.
Minden régóta álló és sózott hús.
Minden zöldségféle. Lencse. Káposzta.
Korpás kenyér. Köleskenyér.
Régi sajt. Nehezen emészthető ételek.
Minden sós étel. Tengeri halak. Sűrű, fekete borok.[113]

---

[112] A szövegben: *omentum*, ami a mai orvosi nyelvben a cseplesz megfelelője. It
nyilván a pacalról van szó.
[113] Nyilván a crno vino-nak megfelelő fekete borról, vagyis valójában sötétvörö
borról van szó.

ROTHADÁST OKOZNAK

Melegség és nedvesség. Déli szelek.
Meleg és nedves ételek.
Minden főtlen, éretlen gyümölcs.

A ROTHADÁST AKADÁLYOZZÁK

Minden sós étel. Megecetesedett vagy ecetes ételek.
Sós pácok. Hideg és száraz ételek.
Minden, ami hűt és szárít.
Hideg és száraz növények. Északi szél.

A TESTET FOGYASZTJÁK

Száraz, aszalt és hideg ételek. Virrasztás.
Fáradság. Túlzott megterhelés. Gondok.
Bánat. Mértéktelen szeretkezés.
Mértéktelen munka.
Általában az életben mindaz igen veszélyes, amit túlzásba viszünk.

A TESTET HÍZLALJÁK

Édes, zsíros, erősen tápláló ételek.
Közepes erősségű masszázs. Alvás. Jókedv.

VÉGE.

NYOMATOTT A NEMES ERDÉLYI BRASSÓ VÁROSÁBAN
AZ 1551-ES ESZTENDŐBEN.

SUMMARY

The present book contains the original Latin text along with its German, Hungarian and Romanian translations, of the third presently known medical textbook written in Transylvania (after the ones by Johannes Saltzmann and Sebastian Pauschner) and the first printed book by a doctor of Transylvanian origin: Paulus Kyr's ‹Sanitatis Sanitatis studium ad imitationem aphorismorum compositum. Item, alimentorum uires breuiter et ordine alphabetico positae› (Corona, 1551).

Only three known copies of Paulus Kyr's original book in Latin still exist, and they are known only by a few specialists. The reproduced copy of this book is kept in the archives of the Lutheran Church at Kronstadt (now Braşov, Romania). Introductory essays on the author, the subject of the book, comments and the medico-historical evaluation of its content are included as well. Therefore, we presumed it was expedient and worthwhile to translate it and to make this short but interesting and precious work easily accessible for the general reader and public again.

This reprinted book provides a rare opportunity for the modern reader to get an in-depth view of a world in which a medical doctor lived in the Kronstadt of the late Renaissance. Kyr's book is primarily a health guide to his young fellow countrymen, based on the antique-medieval humoral doctrine, including everything he considered as important and necessary to know about a healthy lifestyle and balanced nutrition. As such, the book was regarded as a remarkably modern and as a practical guide significant to his country in those days. Today, his book may be considered very important in terms of understanding nutritional habits 450 years ago. This was a time when present wide-spread foods, such as corn, sunflower, potatoes, tomatoes, peppers, eggplants, sugar beet, cocoa, coffee and many others had not yet been cultivated, or not yet known in this area. The book also describes some archaic foods (acorn beech, meat), rare grains (millet, buckwheat) and vegetables, spices and fruits, which were available because of trade with the Middle East, such as lemon, pomegranate, orange, almonds, dates, pistachio etc.

The author, Paulus Kyr, was born 500 years ago, around the year 1510 in Kronstadt, Transylvania, into a wealthy Saxon patrician family. About his university studies is only known that he was in Vienna in 1533, that he took a university course in Padova and graduated as a medical doctor from the famous Ferrara University on 14th April 1534. After returning home, he practised medicine in his country town and in addition, he managed the pharmacy of the town between 1545 and 1584. Kyr was allegedly a schoolmaster in the local Lutheran Grammar School which was reformed and modernized by Johannes Honterus. He was also a member of the civic council (centumviral court). Because of his considerable knowledge and professional reputation, Kyr was often called for medical consultations to the Transylvanian royal court in Weißenburg (today: Alba Iulia) and to aristocrats in Walachia and Moldavia. In April 1588 Kyr travelled to the capital Weißenburg probably with the aim to treat Regent János Ghiczy's. Most likely he died during this journey.

In his book, written in Latin and containing 80 pages, Kyr describes how to preserve good health. He dedicated his work to the students at the Grammar School of Kronstadt, and it was in all certainty used as a textbook in secondary education. *Sanitatis studium ...* contains a brief dietetics part followed by an annotated list of 208 types of foods. His teachings are principally based on antique examples (e.g. Galen, Hippocrates), and on the Middle Ages (Avicenna), especially on the traditional Medical School of Salerno. He does not referred to any contemporary authors. Despite this fact, several parts of the text come from the comment by Pietro Andrea Matthioli (1501-1577) about Dioscurides. Therefore *Sanitatis studium ...* cannot be regarded as an original work. Originality, however, was not a requirement *sine qua non* at that time, particularly in the case of a schoolbook.

It is worth mentioning that before Kyr's booklet a whole series of schoolbooks was published in Kronstadt, at the printing shop of the humanist Johannes Honterus and his successor, Valentin Wagner (Greek and Latin grammar books; logical, rhetorical, philosophic, geographic, theological, judicial companions, and chrestomathies of antique authors etc.).

In this even nowadays useful work Kyr introduces his readers simply and clearly to the ancient fundamentals of dietetics (*res naturales et non naturales*), then provides for them a practical guide to a healthy lifestyle. As mentioned, the author's primary goal was to educate young people and students. Kyr's compendium is a textbook which reflects well the medical knowledge of his time. Its importance is indicated by the fact that we don´t know of any other comparable book from that period in the cultural history of the Carpathian Basin. The book was influential and popular because it served to educate the intellectual elite (pastors, village and town teachers, civil servants, and academics educated on universities abroad: theologians, lawyers, physicians, etc.). We can assume that Kyr´s teachings did not only have influence on people in Kronstadt and the surrounding main Saxonian villages, but everywhere in Transylvania over a long number of years and generations.

The text of Kyr´s book is preceded by three essays. The first one is written by Dr. Robert Offner, specialist in transfusion medicine in Bayreuth (Germany) and medical historian of Transylvanian origin, and introduces us to Paulus Kyr's place of birth, Kronstadt, his personality, studies, and some probable influences to his work. The study of Dr. László András Magyar, well-known medical historian and philologist from Budapest, acquaints the reader with the form and tradition of dietetics, and *Sanitatis studium*'s place in this tradition. Dr. Szabolcs Péter, author of the third introduction study was born in Cluj-Napoca, Transylvania, and is a young medical researcher and nutritional scientist who lives in Hungary. His treatise evaluates the content of Kyr's book with the eyes of modern nutritional medicine.

The translations were done by experts: Dr. Konrad Goehl (Jettingen), philologist for Latin and German and member of the researchers group for monastery medicine at the University of Würzburg, performed the translation into German, supported by Johannes Eichhorn (Mannheim), emanating from Kronstadt. Dr. Goehl also corrected all German texts and made the Latin registers. Prof. em. Dr. Dr. Gundolf Keil (Würzburg), renowned medical historian, gave us valuable advices and encouragement. The translation into Hungarian along with comments was performed by Dr. László András Magyar (Budapest), the Romanian translation was made by Dr. Adinel Ciprian Dincă, eminent historian from Cluj-Napoca (Institute of History of the Romanian Academy of Sciences). All translations are interpreted and explained by many annotations. Summaries in English, Romanian and Hungarian supplement the book. In order to increase the graphic quality of its content, the editor illustrated the book with numerous contemporary figures.

The edition of this book would have been impossible without the generous financial support of the «Heimatortsgemeinschaft Kronstadt» (Hometown Community of Kronstadt in Germany), led by Traute Kravatzky as well as the donation of the «Asociatia Medicală Neurochirurgia 2005», directed by Prof. Dr. Ioan Ştefan Florian, Director of the Neurosurgical Clinic at the University of Cluj-Napoca.

So far, Paulus Kyr´s book has only been published in the form of a short extracts (Aladár Kővári,1962, and Margit Waczulik, 1984) and briefly reviewed by Arnold Huttmann (1972), who encouraged a translation of the book into modern languages already 40 years ago. Therefore, it deserves a reprint and because of the translations, a broader accessibility for readers. We hope that our publication will be read with both pleasure and benefit not only by German, Romanian, and Hungarian medical and cultural historians, but also by all the readers interested in the history of medicine and education in Transylvania. We also hope and wish that this book will serve as a precious source of cultural history in that part of Europe.

REZUMAT

Cartea de față reunește textul original în limba latină al lucrării *Sanitatis studium ad imitationem aphorismorum compositum. Item, alimentorum uires breuiter et ordine alphabetico positae* (Brașov, 1551), aparținând lui Paulus Kyr, precum și traducerile lui în limbile germană, română și maghiară, alături de studii introductive care îl prezintă pe autor și orașul său și care analizează pertinent tematica volumului, reliefându-i valoarea medico-istorică și conținutul de idei. Din ceea ce cunoaștem până în prezent, este vorba de cea de-a treia tipăritură cu profil medical (după lucrările lui Johannes Saltzmann și Sebastian Pauschner) care a fost redactată în Transilvania, dar și prima carte de acest gen elaborată de un medic originar din această regiune. Lucrarea este astăzi cunoscută doar de puțini specialiști, deoarece din ea s-au păstrat doar trei exemplare, iar limba latină, în care e redactată cartea, este prea puțin utilizată în zilele noastre. De aceea, am considerat că traducerea acestei scurte, dar interesante și valoroase opere este nu doar oportună, ci și foarte utilă, ea devenind astfel din nou accesibilă unui public larg.

Această ediție oferă cititorului de azi o șansă deosebită de a explora contextul în care medicul brașovean, format în spiritul Renașterii târzii, pune la îndemâna tinerilor săi compatrioți un îndreptar igienico-sanitar, bazat pe patologia umorală, o concepție antico-medievală. Acest îndrumător cuprinde tot ceea ce considera autorul a fi important și demn de urmat în privința unui mod de viață sănătos și a unei alimentații raționale. Sub acest aspect, cartea lui Kyr poate fi considerată și în prezent deosebit de actuală și relevantă, anume din perspectiva înțelegerii practicilor alimentare din urmă cu 450 ani, într-o epocă în care pe aceste meleaguri încă nu erau cultivate, respectiv cunoscute, plante astăzi larg răspândite, precum porumbul, floarea soarelui, cartoful, roșiile, ardeii, vinetele, sfecla de zahăr, cacaua, cafeaua și altele. În schimb, întâlnim aici diferite alimente arhaice (ghinda de fag, zeama de aguridă, miedul), cereale aproape uitate, condimente, legume dar și fructe străine – care, probabil, erau incluse în lista alimentelor datorită comerțului brașovean cu Orientul – ca de pildă, lămâile, portocalele, rodiile, migdalele, curmalele, fisticul etc.

Paulus Kyr s-a născut la Brașov în urmă cu 500 de ani, în jurul anului 1510, într-o familie de patricieni sași. Despre studiile sale universitare se știe doar că în anul 1533 s-a aflat la Viena, mai apoi a studiat la Padova, iar la 14 aprilie 1534 i s-a acordat titlul de doctor în medicină la universitatea din Ferrara, renumită la acea vreme. Reîntors în țară a activat ca medic al orașului Brașov, iar între 1545 și 1584 se pare că ar fi condus și farmacia orășenească, fiind și membru al consiliului orășenesc. Vastele sale cunoștințe și prestigiul său profesional sunt ilustrate și de faptul că adeseori a fost invitat în diverse consilii medicale la curtea princiară de la Alba Iulia, dar și în Țara Românească și Moldova, fapt atestat nu mai puțin de 29 de ori. A tratat, printre alții, importante personalități, precum: Ioan Zápolya, regina Isabella, Ioan Sigismund sau Sigismund Báthory. Paulus Kyr și-a găsit sfârșitul în aprilie 1588, în cursul unei călătorii spre curtea princiară, probabil prilejuită de starea de sănătate a guvernatorului Ioan Ghiczy.

În lucrarea sa redactată în limba latină și dedicată discipolilor gimnaziului luteran brașovean fondat de Johannes Honterus, utilizată de altfel drept manual în învățământ, autorul își prezintă pe parcursul a 80 de pagini concepția referitoare la menținerea sănătății. *Sanitatis studium...* – care conține un scurt compendiu de dietetică, urmat apoi de o listă comentată cuprinzând 208 alimente aranjate în ordine alfabetică – se inspiră în primul rând din doctrine antice (Galen și Hipocrat) și medievale (Avicenna), respectiv din tradițiile celebrei Școli Medicale din Salerno (Italia). Nu este menționat nici un autor contemporan cu Kyr. În pofida acestui fapt, în text sunt redate în mai multe locuri, cuvânt cu cuvânt, fragmente din comentariile referitoare la Dioscurides redactate de italianul Pietro Andrea Matthioli (1501-1577). Așadar, din punct de vedere al conținutului, *Sanitatis studium...* nu poate fi considerată o lucrare originală. Însă la vremea respectivă originalitatea nu era impusă ca o cerință *sine qua non*, mai cu seamă în cazul unui manual de gimnaziu. Meritul deosebit al acestei cărți este faptul că ea reprezintă un exemplu strălucit al recepției transilvane a științelor medicale din epoca Renașterii și o dovadă excepțională a procesului de modernizare a limbii medicale latine vechi, sub influențe renascentiste (de ex. greaca veche).

În această lucrare, utilă și astăzi, Paulus Kyr prezintă într-un mod simplu și clar principiile dieteticii bazate pe patologia umorală, provenite încă din antichitate (*res naturales et non naturales*), oferind apoi cititorilor un ghid practic privitor la alimentație și la modul de viață sănătos. Așa cum s-a arătat deja, obiectivul medicului ardelean a fost în primul rând unul de ordin educativ, respectiv pregătirea intelectualității din Brașov, sinteza lui Kyr fiind așadar un manual axat pe măsuri profilactice de ordin alimentar și igienico-sanitar. Se știe, de altfel, că înainte de publicarea cărții lui Kyr, în tipografia brașoveană a umanistului Johannes Honterus și a succesorului său, Valentin Wagner, au fost publicate mai multe alte manuale: de gramatică greacă și latină, manuale de logică, retorică, filosofie, geografie, teologie și drept, precum și culegeri de texte ale autorilor din antichitate etc.

Importanța acestei opere rezidă tocmai în faptul că, la vremea respectivă, cultura medicală din spațiul bazinului carpatic nu beneficia de vreo altă lucrare similară. Îndeosebi prin intermediul unui factor de difuziune esențial, cel al absolvenților de gimnaziu (preoți, învățători pentru mediul urban și rural, funcționari), precum și al intelectualilor formați în medii universitare din străinătate (teologi, juriști, medici), efectul și popularitatea acestei lucrări au putut fi transmise de-a lungul mai multor generații, nu doar în rândul populației germane din zona Brașovului, ci și al celei din întreaga Transilvanie.

Acest volum este prefațat de trei studii introductive. Primul este semnat de editorul cărții, dr. Robert Offner, medic originar din Transilvania, specialist în medicină transfuzională în Bayreuth (Germania) și istoric al medicinei. În acest studiu este prezentat Brașovul de odinioară, precum și personalitatea și formația profesională a lui Paulus Kyr. În contribuția sa, dr. László András Magyar, cunoscut filolog și istoric al medicinei din Budapesta, prezintă esența și tradițiile dieteticii, stabilind locul pe care-l ocupă *Sanitatis studium* ... în cadrul acestei tradiții în literatura medical-istorică universală a epocii, precum și unele curente spirituale proprii spațiului și perioadei aflate în discuție, context în care sunt aduse în atenția cititorului o serie de figuri marcante din secolele XV și XVI. Studiul medicului cercetător trofolog dr. Szabolcs Péter din Budapesta, originar din Cluj-Napoca, analizează conținutul cărții lui Kyr privind aspectele alimentației și dieteticii din perspectiva medicinei contemporane.

Traducerile au fost realizate prin conlucrarea unor specialiști experimentați: transpunerea în limba germană a fost efectuată de expertul dr. Konrad Goehl (Jettingen), filolog antic si germanist, membru al grupului de cercetare a medicinei monastice de la Universitatea

Würzburg, sprijinit de profesorul de limbă latină Johannes Eichhorn (Mannheim), originar din Brașov. Controlul lingvistic al textelor germane, precum și întocmirea registrelor latine aparțin de asemenea domnului dr. Goehl. Proiectul a profitat și de sfaturile celebrului istoric al medicinei prof. dr. dr. Gundolf Keil (Würzburg). Traducerea în limba maghiară, precum și comentariile de specialitate sunt semnate de dr. László András Magyar (Budapesta), iar varianta în limba română a fost realizată de dr. Adinel Ciprian Dincă, tânăr istoric medievist din Cluj-Napoca, cercetător științific în cadrul Institutului de Istorie al Academiei Române. Lectoratul textelor în limba română a fost realizat de doamna Nadia Badrus (Sibiu), iar cel al textelor maghiare de doamna Anna Bereczki (Sibiu). Textele traduse sunt interpretate, adnotate și explicate printr-un bogat aparat de note critice. Volumul conține și câte un rezumat în limbile engleză, română și maghiară.

Publicarea cărții n-ar fi fost posibilă fără sprijinul financiar esențial al Comunității Brașovenilor din Germania (Heimatortsgemeinschaft Kronstadt), în frunte cu Traute Kravatzky, și generoasa donație din partea Asociației Medicale Neurochirurgia 2005, condusă de prof. dr. Ioan Ștefan Florian, medicul șef al Clinicii de Neurochirurgie a Universității Medicale din Cluj-Napoca.

A sosit așadar vremea și pentru această operă să fie editată integral, dat fiind că anterior din lucrare au văzut lumina tiparului doar fragmente de numai câteva pagini, traduse în limba maghiară de István Weszprémi / Aladár Kővári (1962) și Margit Waczulik (1984); de asemenea, a existat și o sumară prezentare realizată de Arnold Huttmann (1972), cel care de altfel a încurajat încă de acum aproape 40 de ani transpunerea cărții în limbi moderne. Pentru a-i spori impactul și pentru a reconstitui câte ceva din atmosfera epocii, cartea a fost ilustrată de editor cu imagini tematice din epoca respectivă. În acest context, nădăjduim ca volumul pus acum în circulație să fie de folos nu numai specialiștilor în istoria medicinei, respectiv în istoria culturii – germani, români și maghiari –, ci și tuturor celor interesați de astfel de subiecte istorice și totodată actuale. Credem că în felul acesta cartea, pusă acum la dispoziția unui public larg de cititori, ar putea deveni un instrument de lucru, o sursă documentară și de inspirație pentru cercetări în ceea ce privește istoria medicinei și a educației din această parte a Europei.

Subtitlurile ilustrațiilor

ÖSSZEFOGLALÁS

Kötetünk tartalmazza az eddig ismert harmadik Erdélyben írott (Johannes Saltzmann és Sebastian Pauschner után) és az első, erdélyi szerzőtől származó és hazájában kinyomtatott orvosi könyvnek, Paulus Kyr *Sanitatis studium ad imitationem aphorismorum compositum. Item, alimentorum uires breuiter et ordine alphabetico positae* című művének (Brassó, 1551) eredeti latin szövegét, e szöveg német, román és magyar fordítását, a hozzá fűzött magyarázatokat, a szerzőről, városáról, tanulmányairól, a könyv tárgyáról és mondanivalójának orvosi értékeléséről írott tanulmányokkal kiegészítve. Minthogy Paulus Kyr eredeti könyvének csupán három példánya maradt fönn, s mivel nyelve a ma már csak kevesek által ismert és olvasott latin, a mű még ma is csupán néhány szakember által ismert. Ezért is gondoltuk úgy, hogy hasznos és érdemes lehet ezt a rövid, ám annál érdekesebb és értékesebb munkát lefordítanunk, és a nagyközönség számára ismét hozzáférhetővé tennünk.

E könyvecske nem egyéb, mint egy későreneszánsz műveltségű brassói orvos egészségtani útmutatója, kézikönyve fiatal honfitársainak, amely mindazt tartalmazza, amit akkoriban a korszerű egészséges életmóddal és táplálkozással kapcsolatban fontosnak és feltétlenül követendőnek tartottak. Kyr könyve nem csak a maga korában bizonyult hasznosnak, hanem ma is érdeklődést kelthet, nem utolsó sorban azért, mert a mai olvasónak alkalmat ad arra, hogy a több mint 450 évvel ezelötti helyesnek vélt életmódot és táplálkozási szokásokat jól megismerhesse. Ez azért is érdekes, mert egyrészt számos manapság széles körben elterjedt táplálék, mint a kukorica, napraforgó, burgonya, paradicsom, padlizsán, paprika, cukorrépa, kávé, kakaó és sok egyéb növény akkoriban, még ismeretlen volt Európában, vagy még nem termesztették Erdélyben őket. Másrészt számos, különös, ősi, és azóta elfeledett étel (makk, mézbor) és gabonaféle (köles, hajdina), továbbá egzotikus fűszer, zöldség és gyümölcs neve is megtalálható e könyvben, mint a citrom, narancs, mandula, datolya, pisztácia, gránátalma, stb. Ezek a Délkelettel folytatott kereskedelem útján lehettek akkoriban ismertek.

Paulus Kyr 500 évvel ezelőtt, 1510 körül született Brassóban, jómódú erdélyi szász polgárcsaládban. Egyetemi képzettségéről csak annyi ismert, hogy 1533-ban Bécsben, majd Padovában végezte tanulmányait, majd 1534. április 14-én az akkoriban hírneves ferrarai egyetemen avatták orvosdoktorrá. Hazatérte után Brassó városi orvosaként és feltehetőleg mellékesen a Honterus által reformált helyi lutheránus gimnázium tanáraként is működött, sőt, 1545-1584 között a városi patikát is ő irányította. Hamarosan tagjává vált a száztagú városi tanácsnak is. Nagy tudására és szakmai tekintélyére bizonyíték, hogy gyakran – dokumentálhatóan huszonkilencszer – hívták konzíliumba a gyulafehérvári fejedelmi udvarba, valamint Havasalföldre és Moldvába. Kezelte többek között Szapolyai Jánost, Izabella királynőt, János Zsigmondot és Báthory Zsigmondot is. Kyr valószínűleg Ghiczy János kormányzó kezelése végett utazott 1588 áprilisában a fejedelmi udvarba és ott vagy útja közben érhette a halál.

A szerző a brassói tanulóifjúságnak ajánlott, bizonyára a gimnáziumi oktatásban tankönyvként is használt, latin nyelvű munkájában a jó egészség megtartásának módját ismertette 80 oldalon. A Sanitatis studium (Egészségtan) – amely rövidke diététikából, majd 208 táplálék annotált listájából áll – elsősorban ókori (Galénosz, Hippokratész), középkori (Avicenna) és főleg salernói mintákat követ. A kortárs szerzők közül senkire sem hivatkozik. Ennek ellenére számos szöveghelye szóról szóra Pietro Andrea Matthioli (1501-1577) Dioszkuridész-kommentárjából származik, vagyis a Sanitatis studium tartalmilag nem tekinthető eredeti munkának. Ez azonban ebben a korban nem is volt követelmény, főleg egy gimnáziumi tankönyv esetében. Tudnivaló, hogy a Kyr könyvecskéjét megelőzően a brassói humanista Johannes Honterus és utódja, Valentin Wagner nyomdájában egész sor oktatási célra nyomtatott könyv (görög és latin nyelvtan, logikai, rétorikai, filozófiai, földrajzi, teológiai, jogi kézikönyvek, valamint antik szerzők szöveggyüjteményei stb.) jelent meg.

A könyv különös érdeme, hogy a reneszánsz kori orvostudomány erdélyi recepciójának ritka példája, valamint az, hogy a latin nyelv megújulásának (az ógörög nyelvnek a korra jellemző befolyása révén) szemléletes bizonyítéka is egyben. Paulus Kyr e ma is haszonnal forgatható munkájában egyszerűen és világosan ismerteti a diététika ókori eredetű alapelveit, majd gyakorlati hasznú életviteli és táplálkozási tanácsadót ad olvasói kezébe. Mint említettük, a szerző célja elsődlegesen a brassói tanuló ifjúság oktatása, nevelése lehetett, Kyr összefoglalása tehát voltaképpen tankönyv, afféle egészségtan, s e céljának maradéktalanul – kora színvonalán, és a kortárs szakirodalom ismeretében – meg is felel. Jelentőségét az is növeli, hogy nincs több hozzá hasonló kiadvány a korból a Kárpát-medence művelődéstörténetében. Hatása és népszerűsége mindenek előtt a gimnáziumot járt értelmiségiek (lelkipásztorok, falusi és városi tanárok, hivatalnokok, valamint a külföldön továbbképzett egyetemisták (teológusok, jogászok, orvosok stb.) közvetítése révén nem csak a brassói és környékbeli szász lakosság körében, hanem Erdély szerte, több emberöltőn át jogosan feltételezhető.

Kötetünket három tanulmány vezeti be. Az első Dr. Robert Offner erdélyi származású, Bayreuthban (Németország) dolgozó transzfúziológus főorvos és orvostörténész munkája, Paulus Kyr szülővárosával, személyével, tanulmányaival és munkásságával ismertet meg bennünket. Dr. Magyar László András ismert budapesti orvostörténész tanulmánya pedig a diététika műfajáról és hagyományáról, illetve a *Sanitatis studium* e tradicióban elfoglalt helyéről tájékoztatja az olvasót. Dr. Péter Szabolcs kolozsvári származású, Budapesten élő orvos, trofológus szakértő írása Kyr könyvének tartalmát értékeli a modern táplálkozástani-medicina szempontjából. A fordítások tapasztalt szakemberek közreműködésének eredménye: a német fordítást Dr. Konrad Goehl (Jettingen) ókori nyelvész és germanista, a würzburgi Egyetem kolostori gyógyászatot kutató csoportjának nagy tapasztalatú tagja végezte, a brassói származású Johannes Eichhorn latintanár (Mannheim) közreműködésével. Dr. Goehl vállalta el a német szövegek ellenőrzését és készítette el a latin névmutatókat is. Értékes tanácsaival a neves orvostörténész, Prof. Dr. Dr. Keil (Würzburg) is közreműködött. A kiválló magyar fordítást Dr. Magyar László András (Budapest) készítette és látta el szakértő kommentárokkal; a román fordítás pedig Dr. Adinel Ciprian Dincă, kolozsvári fiatal kultúrtörténésznek, a Román Tudományos Akadémia Történeti Intézete munkatársának a munkáját dicséri. A fordítások szövegét bőséges jegyzetek igyekszenek értelmezni és magyarázni. A szövegeket a szerkesztő számos, a kort és a könyv tartalmát egyaránt illusztráló ábrával, valamint román, magyar és angol nyelvű összefoglalókkal egészítette ki.

A könyv kiadása elképzelhetetlen lett volna Traute Kravatzky jóvóltából, a Brassóiak Honközösségének (Heimatortsgemeinschaft

Kronstadt e.V.) igen jelentős mértékű anyagi támogatása, valamint az Asociația Medicală Neurochirurgia 2005 adománya nélkül. Az utóbbit Prof. Dr. Ioan Ștefan Florian, a kolozsvári Idegsebészeti Klinika vezetője támogatásának köszönhetjük.

Kyr műve eddig csupán néhány oldalnyi terjedelemben volt magyar nyelven hozzáférhető (Weszprémi István / Kővári Aladár (1962) és Waczulik Margit (1984)). Arnold Huttmann is – aki már 40 évvel ezelőtt javasolta a mű lefordítását – csupán rövid ismertetőt közölt róla 1972-ben. Bízunk benne, hogy a könyv újranyomása és lefordítása lényegesen elősegíti hozzáférhetőségét és közkincsé válását. Reméljük tehát, hogy az erdélyi orvostörténet forrásaként is szolgáló kiadványunkat nem csupán a német, román és magyar orvostörténészek, művelődéstörténészek, hanem a gyógyítás és az oktatás története és Európa ezen régiójának múltja iránt érdeklődő laikusok is örömmel és haszonnal forgathatják majd.

Ábramagyarázatok

1. Brassó városának látképe egy 1751-beli metszet alapján.
2. Johannes Honterus, humanista, reformátor, iskolaszervező és nyomdász (Brassó, kb. 1550)
3. Brassó főbírája (főpolgármestere) erdélyi szász polgári viseletben (kb. 1660)
4. Erdélyi szász diák (kb. 1660)
5. Henricus de Allemania hallgatóival a bolognai egyetemen (L. de Voltolina, XIV. század)
6. Középkori egészségi szabályzat Salernoból, Arnaldus de Villanova kommentárjaival (Velence, 1480)
7. Négyes séma a testnedvek elemekkel, bolygókkal és csillagképekkel való összefüggéseiről (R. Herrlinger, 1964)
8. A négy nedvalkat ábrázolása az egyik legrégebbi nyomtatott kalendáriumból (Augsburg): szangvinikus (a), melakolikus (b), kolerikus (c), flegmatikus (d) (G. Zainer, 1480))
9. Pietro Andrea Matthioli, császári udvari orvos és jelentős botanikus, 16. század (J.-J. Boissard, 1669)
10. Ókori és középkori botanizáló orvosok: Avicenna, Hippokratész, Galénosz, Szerapion, Plinius, Dioszkuridész, Constantinus, Mesue (J. Meydenbach, 1491)
11. Modern táplálkozási piramis (Fonds Gesundes Österreich, 2007)
12. Szakács és konyhai szolgalány (J. Fischer, 1507)
13. Minden bajra gyógyír: az érvágás. Részlet egy érvágási kalendáriumból (Straßburg, 1492)
14. Gyermekek fürösztése a középkorban (I. Meckenem, 1490)
15. »Szép asztali rend« (id. A. Bach, XVII. század)
16. A kószi Hippokratész, a legjelentősebb ókori görög orvos, kb. 460-370 K.e. (P.P. Rubens, 1668)
17. Borbély-sebész által végzett érvágás és betegkezelés (A. Seitz, 1520)
18. Beöntés klistéllyal hashajtás céljából (német fametszet, 1550)
19. Öregnek, fiatalnak élvezet az ásványvízfürdő (J. Huggelin, 1559)
20. Húgyszínkör, régen elterjedt diagnosztikai segédeszköz (U. Pinder, 1506)
21. Fiatal szerelmespár (fametszet, 15. század)
22. Szent Kozma és Szent Damján beteget vizsgálnak és gyógyítanak (K. Megenberg, 1481)
23. Mészárszék és hentesüzlet (H. Bock, 1577)
24. Kerti tök (H. Bock, 1577)
25. Komló, a sörfőzés fontos kelléke (H. Bock, 1577)
26. Vízimalom és pékség (H. Bock, 1577)
27. Halak tartósítása besózással (Id. J. Prüss, 1499)
28. Vincellér és szüret (francia metszet, 16. század)
29. Orvosi szaktekintélyek egy könyv címlapján (Laurentius Phryesen: Spiegel der

Arzney) (Straßburg, 1532)
30. »Érvágóemberke« az állatövvel (J. Schott, 1503)
31. Étkezési jelenet a Canterbury-i mesékből (G. Chauser, 1526)
32. Pergamoni Galénosz, híres görög orvos az ókori Rómában (kb. K.u. 129-199)
    (P. Roche Vigneron, 1865)
33. Érvágás a fürdősnél (fametszet, kb.1550)
34. Orvos a gyógyszertárban (H. Brunschwig, 1497)
35. A fürdő örömei a középkori Kybbad-ban (G. Reisch, 1503)
36. Mandragora, amelyből népszerű bájitalokat is készítettek (hím és női növény ábrája) (H. Bock, 1499)
37. A tormát régen gyógyszerként is értékelték (H. Bock, 1577)
38. Hagyma: nélkülözhetetlen ízesítő növényünk (H. Bock, 1577)
39. Az erdei szamóca egykor keresett gyógynövény volt (H. Bock, 1577)
40. Sajtkészítés egy svájci havasi esztenán (J. Stumpf, 1548)
41. Vadnyúl (J. Wonnecke von Kaub, 1485)
42. Erdélyi román parasztasszony tyúkkal (H. J. Schallenberger, 1666)
43. A halpiacon (H. Bock, 1577)
44. Őstulok szállítása a piacra (Konstanz, 1465)
45. Szüret és szőlőtaposás (fametszet, 16. század)
46. Peter Treveris herbáriuma: The Grete Herball (London, 1526)
47. Középkori ispotály vagy kórház (Franciaország, kb. 1500)
48. Asztali rend egy koraújkori polgárcsaládban (J. P. Anders, 1543)
49. Avicenna, a középkor legbefolyásosabb arab orvostudósa, (980-1037) (19. század)
50. Köpölyöző fűrdős (J. Amann, 1568)
51. Fürdőzés Bad Leuk-ban (Wallis) (ld. H. Bock, 1597)
52. Érdekszerelem, avagy a szerelmes öregember (H. B. Grien, 1507)
53. »Desztillálás« a pálinkafőzés szolgálatában (J. Wonnecke von Kaub, 1485)
54. Fejes káposzta (H. Bock, 1577)
55. Fügefa és gyümölcse, valamint a füge túlzott élvezetének mellékhatásai (H. Bock, 1577)
56. Tehenet fejő menyecske (H. Bock, 1577)
57. Méz: egykor drága alapélelem és gyógyszer (J. de Cuba, Straßburg, 1536)
58. Szárnyasudvar pávával (H. Bock, 1577)
59. Kakas (C. Gesner, 1555)
60. Disznóvágás (H. Bock, 1577)
61. Borospince Bacchus-szimbólummal (H. Bock, 1577)
62. Melius Juhász Péter herbáriuma (Kolozsvár, 1578)
63. A vizeletvizsgálat sokáig a legfontosabb diagnosztikai eljárások közé tartozott (J. Wonnecke von Kaub, 1485)
64. Kórházi jelenet a kora újkorban (Ch. Egenolph, 1553)

347

DANKSAGUNG

Diese mehrsprachige Ausgabe des Kyr-Buches wäre undenkbar gewesen, wen nicht von Anfang an Freunde und Kollegen diesen Plan begeistert unterstütz hätten. Somit entstand ein internationales und dank der modernen Kommuni kationstechnologie sehr effektiv arbeitendes Team, dem mein herzlichster Dan und hohe Anerkennung gebührt. Mit großer Hilfsbereitschaft wurde die Idee die ses Buchprojektes von dem Historiker Thomas Şindilaru, dem Leiter des Archiv sowie von Stadtpfarrer Christian Plajer, dem Vorstand der Honterusgemeinde aufgenommen. Sie stellten mir die digitalisierten Kopien zur Verfügung, wo für ich ihnen vielmals danken möchte. Allen voran habe ich für die freundlich Unterstützung mit Daten, Bildern und wertvollen Anregungen dem bekannte Kronstädter Historiker und Archivar Gernot Nussbächer zu danken. Für die fach kundige Beratung und ermunternde Förderung danke ich ferner dem Würzburge Em. Professor Dr. mult. Gundolf Keil, dem namhaften Medizinhistoriker und aus gewiesenen Experten auf dem Gebiet der medizinischen Fachprosa.

Für das Buchprojekt erwies es sich als echter Glücksfall, daß mein Freun Dr. László András Magyar, der bekannte Budapester Philologe und Medizin historiker, sich seit längerer Zeit mit dem Gedanken eines Neudrucks des Kyr-Bu ches beschäftigte. Mit Begeisterung, sachkundiger Beratung und unermüdliche Hilfsbereitschaft stand er mir stets zur Seite. Ihm habe ich neben der kompetente ungarischen Übersetzung des Textes auch für seine unentbehrlichen Kommentar sowie Abbildungen aus den Beständen der Medizinhistorischen Bibliothek und des Archivs Semmelweis in Budapest, besonders aber für seinen wichtigen Essa über den Stellenwert der Gesundheitslehre Kyrs herzlichst zu danken.

Dankenswerterweise übernahm Dr. Szabolcs Péter die Aufgabe der medizini schen Bewertung von Kyrs Gesundheitslehre aus heutiger Sicht. Der junge Arz und Ernährungswissenschaftler, ein in Budapest lebender Siebenbürger (aus Klau senburg), ist ein hervorragender Kenner der Geschichte der Diätetik im Karpaten bogen.

Die sorgfältige und zügige Übersetzung des Kyr-Buches ins Deutsche erfolgte - unter Verwendung von Vorleistungen des aus Kronstadt stammenden Oberstudi enrates Johannes Eichhorn (Mannheim) – durch den Altphilologen und Germa nisten Dr. Konrad Goehl (Jettingen), Mitglied der Forschergruppe Klostermedizir an der Universität Würzburg. Ihm habe ich sowohl für die sachkundige Kommen tierung der Besonderheiten der neulateinischen Sprache Kyrs aus philologische Sicht, als auch für die kritische Überprüfung der deutschsprachigen Beiträge und für die Erstellung der lateinischen Register vielmals zu danken.

Für die gelungene Übersetzung des Buches ins Rumänische gilt mein Dank dem Kulturhistoriker und Mediävisten Dr. Adinel Ciprian Dincă, einem Mitarbei ter des Historischen Instituts der Rumänischen Akademie der Wissenschaften in lausenburg (Cluj-Napoca). An dieser Stelle sei angemerkt, daß den Übersetzern eigestellt war, ihre Kommentare zum Originaltext individuell zu gewichten; eine öllige Übereinstimmung der drei Anmerkungsapparate stellte also keine Zieletzung dar und wäre wegen der Vielsprachigkeit dieser Edition auch kaum möglich ewesen. Ebenso danken möchte ich für die Förderung des Projektes dem Klausenurger Historiker Dr. Lucian Nastasă-Kovács und dessen Ehefrau Annamária. Die Übersetzungen ins Deutsche der einleitenden Essays von Dr. Magyar und Dr. éter wurden von der Philologin und Dolmetscherin Eszter Illgen (Bayreuth/Creuen) durchgeführt, wofür ich genauso wie für den letzten Schliff der englischen usammenfassung dem Englischlehrer Ulf Steffens (Nürnberg/Erlangen) danken aöchte. Die Korrektur der rumänischen Texte übernahm Dr. Nadia Badrus und die er ungarischen Anna Berecki; beide in Hermannstadt. Besonders dem Historiker)r. Harald Roth (Potsdam) und den Kollegen in der Sektion Naturwissenschaften es »Arbeitskreises für Siebenbürgische Landeskunde e.V.« Heidelberg (Gundelseim) – den Biologen Hansgeorg von Killyen, Dr. Erika Schneider und Dr. Heinz Ieltmann – möchte ich für ihre Unterstützung, sei es durch ihre wichtige Beratung, uche nach Sponsoren oder Korrektur botanischer Namen an dieser Stelle vielmals anken. Die Schwestergesellschaft des AKSL »Societatea de Studii Transilvane ibiu« in Hermannstadt beteiligte sich an der Erledigung verwaltungstechnischer ufgaben, wofür ich Frau Gudrun-Liane Ittu danken möchte.

Ohne die unkomplizierte, entgegenkommende und zugleich erhebliche finanielle Förderung durch die Vorsitzende der Heimatortsgemeinschaft (HOG) Krontadt, Traute Kravatzky, wäre der Druck unseres Buches nicht möglich gewesen.)afür bedanke ich mich herzlichst bei ihr und der Gemeinschaft der Kronstädter n Deutschland. Ebenso zu großem Dank verpflichtet mich die Spende des Verins »Asociaţia Medicală Neurochirurgia 2005«, geleitet von Prof. Dr. Ioan Ştefan 'lorian, Chefarzt der Neurochirurgischen Klinik des Universitätsklinikums in Clausenburg, meinem Kollegen und Freund.

Für die sehr gute und effektive Zusammenarbeit sowie die akkurate Vorbereitung les Buches bedanke ich mich bei Anselm Roth vom Schiller Verlag in Hermanntadt sowie bei den Mitarbeitern der Druckerei Alföldi Nyomda Zrt. – allen voran 'rau Júlia Marcsó – für die professionelle Produktion des Buches. Allen Vertreibern les Buches, wie dem Schiller Verlag Hermannstadt/Bonn, dem Semmelweis Orostörténeti Könyvtár, Levéltár és Múzeum (Budapest), dem Buchversand Südost Erlenbach) und den Mitarbeitern des Siebenbürgen-Instituts in Gundelsheim geührt Anerkennung für ihr Engagement. Herzlich bedanken möchte ich mich auch ür die Geduld meiner Familie, meiner Söhne und insbesondere meiner Frau Karin, vährend der mehrmonatigen Arbeit an diesem Buch in der knappen Freizeit.

Der Herausgeber

Quellen und weiterführende Literatur

1. Kronstadt, der Stadtarzt Paulus Kyr und Ferrara

BARTH, Hans (Hg.): Von Honterus zu Oberth. Bedeutende siebenbürgisch-deutsche Naturwissenschaftler, Techniker und Mediziner, Bukarest 1980.

BORSA, Gedeon (Hg.): Alte siebenbürgische Drucke (16. Jahrhundert), (Schriften zur Landeskunde Siebenbürgens, Band 21), Köln/Weimar/Wien 1996.

BOD, Péter: Magyar Athenas, Pozsony 1779.

BOLOGA, Valeriu Lucian: Contribuţiuni la istoria medicinei din Ardeal, Cluj 1927.

GUSBETH, Eduard: Zur Geschichte der Sanitäts-Verhältnisse in Kronstadt, Kronstadt (Braşov) 1884.

HABERLAND, Detlef (Hg.): Buch und Wissenstransfer in Ostmittel- und Südosteuropa in der Frühen Neuzeit. Beiträge der Tagung an der Universität Szeged vom 25.-28. April 2006, München 2007.

HUTTMANN, Arnold: Medizin im alten Siebenbürgen. Beiträge zur Geschichte der Medizin in Siebenbürgen, herausgegeben von Robert Offner unter Mitarbeit von Heinz Heltmann, Hansgeorg von Killyen und Georg Huttmann, Hermannstadt (Sibiu) 2000.

HUTTMANN, Arnold: Johannes Honterus und die Medizin, in: HUTTMANN (2000).

HUTTMANN, Arnold / OFFNER, Robert: Ärzte am siebenbürgischen Fürstenhof im 16. Jahrhundert, in: HUTTMANN (2000).

JEKELIUS, Erich: Das Burzenland, 3. Band, Kronstadt, 1. Teil, Kronstadt 1928.

KÖNIG, Walter: Johannes Honterus – praeceptor Saxonum, in: KÖNIG (2005).

KÖNIG, Walter: Schola seminarium rei publicae. Aufsätze zu Geschichte und Gegenwart des Schulwesens in Siebenbürgen und Rumänien (Siebenbürgisches Archiv, 38), Köln/Weimar/Wien 2005

KÖNIG, Walter: Beiträge zur siebenbürgischen Schulgeschichte (Siebenbürgisches Archiv, 32), Köln/Weimar/Wien 1996.

KÖPECZI, Béla (Hg.): Kurze Geschichte Siebenbürgens, Budapest 1990.

MAGYAR, László András / OFFNER, Robert: Krauss Valentin, in: Köszeghy Péter (szerkesztő): Magyar Művelődéstörténeti Lexikon. Középkor és kora újkor, VI. kötet, Budapest 2006.

MAGYAR, László András: Kyr Paulus, in: Köszeghy Péter (szerkesztő): Magyar Művelődéstörténeti Lexikon. Középkor és kora újkor, VI. kötet, Budapest 2006.

MAGYARY-KOSSA, Gyula: Magyar orvosi emlékek. Budapest 1931. Band III, (Neudruck: Budapest 1995).

Matrikel der Honterus-Schule 1544-1810 (Archiv der Honterusgemeinde Kronstadt), Signatur I.E.145, S. 42 und 51.

MÜNSTER, Ladislao: Die Universität zu Ferrara und die Blütezeit ihrer Medizinschule im 15. und 16. Jahrhundert, in: Die Grünenthal Waage, Band 7, Heft 2, Aachen 1968.

NUSSBÄCHER, Gernot: Johannes Honterus (1498-1549), in BARTH (1980).

NUSSBÄCHER, Gernot: Die Schulreform des Honterus und die Ausstrahlung der Honterusschule im 16. Jahrhundert, in: KÖNIG (1996).

OFFNER, Robert: Der medizinische Wissensaustausch zwischen Siebenbürgen und anderen europäischen Ländern im Spiegel des Auslandsstudiums und der ärztlichen Ausbildung der Siebenbürger vor der Gründung der Klausenburger Universität (1872), in: Berichte zur Wissenschaftsgeschichte 24, Heft 3, Weinheim 2001.

PHILIPPI, Maja: Kronstadt. Historische Betrachtungen über eine Stadt in Siebenbürgen, Bukarest 1996.

PHILIPPI, Maja: Von der Gründung der Stadt bis zur Erringung der Autonomie um 1500, in: ROTH (1999).

POP, Ioan-Aurel / NÄGLER, Thomas / MAGYARI, András (Hg.): Istoria Transilvaniei (de la 1541 până la 1711), Vol. II, Cluj-Napoca 2005.

ROTH, Harald (Hg.): Kronstadt. Eine siebenbürgische Stadtgeschichte, München 1999.

ROTH, Harald: Kleine Geschichte Siebenbürgens, 3. Auflage, Köln/Weimar/ Wien 2007.

RÜSZ FOGARASI, Enikő: Habitat, alimentație, meserii, in: POP, Ioan-Aurel / NÄGLER, Thomas / MAGYARI, András (Hg.): Istoria Transilvaniei (de la 1541 până la 1711), Vol. II, Cluj-Napoca 2005.

SCHRAUF, Karl: Acta Facultatis Medicae Vindobonensis, Band 3 (1502-1565), Wien 1904.

SCHULTHEISZ, Emil: Az európai orvosi oktatás történetéből. Stúdiumok a középkorban és a koraújkorban, Budapest-Piliscsaba 2003.

SIENERTH, Stefan, Leseangebot und Buchzirkulation in Siebenbürgen zwischen Humanismus und Aufklärung, in: HABERLAND (2007).

SPIELMANN, Josif / HUTTMANN, Arnold: Blätter aus der Medizingeschichte der Siebenbürger Sachsen, in: Grünenthal Waage, Band 7, Heft 2, Aachen 1968.

STENNER, Friedrich Wilhelm: Die Beamten der Stadt Brassó (Kronstadt) von Anfang der städtischen Verwaltung bis auf die Gegenwart, Kronstadt 1916.

SZABÓ, Miklós / TONK, Sándor: Erdélyiek egyetemjárása a korai újkorban, 1521-1700, Szeged 1992.

SZEGEDI, Edit: Constituirea și evoluția principatului Transilvaniei (1541-1690), in: POP / NÄGLER / MAGYARI (2005).

TRAUSCH, Joseph: Schriftsteller-Lexikon der Siebenbürger Deutschen, Band II. (Unveränderter Nachdruck der 1870 in Kronstadt erschienenen Ausgabe), Köln/Wien 1983.

VERESS, Endre: Olasz egyetemeken járt magyarországi tanulók anyakönyve és íratai 1221-1864 / Matricula et Acta Hungarorum in Universitatibus Italiae Studentium 1221-1864, Olaszországi magyar emlékek, közrebocsátja a Római Magyar Történelmi Intézet III. / Monumenta Hungariae Italica, edidit Collegium Historicum Hungaricorum Romanum III, Budapest 1941.

WESZPRÉMI, István: Magyarország és Erdély orvosainak rövid életrajza / Succinta medicorum Hungariae et Transilvaniae biographia, A szerző jegyzeteiből szedve; ford. Kővári Aladár, Vita Tivadar. (Nachdruck der Wiener Auflage von 1778-1787), Budapest, 1962. Bd. II., S. 257-263.

WIEN, Ulrich A. / ZACH, Krista (Hg.): Humanismus in Ungarn und Siebenbürgen. Politik, Religion und Kunst im 16. Jahrhundert (Siebenbürgisches Archiv, Band 37), Köln/Weimar 2004.

2. Stellenwert des Sanitatis studium im medizinischen Schrifttum seiner Zeit

BENKE, József: Az orvostudomány története. Egyetemi tankönyv, Budapest 2007.

BERGDOLT, Klaus: Leib und Seele. Eine Kulturgeschichte des gesunden Lebens, München 1999.

CORNARO, Luigi: Vom maßvollen Leben. Mit einer Einführung von Klaus Bergdolt. Heidelberg 1991.

ECKART, Wolfgang U.: Geschichte der Medizin, 5. Auflage, Berlin/ Heidelberg/New York 2005.

EIS, Gerhard: Die Gross-Schützener Gesundheitslehre. Studien zur Geschichte der deutschen Kultur im Südosten, in: Südosteuropäische Arbeiten, Band 36, Brünn/München 1943.

ENGELHARDT, Dietrich von: Diätetik, in GERABEK / HAAGE / KEIL/ WEGNER (2005).

FREYER, Michael: Vom mittelalterlichen Medizin- zum modernen Biologieunterricht. Hrsg. von Gundolf Keil. 2 Bde (Bd 1: Analysen zu Grundlagen und Verlauf kultureller Etablierungsprozesse. Bd 2: Bibliographien und Übersichten zur Geschichte des Medizin-/Biologie-Unterrichts). Passau 1995.

GERABEK, Werner / HAAGE, Bernhard D. / KEIL, Gundolf / WEGNER, Wolfgang (Hg.): Enzyklopädie Medizingeschichte, Berlin/New York 2005.

GOEHL, Konrad: Regimen sanitatis Salernitanum. Mittelalterliche Gesundheitsregeln aus Salerno in neue Reime gebracht (DWV-Schriften zur Medizingeschichte, Band 7), Baden-Baden 2009.

GOEHL, Konrad: Gottfried von Franken. Das älteste Weinbuch Deutschlands (DWV-Schriften zur Medizingeschichte, Band 8), Baden-Baden 2009.

JÜTTE, Robert: Ärzte, Heiler und Patienten: Medizinischer Alltag in der Frühen Neuzeit, München/Zürich 1991.

HAGENMEYER, Christa: Das Regimen sanitatis Konrads von Eichstätt: Quellen, Texe, Wirkungsgeschichte, Stuttgart 1995.

HENNER, Günter: Quellen zur Geschichte der Gesundheitspädagogik. 2500 Jahre Gesundheitsförderung in Texten und Bildern. Ein wissenschaftliches Lesebuch. Würzburg 1998.

HIPPOKRATES: Sämtliche Werke, 3 Bände, Anger 1994.

HUTTMANN, Arnold / BARBU, George: Medicina in Oraşul Stalin ieri si astăzi, Oraşul Stalin (Braşov) 1959.

HUTTMANN, Arnold: Kronstadts medizinisch-pharmazeutische Bibliographie der Jahre 1530-1930, herausgegeben von Heinz Heltmann und Robert Offner, München 2000.

HUTTMANN, Arnold: Über einige Aspekte des Buches »Sanitatis Studium... (Kronstadt 1551)« von Paulus Kyr, in: HUTTMANN (2000).

HUTTMANN, Arnold: Kyr Paulus »Sanitatis studium... (Brassó 1551)« c. könyvének egyes vonatkozásairól, in: Revista Medicală/Orvosi Szemle (Târgu Mureş / Marosvásárhely), 18/1972, S. 111-115. Neudruck in: A gyógyítás múltjából. Emlékkönyv Spielmann József orvostörténész születésének 90-ik évfordulójára, Marosvásárhely 2008.

HUTTMANN, Arnold: Despre unele aspecte in legatură cu cartea doctorului Paulus Kyr »Sanitatis Studium ... (Braşov 1551)«, in: Revista Medicală / Orvosi Szemle (Târgu Mureş / Marosvásárhely), 18/1972.

JAHN, Ilse: Geschichte der Biologie. Theorien, Methoden, Institutionen, Kurzbiografien, 3. Auflage, Kassel 2004.

KEIL, Gundolf / SCHMITZ, Rudolf (Hg.): Humanismus und Medizin, Mitteilung XI. der Kommission für Humanismusforschung, Weinheim 1984.

KEIL, Gundolf: Regimen sanitatis Salernitanum und Regimina; Artikel in: GERABEK / HAAGE / KEIL / WEGNER (2005), S. 1224-1226.

KOLLESCH Jutta / NICKEL Diethard (Hg.): Antike Heilkunst. Ausgewählte Texte aus den medizinischen Schriften der Griechen und Römer, Dietzingen 1994.

KÜMMEL, Werner Friedrich: Der Homo litteratus und die Kunst, gesund zu leben. Zur Entfaltung eines Zweiges der Diätetik im Humanismus, in: KEIL / SCHMITZ (1984).

MAGYAR, László András: Az antik orvostudomány újjáéledése a reneszánsz idején, in: Orvostörténeti Közlemények 109-112 (1985), Budapest 1985, S. 77-82.

MAGYAR, László András: Magia naturalis, Budapest 2005.

MAGYAR, László András (Hg.): MEDICINA RENATA. Reneszánsz orvostörténeti szöveggyüjtemény, Budapest 2009.

MAGYAR, László András: Különös gyógymódok kislexikona, Budapest 2004.

MAYER, Johannes Gottfried / GOEHL, Konrad / ENGLERT, Katharina (Hg.): Darstellung und Anwendung der Arneipflanzen von der Spätantike bis in die Frühe Neuzeit, mit Pflanzenbildern des Benediktiners Vitus Auslasser (15. Jh.), Baden-Baden 2009.

MAYER, Johannes Gottfried / GOEHL, Konrad: Kräuterbuch der Klostermedizin: Der ›Macer floridus‹. Medizin des Mittelalters, Leipzig 2001.

MAYER-STEINEG, Theodor / SUDHOFF, Karl: Illustrierte Geschichte der Medizin von der Vorzeit bis zur Neuzeit mit 227 Abbildungen. Fünfte, durchgesehene und erweiterte Auflage, herausgegeben von Robert Herrlinger und Friedolf Kudlien, München / Paderborn 2006.

NEMES, Csaba: Orvostörténelem. Az egyetemes és a magyarországi medicina kutúrtörténeti vonatkozásaival, Debrecen 2008.

PAVORD, Anna: Wie die Pflanzen zu ihren Namen kamen. Eine Kulturgeschichte der Botanik, Berlin 2008.

PICTORIUS, D. Georgius: Badenfahrtbüchlein. Wie und wo man richtig badet. Herausgegeben von Udo Becker, Freiburg 1980.

PORTER, Roy: Die Kunst des Heilens. Eine medizinische Geschichte der Menschheit von der Antike bis heute, Heidelberg / Berlin 2000.

SPIELMANN, József A közjó szolgálatában, Bukarest 1976.

SPIELMANN, József: A magyarországi latin nyelvű orvosi és természettudományos irodalom a XV-XVI. században. Orvostörténeti Közlemények 109-112 (1985), Budapest, S. 83-89.

SCHULTHEISZ, Emil: Az orvoslás kultúrtörténetéből, Budapest-Piliscsaba 1997.

SCHULTHEISZ, Emil: A Historia Naturalistól a biológiáig – a természetismert tantárgyá alakulása, in: SCHULTHEISZ (2006).

SCHULTHEISZ, Emil: Fejezetek az orvosi művelődés történetéből, Budapest-Piliscsaba 2006.

SCHULTHEISZ, Emil: Kunst und Heilkunst, Budapest-Piliscsaba 2007.

WACZULIK, Margit (Hg.): A táguló világ magyarországi hírmondói. XV-XVII. század, Budapest 1984.

3. Kyrs Gesundheitslehrbuch aus heutiger Sicht

ALBALA, Ken: Eating Right in the Renaissance, London 2002.

ALBALA, Ken: Food in the Early Modern Europe, London 2003.

ANDERSON, Chris: The PetaByte Age. Wired, 2008, 7, p. 106-121.

BEERS, Mark / BERKOW Robert (Hg.): MSD Orvosi Kézikönyv – Diagnózis és terápia, Budapest 1999, S. 1415.

BIRÓ, György: A táplálkozás társadalmi jelentősége, Budapest 2002.

BUSCEMI, Dolores / KUMAR, Ashwani / NUGENT, Rebecca / NUGENT, Kenneth: Short sleep times predict obesity in internal medicine clinic patients. Journal of Clinical Sleep Medicine, 2007, 3, p. 681-688.

DESPOPOULOS, Agamemnon / SILBERNAGL, Stefan: Color Atlas of Physiology, 5th edition, completely revised and expanded, Stuttgart – New York 2003., p. 334-335.

DRUMMOND, Karen Eich / BREFERE, Lisa: Nutrition for Foodservice and Culinary Professionals, Sixth edition, Hoboken 2007.

ENGELHARDT, Dietrich von / WILD, Rainer (Hg.): Geschmackskulturen. Vom Dialog der Sinne beim Essen und Trinken, Frankfurt/Main 2005.

FLANDRIN, Jean-Luis / MONTANARI, Massimo: Food: A Culinary History from Antiquity to the Present, London 1999.

HAAS, Stefan: Liebeskraut und Zauberpflanzen. Mythen, Aberglauben, heutiges Wissen, Stuttgart 2010.

HIRSCHFELDER, Gunther: Europäische Esskultur. Geschichte der Ernährung von der Steinzeit bis heute, Frankfurt am Main 2005.

KASPER, Heinrich: Ernährungsmedizin und Diätetik, 11. Auflage, München 2009.

KETTER, László: Gasztronómiánk krónikája, Budapest 1985.

MAGNER, Lois: A history of medicine, Second edition, Boca Raton 2005.

MONTANARI, Massimo: Der Hunger und der Überfluss. Kulturgeschichte der Ernährung in Europa, München 1999.

MONTANARI, Massimo: Éhség és bőség, Budapest 1999.

MORAVA, Endre: Hogyan táplálkozzunk egészségesen?, Pécs 1996.

MÜLLER, Sven-David: Praxis der Diätetik und Ernährungsberatung, 2. Auflage, Stuttgart 2007.

PÉTER, Szabolcs: Role of lifestyle in obesity prevention – a cross-sectional study in metropolitan schools. Clinical and Experimental Medical Journal, 2009, 3, p. 195-201.

PÉTER, Szabolcs: How to conserve good health? (in Hungarian). Bulletin of Medical Sciences, 2005, 78, p. 236-240.

Preamble to the Constitution of the World Health Organization as adopted by the International Health Conference, New York, 19-22 June, 1946; signed on 22 July 1946 by the representatives of 61 States (Official Records of the World Health Organization, no. 2, p. 100) and entered into force on 7 April 1948.

RODLER, Imre (Hg.): Táplálkozási ajánlások, adatok a tápanyagtáblázatból, Budapest 2004.

SZLATKY, Mária (Hg.): A jó egészség megtartásának módjáról – Szemelvények Mátyus István Diaetetica valamint Ó és Új Diaetetica című műveiből, Budapest 1989, S. 447.

WIDHALM, Kurt (Hg.): Ernährungsmedizin, 3. Auflage, Köln 2009.

Bildnachweis

Jost Ammans Stände und Handwerker. Mit Versen von Hans Sachs (Faksimile nach der Ausgabe von 1568), München/Leipzig 1923: 50.

Benkő, Anna: Régi erdélyi viseletek: viseletkódex a XVII. századból. Európa Könyvkiadó: Budapest 1990 – im Bestand der Siebenbürgischen Bibliothek (Siebenbürgisches Institut zu Gundelsheim am Neckar): 3, 4.

Hieronymus Bock: Kreutterbuch darin underscheidt Nammen und Würkung der Kreutter, Stauden, Hecken unnd Beumen sampt ihren Früchten ... : Item v. d. 3 Elementen, zamen u. wilden Tieren ... / Jetz und auffs new mit allem fleiß ubersehen u. mit vilen nützl. Experimenten-gebessert und gemehrt durch Melchiorem Sebizium (Nachdruck der Ausgabe von Josias Rihel Straßburg 1577), München 1964: 23, 24, 25, 26, 27, 37, 38, 39, 43, 54, 55, 56, 58, 59, 61, 62.

Jean-Jaques Boisard/Theodor de Bry: Bibliotheca Chalcographica. Hoc est Virtute et eruditione clarorum Virorum Imagines, Heidelberg 1669: 8.

Hieronymus Brunschwig: Das Buch der Cirurgia, gedruckt von Johann Grüninger, Straßburg 1497 – aus dem Bestand von Trustees of British Museum, London: 34.

Geoffrey Chauser: The Canterbury Tales, London 1526: 31.

Christian Egenolph: De conservada bona valetudine, scholae Salernitanae opusculum etc., Frankfurt 1553: 64.

Konrad Gesner: Thier-Buch – Gesnerus Redivivus auctus & emendatus. Oder Allgemeines Thier-Buch etc. Nachdruck der Ausgabe von 1669 unter Verwendung des Originals der Niedersächsischen Landesbibliothek Hannover, Hannover 1983: 60.

Johann Jakob Huggelin: Von heilsamen Baedern des Teutschlands, Mühlhausen 1559: 19.

Johannes de Cuba: Hortus Sanitatis, gedruckt von Matthias Biener, Straßburg, 1536 – aus dem Bestand von Trustees of British Museum, London: 57.

Wilhelm Manninger: Kampf und Sieg der Chirurgie, Zürich/Leipzig 1942: 17.

Jacob Meydenbach: Ortus sanitatis, Mainz 1491, Harvard University Library, Page Delivery Service; http://pds.lib.harvard.edu/pds: 10.

Konrad von Megenberg: Buch der Natur, gedruckt von Johann Bäumler Augsburg 1481 – aus dem Bestand von Trustees of British Museum, London: 22.

Ulrich Pinder: Epiphaniae medicorum, Nürnberg 1506: 20.

Laurentius Phryesen: Spiegel der Arzney, Straßburg, 1532: 29.

Hortus sanitatis: Johann Prüß der Ältere, Straßburg 1499: 27.

Gregor Reisch: Margarita Philosophica, Freiburg 1503: 30, 35.

Regimen sanitatis cum expositione magistri Arnaldi de Villanova Cathellano noviter impressus. Venetiis: impressum per Bernardinum Venetum de Vitalibus, 1480: 6.

Erich Schöner: Das Viererschema in der antiken Humoralpathologie. Mit einem Vorwort und einer Tafel von Robert Herrlinger, Wiesbaden 1964: 7.

Johann Stumf: Gemeiner loblicher Eydgnoffchafft Stetten Landen vnd Völckeren Chronik wirdiger thaaten befchreybung [...]. 2 Bde, Zürich 1547/48: 40.

Alexander Seitz: Der Tractat vom Aderlassen, Landshut 1520: 17.

Heinz Thiele: Leben in der Gotik, München 1946: 9.

Peter Treveris: The Grete Herball, London 1526: 46.

Johannes Tröster: Das Alt- und Neu-Teutsche Dacia, das ist: Neue Beschreibung des Landes Siebenbürgen, unveränderter Nachdruck der Ausgabe Nürnberg 1666, Köln/Wien 1981: 42.

Johannes Wonnecke von Kaub (Cube): Ortus sanitatis (Faksimile Nachdruck der Ausgabe von Peter Schöffer, Mainz 1485), München 1966: 41, 53,

Aderlasskalender, Straßburg 1492: 13.

Fonds Gesundes Österreich, Wien: 14.

Staatsbibliothek Bamberg: 15.

Öffentliche Kunstsammlung Basel: 51.

Kupferstichkabinett Berlin: Liber ethicorum des Henricus de Allemania, Einzelblatt: 5, 12.

Staatsbibliothek Berlin - Preußischer Kulturbesitz: 47 und Umschlagbild

Archiv und Bibliothek der Evangelischen Honterusgemeinde Kronstadt: 2.

Semmelweis Orvostörténeti Könyvtár és Levéltár (Semmelweis Bibliothek und Archiv für Medizingeschichte) Budapest: 21, 63, 64.

Geistreiches, Cronstädtisches Gesang-Buch, In sich haltend Den Kern Alter und Neuer Lieder, an der Zahl 807. Wie auch Besondere Lieder, Auf alle Sonn- und Feyer-Tage, Ein Gebet- und Communion-Buch: Die Evangelia und Episteln, nebst der Paßions-Historie. Zur Ehre Gottes und Erweckung der Andacht, mit Fleiß ausgefertiget und mit nützlichen Registern versehen. Cronstadt. In der Seulerischen Buchdruckerey: gedruckt, von Martino Fernolend. 1751 – im Bestand der Siebenbürgischen Bibliothek und Archiv: 1.

Wir danken den Rechteinhabern für die freundliche Genehmigung zum Nachdruck. Alle übrigen Abbildungen stammen aus dem Archiv des Herausgebers oder sind unseres Wissens nach frei von Rechten. Bei einigen wenigen ist es uns nicht gelungen, eventuelle Rechteinhaber ausfindig zu machen.

D as Register zum Werk des Paulus Kyr ist zu meiner eigenen Überraschung wesentlich umfangreicher ausgefallen, als ich dies von der Arbeit am ›Circa instans‹ oder an den ›Curae Platearii‹ kannte. Dies liegt an dem stilistischen Prinzip des Autors, jeden Sachverhalt auch im Wiederholungsfall stets neu zu formulieren und unter allen Umständen Abwechslung in der Ausdrucksweise herzustellen, wodurch er freilich auf eine feste Terminologie teilweise ganz verzichten muß und seinen Wortschatz ungeheuer aufschwellt. Interessant wird dieses Wortregister durch den Ehrgeiz Kyrs, die seltensten und sonderbarsten Wörter aufzuspüren und der medizinischen Fachsprache einzuverleiben, sofern sie nur klassisch römisch beglaubigt sind. Der Medizinhistoriker wird hier infolgedessen einerseits nach manch einem vertrauten Fachbegriff vergebens suchen, andererseits kann er hier tatsächlich völlig Neues finden. Um den exuberanten Wortschatz dieses kleinen Werkes übersichtlich zu machen, habe ich vier Spezialregister angelegt:

- Register I bietet einen allgemeinen Wortindex, der natürlich nicht vollständig ist (Präpositionen, Pronomina, Konjunktionen und andere »kleine« Wörter sind nicht berücksichtigt), jedoch den Nominal- und den Verbalbereich abdeckt,
- Register II enthält sämtliche Begriffe, die mit Krankheit und Leiden zu tun haben, sowie alles, was Körper und Anatomie angeht,
- Register III bietet die gesamte materia medica,

wozu auch Kyrs alimenta, die Nahrungsmittel, gehören, ferner sämtliche Anwendungsformen,
- und im Register IV habe ich die Personen-, Völker- und Ortsnamen sowie die Werktitel zusammengestellt.

Dem Leser, der die lohnende Mühe auf sich nimmt, die lateinische Kunstprosa Kyrs zu studieren, dürften diese Register, auch wenn ich hier aus Platzgründen kein lateinisch-deutsches Lexikon anbieten kann, den Einstieg in den Text doch sehr erleichtern. Die Numerierung bezieht sich auf die Seitenangabe (mit Buchstaben statt numerischer Paginierung) und Zeilenzählung des Drucks von 1551, die ich auch in meine Übersetzung entsprechend eingebracht habe.

Dr. Konrad Goehl

Register I:
index verborum

Die Schreibweise der Lemmata wurde in den Registern normalisiert.

abluere I1r23
ablutio G2v6
absolvere A2v11
abstergere C1r14; E2v22; E3r7; F2r15; F3v8; F4r3; F4r17; K3v17
abstersorius E3v18
abstinentia C4v5; C4v10; C4v11; C4v15
abstinere A4r9; D4r20; E1v3
absumere D1r10
absurdus E2r24
abundantia C1r1; D1r23
abundare B1r15; D4v20
accedere E3v21; F4r13; G1v25

accelerare D2v11
accendere C4v26; F3v4
accidit B1r11; B1r24; D2r3 D3r17
accipere I2r10
accomodare A2v8; A4v26 C3v12; D4v8; E1r19; G4v
accomodatus H1r19; H3v H4r2; I1v7; I4r20; I4r25; I4v6; K1r2
accomodus C1v18; E1v11 E3v11; G2r26; G3r5; G4r. H2v21; H3v19; I2r4
acer; acerbus *siehe Pharmazie*
acervare A3v2; E1v6
acetosus *siehe Pharmazie*
acidus F1v3; F2v15; F2v16 G2v8; G2v12; G3v24; K1v K1v4; K1v6; K3r24; K4v1
acor G2v13
acrimonia E4v24; G4r9; G4r19; H3v23
acutus B3v7; C1v9
adagium D2v15
addere E1r13; F2v2; F4r5; H1v4; H2v24
adeps *siehe Pharmazie*
adesse F2r7
adferre B2v10; F4v14
adhibere A3r6; B1v8; B2v2 B2v9; B4v2; C4v21; C4v2 D1r17
adicere C2r4; E3r11; G3r22 I4v18
adimere H1r20
adipisci G1v3
adiungere H2r24
adiutorium I2r8
adiuvare B3r11; D4r15; H4 administrare B1r7
administratio B1r5
admiscere G1r25; G3r9; H1r5; H3r1
admodum D3r8; D4v4; F4r22; G1r26; G2r26; G4v20; H3r6; I1r5
admovere C4v22; I2v20; K4v26
adolescens B1r1
adstrictio I1r3
adstrictorius F4r12

adstringere A4r23; C2r4;
E1r6; E1r18; E1v15; F1r18;
F3r3; F3r12; F3r19; G3v4;
H2v3; I1r15; I1v2; I2v3; I4r1

adurere I2v22

adversari, -or D4r9; E1r9;
E4r23; F1v10; G1v17

aeger *siehe*
Krankheitsnamen

aegre F1r14; G2v10; H3r1;
I3v17; I4r9; I4r17

aemulus I2v9

aequalis G4v3

aequare C2r5; C3v21; F4r11

aequus A2v14; F2r22; H4r13

aer A3r7; A3r14; A3r15;
A3r16; A3r23; A3v4; A3v8;
A3v10; A3v20; A3v21;
A4r1; I2r25

aestas A4v8; A4v22; B1v3;
B1v6; C1v22; E3r4; F3r10;
G2v20

aestivus B4r9; C4r19

aestus, us B1v4

aetas A4v25; B3v17; D4v26;
E2v8; G4r24; H1r1; H2v1;
I3r4; I4v10; K3r14

affatim B4r20

affectio E2v19; F4r14

affectus, us A3r9; D3r1;
E1r19; G2r21

afferre B1r8; B3r22; D3r4

afficere D3r2

affigere C3r1

affirmare A2r8

agere B2v24; C2v1; C3v19

aggravare H1r23; H3r14

agilis D2v2

agnoscere A2v9

agrestis E3r6; I2r12; K2v4;
K2v19

alacer B1r2

albus F2r17; F2v6; F3v23;
G3r19; H4r2; I4v1; I4v5;
K1r17

alere D4r8; E1r13; F1r26;
F2r26; F3r2; F3r12; F3v7;
F4v17; G1r2; G1r7; G1r18;
G4v10; H1r1; H2r19; I1v13;
I2r17; I3v24; I4r18; K1r16;
K1r24; K1v9

algor *siehe Krankheitsnamen*

alimentum A1r5; A2v7;
A4r13; D1r14; D3v8; D4r1;
D4r6; D4v13; D4v15;
E1r13; E1r14; E3r13; E3v7;
E3v21; E3v23; E4r5; E4v4;
E4v5; E4v6; E4v20; F1v6;
F1v12; F2v25; F3r15;
F3v11; F4v5; F4v10; F4v12;
G1r19; G1v24; G3r17;
G3r25; G4r12; G4v21;
H1v1; H2r9; H2r12; H2r18;
H2v15; H3r3; H3r15;
H4r26; H4v25; I1r26; I1v23;
I3v16; K1v10; K4v10

alimonium H3r8

aliquantulum A4v12

aliquantum G2v10; H4r9

aliqui I1v26

allicere A4v2; C4r8

alphabeticus A1r6; D4r2

alterare C1r20; C1v13;
E2v22

altilis E3v15; I3v7

altus C2v24

alvus *siehe Krankheitsnamen*

amarulentus C4v26

amare F3r22; H1r16; I2v17

amarus E1v20

amicus D3v4; F2v9; I4r16

amittere D1v12; E4v6

amor L2v2

amplus A3v23; B1v6; B4r2;
C2v15; E1v1

angere I2v7

angor D3r12

angustus C2v13; G2r24

anhelitus *siehe*
Krankheitsnamen

anima D3r4; D4v23

animadvertere B4v18

animal *siehe Pharmazie*

animus *siehe*
Krankheitsnamen

animum attendere B4v22

annona I3v11

annosus E3v13

annus B3v15; L2v13

anteagere B4r19

antecedere A4r23

antiquus C3v4; F1v17;
K3r19; K4v10

aperire E1r26;E3r14; F3v26;

H2v3

apparere B1v10; F1v12

appellare G1v12

appetentia E1r5; E1r20;
E2r1; E4v7; F1r22; F2v5;
F3v19; G3r23; G4r8; H4r4;
I2r16

appetere H1r3; I1v16; I2r18;
K1r3

appetitus A4v2; A4v18;
B2v25; F4v17; H4v9; I1r12;
I2r5

appositus G2r20

aptus E4v1; E4v21; F2v18;
G4r3; H1r17; H2r20; H3v2;
I2r22; I3r1; I4r16

aqua; aquosus *siehe*
Pharmazie

arcere G3r20; I1r22

ardere H4v23; I1v7

ardor G4r14

arefacere K4v19

arenosus E3r17; H4r21

aridus B1v15; E2r3; F4r15;
H1r19; K2v11; K2v18;
K3v12; K3v19; L1v2; L1v3;
L2r26

arripere B1v26

ars A3r12; A3v9; A4v23

asper B2r18; K3r16

aspergere A3v12

asperitas E1v25; E2v24;
G3v11

assare F1r18; H2r10; H2v22

assatus H2v20; H2v23

assus E3v6; G1r13; H2r15;
H2r16; I3v23

assiduus A3v12; C2v6; D2v9;
E1v3; G2v5; I4v26

assumere C4v7; H2r23;
H3r12; I1v19; K1v15

assumptio A4r16

assurgere G2v21

ater D2r14; D2r20; D3r10;
G3r2; L1r15

attendere B4v22

attenuare C1r21; I1v22

attinere E3v4; I1v10

attonitus D3r23

attrahere B2r19

auctor A1r8; A2v10; D2v8;
D3r10; D3r21

audacter B3v22; B4r21
auferre B3v23; B4r15
augere B2r20; B2r21; B2r24;
  B3r13; C1v7; D4v2; E2v15;
  E4r11; E4v1; F1v18; F2r4;
  F2r19; H1r18; H3r4; I1v20;
  I3v8; I4r7; I4v15
augmentare B1r9; E4r22
aura A3r19; A3v14
austeritas D4r23
austerus F1v2; G4r2; G3r11;
  G3v23; G4v25; H1v1; I4r16;
  K1v1; K1v3; K1v11; K2v21;
  K3r4; K3r24; K4v15; L1r15
austrinus L2r17
autumnus A4v12; A4v24;
  E3r3; E4r18; H3v7
auxiliari C3v14
auxiliaris G3v5
avellere D1v2
avertere E2r19
aviditas H1r4
avis *siehe Pharmazie*

balneum *siehe Pharmazie*
bellus F3v1; H3r5
beneficium B1r9; B1v5
benignus F3v18
bibere A4v7; A4v13; A4v20;
  E2r17; F2r9; F2r15; F4r9;
  H1r7; I1r12; I4v24
biduum C2v1
bifariam C4v6
bilis *siehe Krankheitsnamen*
binarium A4r14
biscoctus K4v20
blandus I1r21
bonitas G1r15
bonus A2r3; A2r11; A2r12;
  A2r19; A4r5; B1v13; B3r16;
  B4v19; D2r21; D2v15;
  D4r5; D4r20; D4v8; E1v19;
  E3r4; E3r9; E3r14; E4v15;
  E4v26; F1r5; F1r24; F2v23;
  F3r1; F3r7; F4r16; G3r17;
  G4v15; G4v25; H1v3;
  H1v10; H2r15; H2r17;
  H2v5; H3v5; H3v13; H3v25;
  H4r23; H4v5; H4v7; I1r25;
  I1v11; I4r7; I4v13; I4v17
bene B3r10; C2v18; E2v26;
  G2v8; G4r13; H3r25; K2v7;

K2v20; K2v23
borealis L2r24
brevis A1r5; A2r9; B1v25;
  B2r8; D4r1

caenosus K4r21
calefacere B2r21; B3v5;
  C3v1; C3v8; C3v21; C3v26;
  C4r1; D4v18; D4v21;
  E1r22; E2r22; E2v16; F1r9;
  F3v17; F4v16; F4v25; G2r1;
  H1v12; H4r3; I1v22; I2r13;
  I2v3; I3r20; I3v12; K4v5;
  K4v24
calescere E2r20
caliditas I4v1
calidus A2v7; A2v10; A4r7;
  B3r19; B4r7; C1v24; C1v26;
  C2r1; C3v25; C4r1; C4r2;
  C4r11; C4v1; D4v16; E1r2;
  E1r3; E1r4; E1r14; E1v14;
  E2r5; E4r7; F1r17; F2r21;
  F2r22; F3r18; F3v24;
  F4r7; F4r26; F4v21; G1v8;
  G2v11; G3v13; G4r6;
  G4r25; G4v21; H1v3;
  H1v15; H2r10; H2v8;
  H3r26; I2v18; I2v24; I3r23;
  I3v26; K1r18; K1r20; K1r26;
  K1v8; K4v24; L2r16; L2r17
callosus C3r17
calor B1r8; C1v7; C4r25;
  C4v24; E2v14; E3r7; F3r20;
  G2v13; G3v3; I2r22; I4v12
calor innatus B3r13
calor nativus D1r8
calor naturalis A4v10; E2v15
calorificus C4r26
candidus B4r3; I4v7
canis C1v17
cantare D3v4
cantatio B2r3
capere B1v22
captus, us A2v14
carere H2v20
carnosus C2v19; C4r19;
  K1v3
caro B2r20; B2r24; B4r3;
  B4r5; D1r12; E1r12; E1r14;
  E2r5; E2r10; E2r12; E3r2;
  E3r3; E3r5; E3v3; E3v5;
  E3v8; E3v12; E4r1; E4r6;

E4r12; E4r21; E4v12;
  E4v13; E4v14; E4v16;
  E4v17; E4v18; E4v22;
  E4v24; F1r2; F1r4; F1r7;
  F1r19; F1v18; F2r12;
  F2v22; F2v23; F3r9; F4r20;
  F4v20; G1r5; G1r7; G1r15;
  G1r16; G1r21; G1r22;
  G3r10; H2r26; H3r23;
  H3v6; H3v8; H3v20; H4r17;
  H4r20; H4v7; H4v20; I1v18;
  I2r15; I3v3; I3v4; I4r4; I4r5;
  K1r9; K1r11; K1r12; K1r13;
  K1r14; K1r23; K2r14;
  K2v10; K2v24; K2v25; K3r1;
  K3r2; K3r7; K3r8; K3r9;
  K3r16; K4r2; K4r6; K4r14;
  K4r15; L1r23; L1v16; L2r6;
  L2r8; L2r11
castratus *siehe Pharmazie*
causa B3v6; D4v12; E4r8;
  G2v1; G2v9; I4v22
causare L2r16
cavere A4r25; C2v4; D1r25;
  H4v3
celeber H1r8
celer E3r8; F3v4; G4r6;
  G4v26; H1r5; I4r17
cena B2r13; F2r7; F3r16
cenare A4v3
censere A4r6; D4v9; E2r15;
  E2v5; F1v17
census, us G3v20
cernere B1v11
chelys D3v4
cholera *siehe* colera
cibarius L1r25
cibarium E1r6; I2v21
cibus A2r5; A2r25; A3r7;
  A4r4; A4r5; A4r10; A4r12;
  A4r16; A4r25; A4v3; A4v6;
  A4v9; A4v12; A4v14;
  A4v15; A4v22; B1r4; B1r16;
  B1r21; B1v22; B1v24;
  B1v26; B2r1; B2r6; B2r7;
  B2r9; B2v10; B2v15; B3r5;
  B3r9; B3r11; B3r12; B4r20;
  C1r6; C2r4; C4r15; C4v6;
  C4v13; C4v14; D1r9; D4r3;
  D4r10; D4v5; D4v7; D4v8;
  E2r26; E3v14; E4v10; F2v4;
  F3r8; F3r24; F3v20; F4v20;

K4r19; L2r19
immensus D3r20
immiscere G2r17
immittere C4r3
immoderatus I4v19
immodicus A2v2; B2v1;
    B3r21; C3r23; C3r25;
    D1r19; D2v8; D2v18;
    F3r23; G1v6; I4v22; L2v2;
    L2v3
immorari C3v9
impedire A2r22; D1v10
impensus B4r7; G4v18
impiger B1r13
impinguare E2r10; F2r19;
    G1r11; G4r13; H1v22; L2v6
implere C2r18; F3v1; F4r21;
    H1r3; K1r26
imponere E2v18
imprimere L2v10
improbus I2r24
inaequalis C3v21
inanire D4v13
inanitio A3r8; B3v9; D2v25
inappetentia F3r24
incidere A2v5; B4v8; B4v21;
    C1r9; C1r14; C1r16; E1r7;
    E1r23; F1r22; F1v3; F3v25;
    F4r23; G3v24; G3v26; I3r6
incisivus F4v1
incitare E1r21; F4v17;
    G1v14; G3r24; G4r14;
    H1v18; I2r5
inclinare E2v9; H1v26
includere A3r23; A3v1
inclytus L2v10
incoctus B1r16; G4v14; I1r8;
    L2r19
incohare D4v1; F2r8
incolumis A3r5; F4r10
incolumitas A2r10
incommodare C4v23
incommodus B1r24; B3r22;
    D2r1; F1v2; I1v1
inconveniens H2r2
incoquere F1v21; G1r25;
    H2r23; I1v17
incorruptus F3r10
incrassare C1r21
incredibilis A3v19
incrementum B1v15
inculpare G1v18

incumbere B3v21
incurrere C4v11
indicare D1v25
indigere B1r4; C1r19; C3r17;
    I1v4
inducere C2v6; D3r14; F1v6;
    F2r14; F2v14; G1r13; G4r8;
    H3r13; K1r6; K1r20
indurare C3v5; K4r16; L1r1;
    L1v12
industria A3r12; C3r10
inebriare siehe
    Krankheitsnamen
inedia C4v5; C4v10; C4v17;
    C4v20
inefficax F4v2
ineptus C2r3; C2v12; E3v14;
    H3v2
inesse G3v19
infans K4r24
inferre B1r20; B2r15; E2v7;
    F4r1; H1r25
infestare G2r1
infestatus C3r20
infestus H1v2
inficere A3r18; A3v20
infirmus D2v14; F1r25
inflare F1v19; F3v18; F4r3;
    G2v1; G4v26; H4r18; I2r9;
    I3v17; I4r8; I4r14; K3v9
inflammatio; inflatio siehe
    Krankheitsnamen
infrigidare B3r21; B3v5;
    C4r1; E2v17; H4r7; I3r4;
    L2r23
ingens B1r19; I1v6
ingestus C2r22
ingratus G4v20
inhaerere F2r24; G3v25
inhibere B1v11; H4r6
inicere E4r8; I1r18; I3r9
initium B3v12; H1r3
innoxius I4r23
inopia G2v13; I3v11
inordinatus A3r5; C3r24
inquietudo D1r1; D3r14
insaluber E2v5
insania siehe
    Krankheitsnamen
inscribere A4r13
insensibilis D2v25
inserere B4v17; I3r14

(insertus)
inserere A2r16 (insitus)
insidere D1v3
insignis F4r18
insipidus F3r14; I2v18
insomnium I4r9
inspirare A3v14
instinctus A2r9
instituere A4v25; D2r10
instrumentum C3v7; D1v6;
    D1v8
insuavis K2v21
insuetus A4r17; A4r19
integer D1v8; E2v23; K3r14
intemperatura G1v3; H1r7
intemperatus A3v5
intemperies C3r14
intempestivus C4v21; C4v23
intendere B2r12
intercursare F1r20
interfectio H3r24
interponere C2v1; I1r8
intervallum I4v24
intimus H2v23
intrinsecus B3v5
intumescere B1v9; B2r25;
    I1r17
inunguere E4r12
inutilis E2v9; H4r5; I3r17;
    I3v1
invenire B3r16; D1r9; E2v1;
    G3v26; G4r2
inveterascere K3r10
invisus F3r15
ira D3r22; D3r23
iracundus D2v4
irritare F4r24
iter B1v26
iterare K2r15
iubere B3v18
iucundus E3r12; F4v4;
    G4r15; I2v9
iunior E1v12; E3v12; F2v22;
    K1r9
iustus A3r3; B2v19; C4r1;
    D2r10
iuvamentum K1r18
iuvare A2v14; C4v9; C4v15;
    E2v17; E3r12; F1r10; G1r1;
    G3v6; G4r8; I2r16
iuvenis A2v17; C4r19; E2v6;
    E4v25; L1r23

366

ventus A2v15

bor A2v16; B1r13; C4r15;
D2v17; L2v1
borare A2r25; B4v9; C3r6;
C4v15; D2v20; E2v10;
G1v4; I1v3
edere C3v8; D1v11; D3r3;
D4v23; F1v10; H1r14;
H2v12; H2v25; H3r14;
I4r22
esio D3r15; E2v7
etificare G4r9
etitia E4r8; I4v17
nguidus F2r26
pidosus E3r17
pillus C4r26
pis siehe Krankheitsnamen
rgus A4v21; B4r7; E3v20;
E4r15; E4r24; F4r21;
G1v26; H1v18; H4r24; I2v5;
I4v8; I4v25
ssitudo C4r4; F4r4; I2v22
tus, lateris siehe
Krankheitsnamen
udare I4v5
xare B2r17; C3v22; E3v23;
F2v20; F3v17; F4v23;
G2r12; G2v25; G3r6;
H3r21; H3v15; I3r22;
K1r17; K1r25
xus B1r10; C1r6; F4r20;
I1r3
ctica B1v16
gere B2r11
nire E1v26; E2r3; E2v24;
E2v26; E3r16; G3r22;
G4r24; H1v12; H1v17
nis B2r19; E2v3; G4v7;
I3v10; K1v16
ntor D4r23; I1r21
ntus C1r15; E1r23; E1v6;
E1v21; E2r20; F1v10;
G1v24; H4r23
talis F3v5
vis B1r24; F3r5; F3r17;
G2v1; H1v19; H3v20; I1r21;
K3r4
peralis H3r13; I4v24
perare C2v24; D2v6
perius G4r17
pido F3v24

limosus E2r23
limpidus E2r18; E2v3
liquefacere D1r12
locatio B2r10
locus B1v3; B3r19; B4v17;
D1r4; E3r17
longitudo B2v19
longus B2v13; B3r6; B4v16;
D3r9; F3v2; I4v24
lubricare A4r23
lubricus I1r22
luctatio B2r3
lucubrare B2r13
lucubratio L2v3
ludere D3v4
ludus B2r4
lutosus K2v9

macer B2r18; F1r16; K1v11
macerare A2v4; F3r5; H3v23
machinari A3v14
macilentus E2r10
mador C4r3
maestitia D3r9; D3r12
magnus B2v2; C1v9; C2r15;
D2r1; D2r13; D2v14; F2v9;
H4r23
malignus C3v14; C3v17;
D1r2; F3v4
malus A4r6; B1r15; B2v15;
B3v4; B4v20; C2r17; D4r5;
D4r20; E3r4; E3v13; E4v12;
F1r3; F1v25; F3r15; F3r16;
F4r4; G1v10; G2v7; H2r11;
H2r12; H2r21; H4r24; I1r4;
I3v6; I3v20; K1v4; K2v20;
K4r11; K4v1
malum F2r2
manare C3r18
mandere E1r24; E2r11;
G2r18; G2v20; G2v22;
G4v15; I1v26; I3v23
manducare F4v13; G1r13
mane E4r22
manere G4v22; K3v25
manifestus G3v22; I1v22
marinus K2v14; L2r15
massa K3v12
masticare I3r22
materia C2v22; C3v20
maturescere I2v12; K2v16;
K3r25

maturus G4r5; G4v18; I2v3;
I2v8; I2v10; K1v3; K2v5;
K2v16; K4r18
matutinus B4r13; D1r16
meatus siehe
Krankheitsnamen
mederi C3r15
medicamentum siehe
Pharmazie
medicari C1r26
medicatio C1v17
medicus A1r8; A2r16;
B2v19; D1v13; D2r3; F2v12
medietas E3r4; G1v1
mediocris B2r20; C2v12;
C2v18; E1r3; E1v25; E3r10;
F3r18; F3r23; F4v3; G2r2;
G4v18; H2r17; H2v18;
H3r12; H4v11; H4v26; I1r2;
I2v3; I3v9; K4v6; L1r24;
L2v8
medius A4v24; B4v10;
C3v25; D4v9; E3r7; F1r19;
F2v15; G2r14; G3v4; H1r1;
H1v10; H2v16; I3v13; I4v3;
I4v10; K4r4
melancolia siehe
Krankheitsnamen
melos D3v5
memor F4v24
memorabilis H3r15
memoria E2v14; I2r22
mendosus F2r10
mens siehe
Krankheitsnamen
mensa B2r12
mensis C2r26
mensura B1v8
meracus A4v13
meridianus B1v4
meridies B1v2; B1v3; B1v4
merito C3v23
metreta H1r5
minuere B2r18; C2v23;
D3r15; H1v22; L2r25
mirificus B1v19; B3v10;
C2r12; C4v21
mirus G1r1
miscere C3v18; E1r1; H3r7;
K4v10
miser A2r15
mitigare C4r5; E2v23; F2v20;

oservare A2r17; B3r3; B3v20
osessus F4r26; I4v9
osonium E1r24; I1v23
ostare C1v11; F2r8
ostructio; obstruere *siehe Krankheitsnamen*
otinere B2r20; C1v8; C2v15; D4r7; D4v22; E3v25; G3v4; G4v3; H1r21; H1v24; I2r14
ccasio B3r14; F3v3; I3v22; I4v19
ccultus E2v7
cius K1v5
ctuplus G1r24
dor E2r16; E2r23; I2v16
dorifer A3v22; H3v13; H3v14; L1v18
ffendere F4r22; K4v26
fficere I3r23
fficina F3r6; F3v22; H2v7; I1r14
lere G2r9; K2v6; K2v21
lfactus, us I2v8
nerosus A4v15
pera B3v2
pitulari; oppilare; oppilatio *siehe Krankheitsnamen*
pportunus E2v4
ppositus B4v15
ptare D4v25; I1r23
ptimus A3v6; B2r2; E2r15; G2r18; G3v2; G4r12; H4r19; I1r2; I1r24
rdo A2r11; A4r3; D4r2; F4r15; G3v3; I3v12
riens E2r21
riri C2v9; G2v5
s *siehe Krankheitsnamen*
tium B2v1

aenitere A2v16
alam D3r22
allor *siehe Krankheitsnamen*
alus A3r17; K2v9; K4r23
arare A3r12; A3v9; C1r10; C1r16; I1r20; K2v4
arcus B4r6; F2v14
arcius D4v14; D4v20; K1v11

parere, pario B2v3; C1v9; I4v18
pars G1r4; G2r24; H1r9; H1v4; H2v4; H2v23; I2r25; K2v2; K4r2; L2r3
particeps F1r12; F4v15; I3v18
particula D1v2
particulatim A4r12
partiri B4r1
parum A2r7; A2v4; A4v9; A4v20; B4r4; C2r21; E3v22; E3v23; F1v26; F3r2; F3r12; F3r18; F4v17; G3r17; H3r10; H4v8; H4v11; I1r26; I2r4; I2r17
parvulus K2v1
parvus F2r22; F3v21; G3r5; G3v8; H4v25; I4r7
passio *siehe Krankheitsnamen*
pati B4v7; B4v12; D1v1; E1v8
paucus A3v19; C2r6; D4r6; E1r11; E3r11; E3r13; E3r24; E4v4; F1v7; F2v26; F4v10; G2r11; H2v17; H3v1; H4v9; I2r2; I3v24; I4r23; I4v1
paulatim A4r20; B2r8
pauper A2r15
pauxillum G4v11
pavimentum A3v11; H2v22
peccare A2v1
pedes B1v21
pedester G3v1; H4v2
pellere H1r2
penitus A4v17; B3r17; D4r21
percipere B1v1
perdere A3r13
perfectus B2v13; E4v18; K1r11
perficere C2v20; D1r21; D1v9; D1v15; D2r13
perflatus us A3r24; A3v2
pergere A2v17; B1v13
periculosus G2r19
periculum B1r17; C2r23; D2r24; F3r5; I1v2; I3v22
perire A2r15; D3r7
permanere D2r14
permeare E2r20; F2v24;

F4r16; G1r9; H2r11; K4v2
permittere B4v20
permiscere L2r21
permovere G1r3
pernicies D4r9; I2r25
perniciosus L2v4
perseverare D3r10
perspirare D4v12
perspiratio D2v26; D4r17
perterrere D3r18
pertinax E3r23; I2v2
pertinere A2r20
pertransire K1r25
perturbatio D3v2
pervadere F4r17
pervenire B2r26; H2r17
pes *siehe Pharmazie*
petere D1r8; D2r3; D2r11
petrosus H4r20
phlegma *siehe Krankheitsnamen*
pila B2r4
pinguedo D4r24; E1r11; G4v13; H1v8; H1v9; H3v22; I1v19
pinguescere E4r18
pinguis[1] C2v13; E1r9; E4r12; F1r12; F1r16; G1r11; G2r14; G4r16; K1v10; L1r6; L2v7
pinsere K3r20
pituita *siehe Krankheitsnamen*
plenitudo B3v10; C4r4; D2v2
plane B2r24; D2r9; G1v17
plantare E3r17
plenilunium E4r19
plenus C2r20
plerique G2v20
plerumque D2r13; F2r11
plurimus A3v2; C1v1; D2v7; E1v22; G1v6; G2v19; H2v15; H2v18; I3r8; I3r9; I4r11
plusculum I1r4
pondus B1r25
ponere A1r7; D4r2
extra se positus D3r23

---

[1] Im Druck wechselt *pinguis* und *piguis*.

ponticus H1r26
porro H2v20
portio G1r25
posse B3v25; B4v17; C2r23;
 C2r25; D2v24; D4v12;
 F3v5; F4v7; G2r22; H1r6;
 I1r2
postulare A4v3
potare A4v19; A4v21; E4r22;
 G2r7; G2r12; G3r8; H1r3;
 I2v13; I4v9; K2r23
potatio F2r9; I4v19; I4v23
potentia D2v26
potestas H1r21
potio A4r10; A4v11; C4v7;
 E2r26
potius E1r12; G1v11
potissimum D1r23; D1v1;
 E4v15; E4v16; F2r17; G1v3
potus, us A3r8; A4r4; A4v14;
 A4v15; B1v22; B1v24;
 B3v11; B4r20; E2r3; E2r25;
 G3v7; I3r8
praeassumere F4v2
praebere E3v7; E4v21;
 E4v24; F1v6; F3v11; F4v10;
 G1r20; G3v9; G4r12; H1r5;
 H1v1; H4v25; I3v16; I3v22;
 I4v20
praebibere E2v1
praecedere B2r6
praecellere G1r4
praeceptum A2v19
praecipuus D1r22; E2v9;
 E3r25; E3v15; I3v7
praecox K4r26
praedictus E3v2; E3v9
praeditus A2r5; A3v8; B4r3
praeferre G4v26
praemandere E2v2; I1r8
praemittere A4r23
praeparare A3v11; C1r17;
 F3r6; F3r7; G1r24; I2v18
praeparatio C1r19
praepollere E1v16; E1v20
praescribere A2r7; B4r16
praesidium C3r8; D2v5;
 F2r22
praestans E2r14; E3v12;
 E3v15; E4v19; F1r2; F1r11;
 G1r21; G1v8; G2v18; H2r5;
 H2r6; H2r18; I3v7; K1r10

praestare A2v23; A3v18;
 B4r1; E2v19; E3r24; E3v23;
 F1r16; F1v13; F2v7; G3v21;
 H2v15; H3r8; H3r15; I1r20;
 I2r24; I2v9
praesumere G4v19; I2r4
praetermittere A2v11
prandere A4v2; A4v20; I1r7
prandiolum F3r17
prandium F2r6
pravitas E1v1
pravus E4r24; F1r18; F2r23;
 F3v1; F4v13; G2v24;
 G3r15; H2r14; H2v22;
 H3v9; I2r19; I3r16; I3v6;
 K1r22
prehendere G2r21
premere C1r2; I4v21
principatus, us C1v8
principium C1v1
privatim G2r7
probare B2v21; D4v19
probus D4r12; E1v13; E3r5;
 E3v12; E4r1; E4r6; E4v13;
 E4v14; F1v11; F2r12;
 F2v23; F2v25; F3r8; F4r22;
 G1r16; G1r22; G1v20;
 G3r10; G4r17; H2r26;
 H4v21; I1r19; I3v3; I3v4;
 I4r4; I4v13; K1r12; K1r14;
 K3v14
procreare A4r5; B2v4; F1r14;
 G4v15; I1v21
prodesse A2r15; C3r5;
 C3r26; D3r19; F1v4; F2r26;
 F4v6; H1r2
producere G3r2
proficisci B1v21
profluvium D1v23; D2r5
profundus A3r18
progignere F4v11
progredi B1v25
progressus, us E2v8
prohibere A3v18; L2r20
prolixus B3r21; C3v8
prolongare A4r15
promanare D2r10
prominere C3r20
promovere I4v25
promptus B2r23; F4r16; G3r6
propensus C4v25
propere B2r11

propinare C1r2
propinquus H3v4
propositum H4v26
proprius A2r23; B4v12
propulsatio H1r7
proritare D4v3; G3r8; G4r1
prorsus C3r1; C3v6; C4v6;
 H2v21
prorumpere E2r21
prosper A2r14
prosternere B2v24
protinus E2r17; E2r22
provenire B3v13; E3r18;
 G3r26; H4r26
provocare F1r23; F1v24;
 F2r16; F2v19; F3v17;
 G4r17; G4v8; I1v17; I2r16;
 I3r21
provocatio C4r22; D1r22;
 D1r25
pudor D3r20
puer B1r2; B3v15;C2r3;
 C4r11
pulcher F4v21; H2v19
pulsus, us B4v22
purgare C1r2; C1r4; C1r11;
 C1v5; C2r8; C2v11; C2v17
 C3r24; E1v17; E4v9; G1v2
 G4v8
purgatio C1r5; C1v18;
 C1v26; C2r3; C2r10;
 D2v23; I1v4
purus A3r16; E2r18; G4r2;
 H2v14; K2v4; L1r10
pusillanimis D3r6; D3r8
putare A2v13
putredo A3r21; A3v1;
 G4r24; K4v3; L2r16; L2r20
putrefactio E2v4
putrere F3v3
putrevis C4r6
putridus F4v15
putris A3r24; F2r25

quadrupes K3v24; L2r2
quaerere D3v2
qualitas A2r25; A3v6; A3v8;
 C3v18; C3v19; E1v20;
 E2r16 E2r24; F2v16; F4v15
 H3r7; H4v12
quantitas A2v1; C2r5; H4v9
quidam G2v19

quies A3r8; B1r6; B2r2; B2v1; B2v5; B2v9; L2r1
quiescere B1v23; B2r7; D2v26
quire C3v24; G1v20
Quererweise A4r13; C1v16; C3v3; D4v10; E2r7; E2r13; E2v12; E3r5; E3r19; E3v16; E3v17; E3v24; E3v26; E4r1; E4r6; E4v12; F1r21; F1r26; F1v8; F2r12; F2v21; F2v23; F3v13; F3v14; F3v23; F4r7; F4v15; F4v22; G1r16; G1r20; G1r21; G2r3; G2r5; G3r1; G3r10; G3r14; G3r19; G3v2; G3v17; G4r11; G4v6; G4v10; G4v16; H1r11; H1r12; H1v6; H1v7; H1v14; H2r26; H2v13; H3r10; H3r19; H3v7; H3v21; H3v22; H4r10; H4v15-20; I2v7; I2v10; I3v2; I3v3; I3v4; I3v18, I3v25; I4r3; I4r4; K1r7; K1r8; K1r12-14

rapere B1r19; I4r2
rapidus H4r22
raro C1v10
ratio A2r10; A2r12; A2r24; A2v6; A4r17; C2r8; C3v19; D1v10; D4v22; I3r12
raucedo H2r19
recedere D1v11
recens D2v21; E4r10; F1r12; F2r1; G2r6; H1v14; H4v2; H4v6; I1r13; I3r15; K2r23; K2r24; K2v2; K3r1; K3v12; K3v15; L1r26; L1v26
recipere A2v17; A3r24; B1v24; H4r24
recreare G1v2
recrementum I3v24
rectus A3r11; B4v14; C4v12; E2r24; I1v24
reddere C1v14; D2v2; D2v12; D4r17; D4v7; E1r4; E4r13; F2r4; F4v2; G1r19; H2r25; I4v6
redire B1v23; C1r22; G1v11
redundare I1v6; K4r20
referre D3r4
refert A2r13

refertus B4v25
reficere C4v18; D3v5; I4v15
refocillare I4v12
refrigerare C4r13; D4v21; E1v25; E2r15; E2r20; E2r22; E3v22; F3v6; F3v10; F4v3; G4v11; G4v18; H3r11; H3r16; I1r1; I1r16; I3v9; K4v13
refugere D2v16
regio B4r7; C1v26
reliquiae C2v3
reliquus D3v7; E3r8; I2r14; I4r22
relucere F4v25
remanere A4v18
remedium *siehe Pharmazie*
remittere I4v9
removere I1r12
reparare C3r7; F1r22
repentinus A4r20; B3r6
replere A4v15; B1r23; B2v16; C2r21; C3v7; F4r9; G2r1; H4v5
repletio A3r9; B3v9
repraesentare E2r17
reprimere F1v5; G2v23; I1r15
repugnare E4r18
requirere D2r25; E2v12; E3r6; E3v16; E3v24; F1r26; F2r12; F3v14; G1v19; G3r1; G3r10; G3r14; G3r19; G3v17; H1r11; H1v7; H3v22; H4r10; H4v15; H4v19
res E1r3
res non naturales A2v7; A3r1; A3r3
res Venerea D2v5
reserare C1r13
resipere E2r24
resistere I2r11
resolutio C3r16; C3v5; I2r25
resolvere C3r25; E4r15; F1v14; F3v25
respicere G1r16
respiratio D1v6
respondere D2v13; F4r6; G1v2; G4r16
restringere B4v18
retentio C3r22

retinere B2r19; B2v18; B3r13; B4r24; C3r2; D1v16; E1v1; F3r8; H1v20; H2v10
revocare H1r4; H4v9
roborare E1r21; F3r19; F4v26; G3v6; G3v10; H2v8; H4v12
robur B2r21; B3v20; C1v6; D2v12; D2v24; D3r15; F2v14; H2v5; I4v18
robustus B3v17
ruber I2v9
rubere I2v12; I4r24
rufus K2r7; K2v6; K2v13
rusticus G4v14
rutilus L1v13

salax H3r18
saltus B2r4
saluber A2v18; A3r16; A3v4; D2v16; E1r24; E2v4; H4r15
salus A2r2
sanctus A2r17
sanare D2r23
sanguineus E1r8; G1v17; L1v14
sanguis B2r19; B3r11; B3r17; B3v21; B3v22; B3v23; B4r5; B4r10; B4r15; B4r17; B4r21; B4r24; B4v3; B4v18; B4v21; C2v25; C3r2; C3r22; D1v23; D2r2; D4r13; D4v16; D4v19; E3r8; E4v14; F1r4; F2v3; F3v18; F4r22; G1v20; G2v19; G3r12; G3r15; G3r20; G3r26; H1v3; H3r6; H4r26; I1v11; I4r25; I4v13
sanitas A1r1; A2r16; A3r12; B1r7; B1r12; C3r7; C4v14; D1v8; D2r6; H2v1; I2r8
sanus A2v20; A2v21; A4r25; B4v23; C1r1; C2r16; C4v4; C4v9; C4v11; D2v14; I1r20; I4v11
sapidus E4v25; G1r10; H4r16; H4r20
sartago H2r11
satiare C4v14; D4v26
satietas D2v21
sativus F2v8; F3v22; H3r11; I1v22; I2r14; I2v4

satur D1r14
saturitas D2v16; L2r1
saxatilis K2v2; K2v23; K4r8
scarificatio C3r5; C3r9
scatere G1r6
scire B4v4; F2r6; F4v9
scribere B1r13; B1v20;
    B2r11; B3r16
secare B3v19; B4r9; B4r11;
    B4v6; B4v11; K3v17
secedere H4r15
secundus I4r23; I4v4
securus D2r15
secus A4r6
sedare C3v1; E2r1; F2v4;
    F4v3; G3v14; G4v3, H2r19;
    I3r4
sedere B2r7
segnis H4r14
seligere A2v10
semiputris I1r26
senectus D2v11; D4v25
senescere C2v4; I4v22;
    K2r14
senex A4v26; B3v16; C2r8;
    C4r12; C4r16; E2v9; F1r2;
    G4r22; H1r10; H4r6; I1r11
sensibilis E2v7
sensim E2v7
sensorium D2v10
sensus B1r25; B3r26; F3r15;
    F4r5; I2r5; I4r22
sensus interiores I2r22
sensuum instrumenta C3v7
sensuum laesio D3r15
sentire I2v6
septentrio E2r19
sequi C2r14; F1r1
servare A4r17; D2r24; F3r10;
    F4r10
servire D1v7
siccare D1r17; D4v18;
    D4v22; E1r18; E1r20;
    F1r9; F3r20; F4r15; F4v16;
    G3r3; G3v3; G4v11; H3r18;
    H3v15; I1r1; I2v5; I2v12;
    I2v21; I3r17; I3v12; L2r23
siccitas E1r4; F2r20; H1v25;
    H1v26; K1r10
siccus A3v7; A3v10; A4r1;
    A4r23; C4r25; D4v14;
    E1r11; E3v6; E4v17; E4v20;

F1r17; F2r21; F3r18; I1r12;
    I2v18; I2v24; I3v26; K1r21;
    K1v13; L2r22; L2r24; L2r26
significare D1v9; D3r10
silentium C3r11
silvestris F3v20; I1r13; L1v8;
    L1v11
similis A3r24; A3v25; C2r1;
    C4v1; D4v15; E3v4; F3v5;
    F3v22; G1v2; H2r16; H4r9;
    I2r14; I2v11
similitudo H4r12
sinere E2v17
singuli C2r26
sinister A3r5; I4v4
sistere D4r6; G2v3; G4r2;
    G4v14; I2v15; I3r17
sitire A4v19
sitis E1v7; E2v23; F1r15;
    F1v5; F2r10; F2v20; F3v11;
    F4v3; G2v16; G2v25; G4v3;
    G4v4; I1r10; I1r22; I3r4;
    K1r19
situs, us A3v3
sol A3v18; E2r19
solacium D3v3
solere G2v16
solitus B4r14; B4r26
solidus B1r9; C4r3; D1r9
solium *siehe Pharmazie*
solus E1v4; F4r1; I1r5; I3v6
solutio A4v10; D2r23
solvere B2r17; C2v22; C4r4;
    G4v20; I3r17
somnium F4r4
somnus A2v2; A3r8; B1v25;
    B2r2; B2v7; B2v8; B2v9;
    B2v13; B2v19; B3r2;
    B3r19; B3r21; B3v2; C4r8;
    D1r5; D1r8; D1r12; D1r16;
    D1r17; D1r19; D2v6; F3r22;
    G2v22; H3r12; I4v18;
    I4v21; L2v8
sopire A4v17
sopor H3r13
sorbere I1r6
sorbilis H2r7; K2r6; K2r24;
    K3r3; K3v8
sordidus H2v16
species B3v8; D2v25; D3r18; E2r11
spectare A2r20; E2r19
specus A3r18

sperare A2v23
spirare A3r19
spiratio D1v9
spiritualis H1r13
spiritus A2r4; B1r11
spissare H2r12
sponte E3r18
spuere G3r12
spumare G1r26
squalor A3v3
stabilis H4r25
stagnalis K2v9; K4r21
stagnum A3r17; A3r21;
    H4r23; H4r25; K4r23
stare B2r7
status, a, um D2r5
status, us A2r23; C1r22
sternere A3v15
stillaticius E4r20
stipticus E4r14; K1r21;
    K1v13
stringere E1r4; E3r23; F1v2;
    G2v24; G3r7; G3v15;
    G4v17; H4r8
studere A2v15
studiosus A2r1; A2v14;
    A2v17
studium A1r1; B1r13; C4v14
suavis D3r2; E2r17; F1r11;
    G1r5; G4v13; K1v6
subadstringens H4v13
subamarus H4v13
subducere E1v18; E3v18;
    E4r4; E4v7; E4v8; F1v1;
    F3v11; G2v3; G4r1; G4r10;
    G4v1; H2r8; H3v11; I3r7;
    I3r8; K1r15; K1v9
subflavus K4r9
subigere H2v19
subitaneus D3r7
subito A4r20; D3r4
sublevare C2r18
sublimare K1r8
subsidere H3r3
substantia C3r17; E2r14;
    E4r11; G2r13; H4r11
subtiliare E1r8; F3v17; I3r20
subtilis A4v9; B1v6
subtritus F3r9
subvenire H1r15
subvertere C3v2
succedere D2r25

succurrere C3v17; G4r7;
I2r26
succus A4r5; A4r7; A4r11;
B1v13; C4v26; D4r5;
D4r16; D4r20; D4r25;
D4v7; E1r17; E1v1; E1v5;
E1v19; E1v21; E3r13;
E4v12; E4v15; E4v23;
E4v24; E4v26; F1r5; F1r6;
F1r13; F1r15; F1v9; F2r15;
F2v4; F2v17; F2v26; F3v2;
F3v5; F4v13; G1r3; G1r8;
G1r15; G1v17; G1v23;
G2r18; G2v2; G2v4; G2v15;
G2v18; G2v23; G2v24;
G3r2; G3r15; G3r17; G3v9;
G3v12; G3v16; G3v25;
G4r6; G4v19; G4v15;
G4v23; H2r11; H2r14;
H2v25; H2v26; H3r2; H3r8;
H3v8; H3v25; I1r14; I1r25;
I1r26; I1v21; I2r19; I3r16;
I3v6; I3v19; I3v20; K1r4;
K1r12; K1r22; K1r26; K2r22;
K2v8; K3v11; K3v26; K4r10;
K4v1; L1v15
sudor *siehe*
Krankheitsnamen
sufficere B2r9
suffocare A3r24; H2r14
sumere A4r25; A4v6; A4v13;
A4v22; E3v20; E4r24;
F1r26; F2v14; F3r4; F3r23;
F4v1; F4v5; G1v26; G3r23;
G3v1; G4r17; H1r2; H1v16;
H1v18; H2r3; H2v12;
H3r12; H3r16; H3v10;
H3v14; H4r12; H4v2; H4v9;
I1r6; I1v15; I1v20; I1v24;
I2r6; I2r15; I2v14; I2v24;
I4r24; K1v2; K4v2; K4v4;
L1v1; L1v1
summatim F3v6
summopere A2r9
summus B2r25; H1r2
superare E4v16
superfluitas B1r21; B2v18;
E2r7
superfluus I2v20
supervenire D2r21; D2r22
supinus B3r14; B3r17
supplere C3v24; C4v3

supprimere B4v1; C2v26;
D2r8
supraiectio B3r10
suspendere H3r25; I2r6
sustinere B4r8

tabula K2r1
tangere D3v4
tardare E4v2
tardus E2r19; F2v24; F3r12;
G1r3; G1r9; H2r9; H2r10;
H2v14; H3r2; L1r9
temere B4v1; D2v13
temperamentum E4r7;
E4v17; G1v21; G4r22
temperantia C4v13
temperare A3v4; B1v3;
B3r20; E2r25; E3r3; F4v20;
G2v9; H1v19; H1v26;
H3v24; K1r5; K1r9
temperatura B3r25; G1v8;
I1v12
temperies C3v25
tempertus G2v9
tempestivus C4v10; C4v18
tempus A4r15; A4v6; A4v14;
A4v22; B2r8; B2v20; B3r2;
B3r23; B4r9; B4r17; D3r9;
E2v8; F3v2; G1v19; G2v20;
H4v6; I1r7; I4v22; I4v24
temulentia *siehe*
Krankheitsnamen
tenax D4v11; K3v26
tendere C1v4
tenebrosus F4v25
tener B4r3; G3v20
tenere, teneo H3v9; H3v15
tentare F3r5; I4r10; I4r18;
I4v9
tenuare B1r10; E1r22;
E1v15; F2r24; F4r23;
G1v24; G2v2; I2v20; K4r4
tenuis C1r18; C1r21; C1v12;
C2v14; D4r11; D4r21;
D4v4; E1r2; E2v3; F1v7;
F1v23; F4v9; G2r16; G3v1;
H4v1; I4r12; I4v1; I4v7;
K3v20
tensus C4r5
tepefacere B1v5
tepidus C3v26; C4r9; G2r11
terere E4r21

tergere F2r24
terra E2r21
terror D3r16
testari A2r4; D1r11; D2r16;
G3v25
testis B4r1
timor D3r7; D3r9
tolerare B2v16
tollere F1v15; F2r10
torpescere F2v1
tostus K3r18; K3r19; K4v6;
L1r14
tractare A2v9; B1r3
tradere B1v19; F3r0
trahere C1v15; D1v2; D1v18
transferre C2v24
transfundere H1r6
transire C3r11; F1v10;
G1v12; I2v19; I4r17
transitus H2r9; L1r9
transmutare G2r23; I1v1
transpirabilis B4r5
tremere *siehe*
Krankheitsnamen
tribuere A2r12; H2r9
tristis D2v4; D3v3; D3v5;
E2v13; F3r21
tristitia L2v2
tueri A2r3; A2r16; A2r19;
B1r18; D2r7; H2v1; H4r3
turbare I1v6; I4r15; I4v20
turbidus F2r1
turgere C1v1; C1v2; C1v10
tutamentum I2r8
tutari G4r24
tutus D2r15; F1r26; H2r3;
I2r24; K1v2

uberior D2r3; D4v15
unguen *siehe Pharmazie*
unicus C2v4
universus C3r13; D2r6;
D2v12; G4r22; I4r8
urgere A4r19
urina *siehe Krankheitsnamen*
usurpare I4v11
usus, us A2r7; B2v15; B4v25;
C2v6; D1r22; D1v6; D2v1;
D2v9; D4r19; E1v3; F2v9;
F4r19; G1v9; G2r8; G2v6;
H1r1; H1r8; H4r9; H4v4;
I1r1; K1v1

uti A2v7; A3r11; B2v5;
B4r21; C2r6; C3r5; C3r10;
C4r16; C4r20; C4v12;
C4v17; D2v9; D2v13;
D2v18; D3v3; D4v23;
E3r11; E4v9; F3r23; F4r13;
G1v13; G2r19; G2v22;
H3r25; I1r9; I3r8
utilis B1r18; B1v20; B2r6;
C2r20; C4r3; C4r20; C4r22;
C4v13; D1r9; D4r4; E1r5;
E1r7; E1v24; E2v14; F1r10;
F1v3; F1v15; F2r8; F3v9;
F3v19; F4v18; G1r26;
G2r25; G4v23; H1r10;
H1v17; H2v2; H4v23;
H4v25; I1v14; I2r13; I2v25;
I3r18; I3r22; I4v2; K1v18
utilitas B1r8

vacare B2r13; G2r2
vacuare C1v11; C3v23;
C4v5; D2v2
vacuatio D2r12
vacuatus, us C1r18
valens B1r11; C4v17; F2r14;
G2r15; H3v26; I3v16; K1v9;
K1v11
valere C2v4; F2v3; F4v6;
G1r1; G2v25; G3v11;
G3v17; G4r4; H3r21;
H3r25; I3r11; I3r19
valetudo A2r3; A2r12;
A2r14; A2r19; D2r9; D4v8;
H4r3; I4r23; I4v14
validus B3v20; F3r11
vallis A3r23
vapor B1r23; B1v10
vaporosus B3r20
varius C4r25
vectatio B1v18
vehemens C1v3; C2r10;
C4r9; C4v22; E4r3; I4v7
velox E1r15; H1v9; I4r12;
K1r25
vena *siehe Krankheitsnamen*
vena terrae E2r21
vendicare D1r5; G1v7
venire B4v8; H1r1; K2v15
ventosa C2v21; C2v22
ventositas *siehe
Krankheitsnamen*

ventulus A3v13
Venereus D2v5
Venus A2v2; D2r26; D2v4;
D2v7; D2v18; D2v21;
F2r14; G2v26; G4r14;
H1v18; I4r2
venustus A2r14
ver A4v24; E3r4; E4r18
verbosus C1v15
vereri B4r18
vergere G4r6
vernus B1v2; C1v19
versari C4r23
vertere F3v6; G2v14; G4r25;
H2r13
vesci D2v16; E1v4; F4r2;
F4v8; I2v6
vesperi E4r22; G2v22
vetulus K2v10
vetus A2v17; F1r14; F4v23;
G2r3; G4v25; H1r1; I1r12;
I4r22; I4v7; K3v7; L1r22;
L2r11; L2r14
vetustas I4v5
vexare D2r20; F2r26; H3v18
via C2r25; H3v11
vice A4v9; A4v12; C3v24
vicinus A3r22
victus, us A2r10; A2r24;
A2v6; A4r17; A4v25;
D4v20; I4v10
videre E2r7; E2r13; E2v20;
E3r4; E3r19; E3v17; E3v26;
E4r1; E4r6; E4v12; F1r21;
F1v8; F2v21; F2v23; F3v13;
F3v23; F4r7; F4v15; F4v22;
G1r16; G1r20; G1r21; G2r3;
G2r5; G3v2; G4r11; G4v6;
G4v10; G4v16; H1r12;
H1v6; H1v14; H2r26;
H2v13; H3r10; H3r19;
H3v7; H3v21; H4v16;
H4v17; H4v18; H4v20;
I2v7; I2v10; I3v2; I3v3;
I3v4; I3v18; I3v25; I4r3;
I4r4; K1r7; K1r8; K1r12-14
videtur A2r8; A2v12
vigilia A3r8; B2v7; B3r25;
B3v2; B3v4; D3r14; L2r26
vincere C3v19
vir A2r4; A2r17; C4r12
viridis E2r2; E4v5; H1r18;

H1r21; H2v12; K2r18;
K4r24; K4v23; K4v24; L1v2
virtus A3v26; B2v15; B3r26;
C4v8; C4v24; D4r7; F4r6;
K3v23
vis; vires A1r5; A2v8; A4r13;
B2r20; B3v17; B3v20;
C2r8; C2r11; C3r13; C4r14;
C4v18; D3r13: D3r22;
D3v9; D4r1; D4v19; E1r26;
E2r5; E3v25; F1v3; F2v1;
F4v24; F4v26; G1v2; G1v3;
G1v9; G3r13; G3v25; G4v3;
H4r3; I1r16; I2r14; I4v3;
K1v15
viscidus C1r21
viscositas D4r24
viscosus F3v7; G3r2
visus, us C2v6; E2r8; E2r17;
F1r24; I2v21
vita A2r10; A2r16; A2r22;
A2r24; A2v6; B4r19; E2v13;
I3r23; L2v4
vitalis B2r21
vitare A4r21; B1v3; D2v21;
D4r21; I4v23
vitiare H1r15
vitiosus A2r24; B2v3; B4v25;
C1r1; D2r2; E4v24; F1r6;
F1r15; F1v9; F4v11
vitium A2r21; A3r19; C3v3;
D2v20; D4r7; D4v2; D4v4;
E2r26; E2v8; H1v17; I4v10
vituperare B3r2
vivere C4r15; D4v26
vocare B4v5; D1v17; F3r6;
H2v7; I2r13
volucris *siehe Pharmazie*
voluptas A2r20; I4v18
vomere *siehe Pharmazie*
vox *siehe Krankheitsnamen*
vulgare D2v15

Register II: aegritudines, membra corporis

abortiri C3r25
abscessus D4v2
aeger B3r16; B4r16; B4v23;
C4v4; C4v9

aegritudo B3v6; E2v10
aegritudo acuta B3v6
aegritudo animi A2v4;
B2v11
aegrotare A2r23; G1v7
aegrotus I1r20; I4v11
affectus frigidus H1r9
aggravatio splenis B2v23
algor H1r14
alphus C3v3
alvus C2r4; D4r6; E1r6; E4r2;
E4r15; E4v7; F1v1; F3r2;
G2r6; G2v2; G2v3; G3r3;
G3r8; G4r19; G4v7; G4v12;
H1r2; H1r16; H4r14; I1r5;
I1r19; I1v25; I2v14; I3r7;
I3r17; I3v26; I4r14; I4r20;
K1v9; K1v16; K2r5; L1r24;
L1v6; L2r2
anhelitus F2r3
animus A2v3; A3r9; B2v11;
B4v22; C2v23; D3r1;
D3r12; D3r16; F1v2; G4r9;
I4v20; L2v8 (a. hilaris)
animi aegritudo A2v3;
B2v11
animi affectus A3r9; D3r1
animi angor D3r12
animi deliquium C2v23;
D3r16
animi habitus D3v6
animi laetitia E4r8; I4v17
animi perturbatio D3v2
apoplexia B3r15; D3r25
apostema B2v25; D1r25;
G4v23
arenula F4r19
arteria I2v14
arthriticus H1r9
articularis morbus I3r11
articulus C3r15; C3v4;
C3v13; D2v19; D3r25
artus F2v1
asthmaticus C3r16; C3v14;
E4r19; G3v6
auris E3r21; I2v1; K2r13;
K3r11

biliosus A4r8; C1v8; C2r20;
C4v24; C4v26; D4v17;
E1v4; G1r26; H1r24
bilis C1v22; C2r16; G1v1;

G3r20; G4r25; H1r18; I4v16
bilis atra D2r14; D2r20;
D3r10; G3r2
bilis flava C1r18; F1v5

calculosus F2r5; F3v8; F4v6;
H3v18
calculus G2r20
calculus in lumbis F4r11
calculus in renibus F1r13;
F2r16; F3v12; G2v5;
G2v15; H3r4
caput B1r23; B2v17; B2v22;
B3r5; B4v9; C2r18; C2v8;
C3r6; C3r19; C3v7; D1v17;
D1v24; D2v10; E1v7;
E2v14; E2v17; E4r23;
E4v1; F3r24; F3v24; F3v26;
G1v26; G2r25; H1r25;
H2v11; H3r13; H3v18;
I2r21; I2v6; I2v17; I3r24;
I4r18; I4v8; K1r5
cardiacus G3v7
cartilaginosus E3r21; I2v1
cauda K2r14; K3r12
cerebellum H3r18; K2v12
cerebrum B2r14; B3r25;
D1v20; D1v23; F1v9;
F1v24; F2r25; F4v24;
G4r15; H1r8; H1r13; I2r22;
I2v25; K3r13; K4r22; L1r11;
L2r5
cervix B4v9
coeliacus C3v16; G3r5;
G3r11; G3v4
colera G2v23; G3v12; G4r4;
I1r11; I1v13
colericus E1r8; H4r5; L1v19
colica F2r1; H4r8
collum B4v6
comitialis siehe morbus c.
conceptio D2r8
consumptus[2] E4r21
cor D1r1; D3v5; F2v24;
F3r19; F4v25; G4r8; I1v13;
I2r22; K3r11; L1r11
corpus A3r3; A3r10; A3v4;
B1v14; C1r11; C1r12;
C1r14; C3v20; D1r7; D1r10;
H1r1; H3r14; I4v15

coxendix B1v20; C3v6;
D2v11; D2v19
cruciatus, us I1v6
cubitus B4v3
cutis A2v4; C3v3; C3v22;
C4r7; C4r13; D2r24; E4r12;
F3r1; G4v9; I3r11

deiectio B4v24; G4r1
deicere siehe Hauptalphabet
deliquium animi C2v24
delirium B3v8
dens C2v7; G2v6; G2v16;
H1r21; I2v23
dentium stupefactio
H1r21
destillatio a capite B2v22
diarrhoea G4r3
dolor B3v13; C2v8; C2v22;
C3r15; C3v1; C3v13;
C3v13; C3v16; D2r17;
D2v19: F2v11; F3r24;
F3v25; F4r1; G2r1; G3v13;
H1r25; H2v11; H3r22; I2v6;
I4r18; I4v8; K1r6
dorsum C3r7; K3r13; K4r22;
L1r12
durities siehe Hauptalphabet
dysenteria G4r3
dysentericus G3r5; G3r12; I4r1

ebrietas D2v22; F2r5; I4r26;
I4v26
elephantia I3r10
epar siehe hepar[3]
epilepsia G1r12
exteriora B2r19
exustio C4r10

facies B4v9
fastidire G1v5
fastidium E1r5; F2v9
fauces I2v14
febricitare G2v7
febris B2v25; C1v7; C4r9;
C4r24; C4v26; F3r16; I1v6
febris ardens H4v23; I1v7
febris exsiccans C4r9

───────────
[2] der Kranke, Ausgezehrte

───────────
[3] Die Schreibung innerhalb
des Drucks ist uneinheit-
lich.

febris maligna F3v4
febris pestilentialis C4r24
fistula C3v16
flatus *siehe Hauptalphabet*
flegma *siehe* phlegma
fluxio C2v24; C3r6; C3r19;
    E1r7; H2r23; I4r21
fluxus C3r1; C3v5; F2v3;
    G3r3
fomentum C4r26
fractura C3r17
freneticus *siehe* phreneticus
furunculus D2r18

genitura E4r24
gibbum (epatis) D1r24;
    G2r23
gingiva G2v6; G2v16
guttur G4v23

haemorrhoidae C3r23
haemorrhoides B4r23;
    D2r12; D2r16; D2r21;
    D2r22; D2r23
hepar B1r24; B3r11; C3r3;
    E1r21; E1v23; E4v9; F2r18;
    F3v26; G1r8; G1r10; G1r12;
    G1r13; G1v23; G2v4; G3v6;
    G3v13; H2r3; H4v12; I1v10;
    I1v14; I2r21; I2v17; I2v25;
    I3r4; K1r19; K3r11; L1v10
humor *siehe Hauptalphabet*
hydropicus C3r20
hypochondria C3r1; G2v1

iecinorosus K1r3
iecur C3v5; D1r23; D4r13;
    D4r18; D4r25; E3r14;
    E3v20; F2r25; F4r25;
    F4v26; G2r20; H1r15;
    H2r20; H3r3; H3v18; I3r24;
    K2v26; K4r15; L1r11
ieiunus *siehe Hauptalphabet*
iliacus G3v7
imbecillitas A2r7
impetigo C3v4
incubus B3r15
inebriare I4r15
infectio I3r11
inferiora C2v11; C2v19
inflammatio B3v12, C3r18;
    D2r17; E2v24; G4r4

inflare F1v19; F3v18; F4r3;
    G2v1; G4v26; H4r18; I2r9;
    I3v17; I4r8; I4r14; K3v9
inflatio C2v23; D4v2; E2r2;
    F1v26; F2v10; F4r25;
    G1v14; G3r8; G4v17; I3v15
insania B2v12; D2r22; D3r18
insanire D2r22
interanea K3r10; L1r2
interiora B1v23; C4r23;
    D1r8; G1r1; I3r20; I4r14;
    K3v24
intestina B1r22; B1v19;
    F2v10; G1v16; G3r4; G3v5;
    G4r20; H1v17; H1v21; H3r22;
    I3v2; K2r13; K3r12; L2r2

labialis K4r2
lacertus F2v1
lapis G4v8; H2r3
latus, lateris B3r8; B3r17;
    D2r17
lepra D2r19; I3r10
leucus C3v4
libido *siehe Hauptalphabet*
lien C3r4; C3v5; C3v12;
    D4r25; E3v20; E4v9; F4r25;
    G3r15; H3r4; I3r14
lingua G3r17; H1r23; I3r23;
    K4r1
lumbus D2v10: F4r11
lumina F4v25

macer *siehe Hauptalphabet*
mamma F4r9
mania B3v7
manus I2v26
matrix F2r26
meatus B1r10; B1r11; C1r13;
    E3v20; F2r3; H2v3; H3r3
medulla G3r7; H1v4
medulla dorsi K3r13; K4r22;
    L1r12
medulla ossium G4r15
medulla spinae L2r5
melancolia B3v7
melancolicus A4r9; D2v4;
    D4v16; E1r9; E2v13; G3r16;
    I3r10; I3r13; L2r7
membrum B1r9; B2r20;
    E2v17; I2v19; I4r12; I4r20;
    I4v2; I4v14; K2v26

membra spiritualia H1r13
mens A2v20; B2v11; F3r4
menses B4r24; C2v25;
    C2v26; D1v4; D2r4; D2r8;
    F2r17
morbus A2r21; A2v5; A2v18;
    B3r14; B4r18; C1v10;
    C3r20; C4v11; C4v15;
    C4v16; D1v25; D2r15;
    D2v8; D3r25; D4v7; I3r11;
    I4v14
morbus comitialis D3r17;
    I3r9
morbus gravis A2v5
morbus gravissimus D2r15;
    D3r24
morbus regius K1r3
musculus H1v8; H1v9

nares C3r2; C3r3; D1v20;
    D1v23
nausea E2r6; F1v11; G4r16;
    H1v20
nauseare G4r7
nephreticus C3v14; F4r19;
    K1r4
nervosus K4r1; L2r3
nervus B2v24; C3v1; D2v10;
    F2r11; G4r10; H1r8; I2v25;
    I4r10; I4r22; I4v8; I4v9;
    K4v26
    nervorum aegritudines
    E2v10
nervorum laxitas B2v23

obstructio D1r22; D1v23;
    D4r18; D4r25; E1r25;
    E1v23; E3r14; E4v9; F3v26;
    G2v4; H2v2; I3r5
obstruere E3v20; F2r3;
    G2r21; H3r4; H3v25
oculus B2r14; C3r5; C3v11;
    D2v9; E1v7; F4r10; H1r15;
    I3v14
    oculi ex animalibus H1v8
oedema C3r20
omentum L2r1
opitulari E2v15
oppilare F1v20; F1v22
oppilatio F1v15; H1v22;
    H2r2; I3r12; K3v16; L1r1
opplere H3v24

orificium stomachi G3v14
os, oris C3v11; D1v16;
    F3v19; H1r22; I2r4; K2v3
os, ossis G4r15

pallor F3r24
paralysis B3r15; D3r25; I3r22
paralyticus E4r21; I2v26;
    I3r10
passio C3r6; C3r16; D2r20; F2r1
pectus E2v25; F2r26; F3r21;
    G3v11; G3v15; G4r13;
    H1v16; H2r19; K1r18; K2r3
    pectoris asperitas G3v11
pectus putre F2r25
pectus triste F3r21
pellis L2r4
peripneumoniacus G1v5
pestilens A3r18
pestilentia I2r23
pestilentialis C4r24
phlegma F2r4; F3v25;
    H3v17
phlegmaticus E1r8; E2v16;
    I1v9; L1v22
phlegmon C2v23; D4v1
phreneticus H1r10
phrenitis B3v7
phthisicus E4r19
pituita C1v20; C2r16; D1v17;
    D2v3; E4v8; F2v10; F2v17;
    I4v16
pituitosus A4r7; C3r21;
    D4v17; E1r15; E1v5; E2v14;
    E4v22; F1v4; F1v19; F4v12;
    I3v20
podagra C3r16; C3v16;
    E2v10
podagricus C3v13; H1r9
praecordia E2r18; E2v25
profluvium sanguinis e
    naribus D1v22
pudendum D1v3
pulmo C2v7; D2r17; E1v7;
    E1v17; E1v22; E2v25; G2r24;
    G4r23; I1v8; K1r19; L2r5
pulsus, us B4v22
pus E1v21
pustula H1r22
renes C3r16; D1r24; D1r26;
    D2v10; D2v20; D4r18;
    E1v7; E1v24; E3r14 F1r13;

F1v15; F2r16; F2r18; F2r25;
F3v12; F4r25; G1v23;
G2v5; G2v15; G4r13; G4v1;
G4v8; H2r2; H2r3; H2r20;
H3r5; H3v18; I1v14; I2r19;
I2r21; I4r15; I4v6; K2v11;
K3r11; K4r15
ructus, us I2r9

sanguis *siehe Hauptalphabet*
scabies C3v6
scirrosus D4v2
semen genitale I1v20
sima (epatis) G2r23
singultus E2r2
sperma E4v2; H1v4; H4v3;
    I3v8
spina L2r5
splen B2v23; E1v23; F2r18;
    F3v26; H3v18; I3r12; K1r19
sputum D1v5; D1v7; D1v10;
    D1v13; E1v17
stomachus A2r6; B2r1;
    B2v18; B3r10; C2r11; D1r1;
    E1r4; E1r12; E1r19; E1r21;
    E2r8; E2v15; E3v18; E3v19;
    E4r13; E4r17; E4v2; F1r10;
    F1v1; F1v2; F1v4; F1v10;
    F1v14; F2r11; F2r23; F2v9;
    F2v14; F3r7; F3r21; F3v19;
    F4v4; F4v17; F4v26; G1v4;
    G1v16; G1v26; G2v12;
    G3r4; G3v5; G3v12; G3v14;
    G4r7; G4r24; G4v1; G4v4;
    G4v20; H1r14; H1r24;
    H1v2; H1v10; H1v17;
    H1v21; H2r20; H2v9;
    H3r21; H3r26; H3v20;
    H4r2; H4r6; H4v4; H4v11;
    I1r13; I1v13; I1v16; I2r4;
    I2r5; I2v4; I2v6; I2v17;
    I2v25; I3r16; I3r17; I3v1;
    I3v2; I4r11; I4r14; I4r16;
    I4v2; K1r2; K1v8; K1v17
stranguria F2r4
stupefactio H1r21
sudor B1v10; C3r25; C4r22;
    C4r25; E3r9; E3r12; G1v6;
    I4v25
surditas C2v6
syncopa G4r5
tabes D2r25

temulentia I4r19
temulentus I4v20
testiculus; testis *siehe
    Pharmazie*
thermintus D2r18
thorax C2v7; C2v13; C2v15;
    C3r7; C3r19; D1v6; D2v10;
    E1v17; E1v22; G2r24
tibia C3r26
tonsillus C3v11
tormen F1v26; F2v10;
    G1v14; G3v5; I1r23
tremere I4v21
tremor D3v1 (corporis);
    I2r25 (partium); I2v26
    (manuum)
tremulus D2v18; F2v1; H2r6
tumor B2r26
tussire G1v5; I3r18
tussis G4v3; H1v16; H2r19

ulceratio D1r26
ulcus antiquum C3v4
ulcus depascens D2r18
ulcus malignum C3v14;
    C3v17
ulcera manantia C3r17
urina D1r21; D1r25; F1r23;
    F1v24; F2r17; F2v19;
    F3r26; F3v8; F3v12; F3v17;
    F3v21; F4v4; G2r2; G4r14;
    G4r21; G4v7; H1r2; H1v22;
    I1v17; I2r13; I3r18; I3r21;
    I4r10; I4r14; I4r17; I4r21;
    I4v7; I4v17; I4v25; K1v5;
    K1v7
uterus C3v5; C3v9; D1v3
uva C3v11

varices C3r26
vas B1r17; G2r22
vena B3v18; B4r2; B4r9;
    B4r10; B4r12; B4v3; B4v12;
    B4v21; C2v7; F2r2; F3v2
vena axillaris B4v5
vena basilica B4v5
vena cephalica B4v7
vena communis B4v10
vena humeralis B4v7
vena iecoraria B4v4
vena lienaris B4v5
vena mater B4v11

vena mediana B4v11
vena nigra B4v10
venaesectio B3v10; B4r13;
  B4r16; B4r19; B4v1; B4v14;
  I1v4
venter A4v5; B1r16; B3r12;
  B4v24; E1v18; E3r16;
  E3v18; E4v8; F1r23; F1v18;
  F1v24; F1v26; F2v19;
  F3r12; F3r15; F3v11;
  F3v20; F4r10, F4r16; F4r20;
  F4r24; F4v23; G2r1; G2r12;
  G3r4; G3r22; G3v15;
  G3v26; G4r1; G4v13;
  G4v19; G4v22; H1r19;
  H1v20; H2r20; H2r23;
  H2v10; H2v26; H3v15;
  H4r8; H4v26; I1r15; I1v5;
  I2v26; I3r25; I4r13; K1r15;
  K2r13; K3r17; K3v24; L1r17
ventris deiectio B4v24
ventris dolor G2r1
ventris fluxio H2r23
ventris fluxus G3r3
ventris inflatio F1v26; F4r10;
  F4r20
ventris tormina F1v26
ventositas F1r25; F1v14;
  F3v25; H1v23
ventriculus C2r17; C2v8;
  C3r19; C3r22; C3v2; C3v12;
  D4r12; F3r8; G1v10; G2r16;
  G2v9; G2v10; G3v9; G3v25;
  G4r20; I1r24; I1v2
Venus *siehe Hauptalphabet*
vesica B1r22; C3v10; D1r24;
  D1r26; D2v20; E1v24;
  F1v15: F2r26; G4v2; G4v8;
  H1r16; H2r21; I4r16; I4v6;
  K1r19
viscera D4v1; E1v16; F3r22;
  G2r23; H2v8; K4r22
visus, us *siehe
  Hauptalphabet*
vitiligo D2r19
volvulus C3v16
vomitus *siehe Pharmazie*
vox G3v15; H2r20
  raucedo vocis H2r20
vulva G1v16; K2r13; K3r12;
  K3v24

Register III: pharmaca, nutrimenta; applicationes

absinthites K1r2
acatia I1r14[4]; L1v11
acer E1v25; F1r14; F2v13;
  F2v15; H4r3; K4v16
acerbus D1r2; F3r11; G4r3;
  H2r24; I1r3; I2v5; I4r19;
  K1v6; K4v16; L1v4; L1v8
acetarium I2r17
acetosus F2r10; G3v13;
  G4v21; I3r3; L1v9; L2r21
acetum A3v13; E1r1; E1r20;
  E3r11; E3r16; E4r26; E4v11;
  F2v7; F3r5; F3r9; F4v17;
  G3r23; H2r23; I1r18; I1v24;
  I2r1; I2r15; K3v25; K4v18;
  L1v10; L1v12; L2r21
acinus G3v15; K1r21; K1v12
adeps E1r11; K2r14
aereus C3v11; C3v20
agninus K4r2; L2r6
agnus E1r14; E4v22
agresta E1r17; I1v12; L1v12
ala E1v10; E2r13; E3v10;
  K2r3; K2r4; K2v26
allium E1r22; E1r23; F1r26;
  K2r20; K2v19; K4v9; L1v20
aluminosus C3r22
amygdala K2r18; K3v19
amygdalae amarae E1v20
amygdalae dulces E1v14
amygdala dulcia L1v17
amygdalinus H2r4; H4r16
amylum E1v25; F4r6; K4r13
anas E2r5; E2r10; E3v2; K2r4;
  K3r9
anethum E2r1; E2r3; G2r9;
  K3v5
animal A3r20; E4v15; F3r2;
  G1r8; G3v1; H1v8; I3v5;
  I4r6; K2r13; K2v2; K2v3;
  K3r14; L1r23; L1v10; L2r3
animal agreste K2v3
animal altile E3v15; I3v7
animal infans K4r24
animal marinum K2v14
animal pedestre G3v1;
  H4v2
animal quadrupes K3v24;
  L2r2
animalis B1r19; B2v9
anisum E2r8; K3v5
anser E1v10; E2r10; E2r13;
  E3v8; G1r10; H2r6; K2r3;
  K2v26; K3r9; K4r21
anserinus E2r5
antidotum I2r8
apophlegmatismus D1v16
aprinus L2r10
aqua D2r24; E2r14; E2r15;
  E2r23; E2r26; E2v2; E2v5;
  E3v7; G2r9; G4r21; H1r19;
  H3v23; H4r21; H4r22;
  H4r25; I1v17; I2r10; I4r23;
  K4v18; L1v25
aqua calida C4v1; K4v24
aqua casei K3v7
aqua cocta G2v21
aqua dulcis C3v25
aqua frigida K4v25
aqua hordei E2v21
aqua imbrium E2v2
aqua mulsa E2v12; G1r23;
  G1v12
aqua pura A3v12
aqua rosacea A3v12
aqua sacharata E2v19; G1v8
aqua stillaticia E4r20
aqua vitae simplex E2v13;
  K1r8
aquaticus H1r12; I3v9
aquositas K1r20
aquosus A4r8; F2v17;
  G3v20; G3v22; L1v5
arbor A4r2; F3r11
aries E3r2; F1r1; I4r5
armoracia *bzw.* armoratia
  E3r6; I2r12[5]
aromaticus H4v13
asininus L2r10
asparagus E3r7; G3v22;
  K2r19
aureus C3v16

---

[4] *succus baccarum prunorum silvestrium acatia
  officinis dictus*

[5] *raphanus agrestis, quam
  Romani armoraciam
  vocant*

ellana E3r19
ellana iuglans H1r23
ellana nux E3r19; H1r26
ena F1v17; F1v21
is E2r7; E2r12; E2r13;
E3r24; F3r1; F3r14; F4v22;
H2v13; H3r19; H3v7; I3v5;
4r3; K1r13; K2r15; K2v24;
K3r16; K4r23
aves parvulae montanae
K2v1

acca I1r14
alneum C1r56; C3r12;
C3v20; C4r9; D1r17; D1r20
atus E3v16
aucias E3v17; F3v22
eta K4v23
eta abstersoria E3v18
tuminosus C3v7
eta E3v22
itum L1r21
oletum *bzw.* boletus
E3v24; I3v21
orago E3v25
os E4r1; E4v17; E4v19;
E4v20
bovinus K1r11
rassica F1r21; K2v19;
K4v20; L1r20; L2r12
rassica hortensis E4r2
ubulinus K4r15; L2r8
ubulus E4r6; E4v16; F1r6;
K3r7
uglossa E3v25; E3v26
uglossum E4r7
ulbosus K4r17
ulbus K2v20; K3r26; K3v13;
K3v25
utyrum E3r15; E4r10;
E4r11; G3r21; G4v12;
H1v14; H1v20

amelus L2r10
ancer E4r21; K2r9; K3r18
ancer fluviatilis E4r16
anis *siehe Hauptalphabet*
annabis E4r23
apo K2r14; K2v25; K4r6
apparis E4v4; K2r19
apra E4v12; E4v19; E4v24;
G1r21; G2r14; K2v10

caprinus G1r12; K3r7; K4r14;
L2r9
caro *siehe Hauptalphabet*
carum F1r9
carvum F1r9
caseacius L1r3
caseosus G2r13; G2v3
caseus F1r11; G2r16; H2v24;
H3r8; K2v13; K4r16; L1r26
caseus acris[!] F1r14
caseus antiquus K3r19;
K4v10
caseus densus K4r1
caseus coctus K3v7
caseus gravis K4r1
caseus mollis K2v13
caseus recens L1v26
caseus tostus K3r19
caseus vetus K3v7; L2r14
castanea F1r17; G1r4; K2r8;
K2v5; K3r22; K4r17
castratus F1r2; F1r16
caulis F1r21; G2r11; G2v21;
I1v26; I2r1; I2r2; L1r22
cepa E1v2; F1r22; F2r19;
K2v18; K4v9; L1v20
cerago G1v6
cerasum K2v17; L1v4; L1v24
cerasum acidum F1v3
cerasum acre K4v16
cerasum austerum F1v2
cerasum dulce F1v1
cerevisia F1v16; F2r5; F2r8;
F2r9; F2r10
cervinus F1r6; F2r12; K3r7;
K4r14; L2r9
cervus K2v11; K3r2
cetosus K4r13
chariophilus[6] K4v12
cherefolium F1v14
cicer C2r5; E2v1; F2r13;
K3r21; K3v10; K4r24
cicer album F2r17
cicer nigrum F2r17, K3v18
cicer rufum K2r7; K2v6;
K2v13
cicer viride K4v24
cichorium K2v7; K3v1;
K4v17
cinis H2r10; H2v22

cinnamomum F2r21; K4v12
citrium *siehe* malum
citrullus F2v19; K4v15;
K4v23; L2r4
clystere I1v5
cochlea K3r18; K4r13
columba E3r26; F2v22; K4r7
columbinus K2v25
condimentum *siehe*
Hauptalphabet
coriandrum F3r4; F3r6; F3r9
corium F3r1
cornus F3r11
cornum malum K2v18
cortex F1r19; G3r6; H4r15;
I1r19
cotoneum L1v11
coturnix F3r14; H3v6
crocus F3r18; K3v8; K4v11
cucumer F2r19; F2v21;
F3r26; F3v1; F3v13; G4v10;
K2v17; K4r18; K4v14;
K4v22; L2r4
cucurbita F3v10; K4v14;
K4v22
cucurbitula C2v20;C3r1;
C3r5; C3r5; C3r9
cupreus C3v13
cydonium F2v3
cyminum H4r17; I1r18;
K4v12
cyminum sativum F2v8

dactylus F3v14; H2v7; K2r8;
K3r23; K3v12; K3v23; K4r3;
K4r17; K4v6; L1r6
daucus *bzw.* daucum E3v17;
F3v15[7]; K2r20
daucus erratica F3v21[8]
daucus sativus F3v22
daucus silvestris F3v20
decoctio *siehe*
Hauptalphabet
deuteria F3v23; K1v5
dulcis *siehe Hauptalphabet*

eruca F3v24; K3v6; K4v7

---

[6] Vgl. *gariophylus*

[7] *daucum quod staphylinum et pastinaca dicitur*
[8] *officinis baucias dicitur*

faba F2r13; F2r15; F4r3;
F4r20; H4r11; H4r12;
H4r13; K2r10; K2v5; K3r21;
K3v10; K3v18; L1r13
faba viridis K2r18; K4r24
faex vini F4r12
farina I3v10; K3r20; K3v12;
K4r12
farinaceus F4r6
fasianus siehe phasianus
feniculum E2v2; F4r8; K3v4
fermentatus H2v19
fermentum H2v20; I3v18;
K3r20; K4r12
ferreus C3v12
ficus K1r24; K4r8
ficus arida F4r15; K2v18;
K3v12; K3v18; L1v2
ficus dulcis L1v2
ficus immatura K3r23; K4r18
ficus matura K2v5
ficus sicca I1r2
flos I2v16
flores frigidi A3v15
fragum F4r3
fragum rubrum I2v9
fricare; frictio siehe
Hauptalphabet
frons, frondis A3v15; A4r2
fructus A3v16; E3v16; F1v8;
F3r11; F3v14; F4v7; F4v8;
G1v23; G3r11; G4v24;
H2v17; H3v23; H4r10;
H4v16; I2v3; I2v8; I2v11;
K1r22; K2v14; K4v1; L1v24;
L2r19
frumentaceus G1r2; K4r11
frumentum K2r7; K4v6;
L1r12
fungus F4v12; I2r10; I3v20
furfur G2r5; L1r25
furfuraceus H2v16; K2r17;
L2r13
furfureus F4v16; G2r5

gallina E1v12; E3r26; E3v4;
E3v11; F4v20; G1r11; H2r5;
H3r23; K2r4; K2v1; K2v25;
K4r6
gallinaceus K3r3 (pullus g.)
gallus gallinaceus E3r26;
I3v6

gallus E3v14; F4v23; G2r3;
K2v12; L1r22
gariophylus[9] F4v24
glandulae caro G1r5
glans G1r2; K3r22
granum F1v16

herbae frigidae et humidae
A4r2
herbae frigidae et siccae
L2r24
hircinus G1r13; K3r8; L2r8
hircus E4v25; G1r15; K2v10
hirudo C3r9
hoedus E4v19; G1r21
holera siehe olus
hordeaceus H3r9; K2r16;
K3v25
hordeum E2v21; E2v26;
F1v16; F1v19; F1v21;
G1r18; G1r20; K2r17; K3v6;
K4v14
hydromeli E2v12; E2v20;
G1r23[10]; G4v6

intybus G1v21
iuniperus A3v21; G1v23
ius G2r3; G2r5; G2r11; I3v1;
L1r21; L1r22
ius esculentum G2r6
iusculum F4v16; F4v23;
G2r4; G2r5; H4r16; I2r15;
L1v25

lac E1v26; E2r4; F4r9; G1r6;
G2r13; G2r14; G2r16;
G2r18; G2r25; G2v1;
G4v14; H1v21; H1v25;
H3r8; H4v3; I4r7; K2r5;
K3v3; K3v14; K4r15; L1r3;
L1v25
lactis serum I3r7; K3v20;
L1r3
lac acidum G2v8
lac amygdalinum H2r4;
H4r16
lac crassum K2r5
lac recens K2r23

lacticinium H4v8
lactuca G1v22; G2v18;
G2v22; I2r1; K2v6; K3r3;
K3v1; K4v17; K4v23; L1v
ladanum A3v24
laganum G3r1; H3r1; H3r9
lana I2v13
legumen A3r20; K2v13;
K4r12; L2r12
lemonium G3r11
lens G3r2; K2v13; K3r22;
K4v20; L1r13; L1r19; L1v
L2r12
leporinus L2r9
lepus F1r4; G3r10
lignosus I3r16
lignum A3v21
linum H1v15; H4r17
lora F3v23; G1v2; G3r19;
K1v5
lupinum bzw. lupinus
K3v10; L1r13
lupulus E3r16; F1v23; F1v
G3r20
lupus (piscis) G3r25
lymphatus K3v21; K4v18

macis G3v3; K4v11
malicorium G3v16
malum G3v19; H4v16
malum aurantium G3r13;
G3v17; H4v18
malum citrium F2v12;
G3r13; G3r14; G3v17;
G3v18; G4r11; H4v19
malum cornum K2v18
malum granatum G3v8;
K2r20; K2v16; K4v16; L1v
malum medicum F2v12;
G4r11
malum persicum siehe
persicum
malum punicum G3v8;
H4v17; K3v11
malva K3r3
mammae suum G1r5
marzapanis[!] G4r12
medicamentum C1r2; C1r4
C1v5; C1v28; C2r9; D1r19
D1v15; D1v20; D1v26;
D4r15; E1r25
mel C2r4; C2r6; E1r7; E4r26

[9] Vgl. chariophilus
[10] hydromeli Latinis melicra-
    tum et aqua mulsa dicitur

In der Bedeutung: das
Mittel, das Medikament
*vinum mellis, quod mul-
sum appellant*

[13] *nuces avellanae, quas
  ponticas vocant*
[14] *lac acidum Graecis oxigalacte*

piper nigrum H4r3
pirum F4v8; H4r6; H4r8;
  K2r21; K2v15; K3r26;
  K4v15; L1r14; L1v23
pirum silvestre L1v8
pisciculus saxatilis K2v2
piscis G2r6; G3r26; G3v2;
  H4r19; H4r26; H4v2; H4v4;
  H4v7; H4v8; K2r16; L1r21;
  L2r1
  piscis cetosus K4r13
  piscis caenosus K4r21
piscis marinus L2r15
piscis petrosus H4r20
piscis salsus H4v6; H4v9
piscis saxatilis K2v23; K4r8
piscis semisalsus H4v5
piscis stagnalis K2v9; K4r21
pistacia H1v7; H4v11[15];
  K3v19
pisum F4r3; H4r11; L1r13
placenta H1v16; H2v25;
  H3r7; H3r16; H4v15
planta I1v18
polenta G1r20
pollen farinaceus F4r6
pomum F3v6; F4v8; G4r10;
  H4r9; H4v16; K2v14;
  K3r25; K4r18; K4v6; L1r14;
  L1v23
pomum acerbum K4v16;
  L1v4
pomum aurantium A3v17;
  H4v18
pomum citrinum A3v17;
  H4v19
pomum granatum H4v17
pomum limonium A3v17
porcellus E4v20; H3v2;
  H4v20; K2v2
porcus G1r11; H4v20; K2v3;
  K3r1
porrum E1v2; K2r20; K2v19;
  K4v9; L1v20
portulaca H4v22; K4v17
prunum F4v9; H4v25; I1r8;
  I1r10; K2r18; K2v16; L1v3;
  L1v23
prunum silvestre I1r13;
  L1v8; L1v11

ptisana F4r9; G1r18; G1r20;
  I1r16; K2v4; K3v18; K4v22
pullastra K2v1
pullus I1v11; I4r2; K2v25;
  K3r2; L1v16
puls K2r17
pyrethrum K4v8
pyrum siehe pirum

querceus A3v21
querquedula K3r15

radiculum I2r2
radix E3r15; F3v16; I2r3;
  I3r5; K3v4; K3v23
ramulus E3r15; G3r21
rapa F3v17; I1v15; I2r1;
  K2r10; K3r26; K3v13;
  K3v23; K4r17; K4v8
raphanus K2r18; K2v18;
  K3v6; K3v20; K4v8
raphanus agrestis E3r6;
  I2r12
raphanus sativus I1v22;
  I2r14
rapunculus I2r17
remedium F2v9
rizum H1v23
rosa A3v16
rosaceus A3v12
rosmarinus I2r21
rostrum E3r21; I2v1
rubus E3r16; G4v24; I2v2;
  I2v15
rubus caninus I2v11
rubus Idaeus F4v7; I2v8

sabucus siehe sambucus
sacharatus E2v19; G1v8
sacharum F2v7; F4v5;
  G4r26[16]; H2r4
sal C2r7; E3r10; E4r4; E4v6;
  F1r12; F1v12; F4r5; G2r10;
  G2r11; G2r17; G3r7; G3r23;
  I1v16; I1v24; I1v26; I2v18;
  I3r9; I3v18; I3v23; L1r20;
  L1r21
  salitura E4v5
salitus L2r11
  salsus C3r14; H4v6; H4v9;

  I2v21; L2r15; L2r21
semisalsus H4v5
salix A3v15
salvia I2v24; I3r1; K1r7
sambucus[17] I2v16
sandaraca A3v25
satureia G3r9
savina A3v25
saxatilis G2r8
scarificatio C3r5; C3r9
semen D2v17; E2r3; E3r15;
  E4r23; F1r9; F3r5; F3v8;
  F3v12; F3v20; F3v24; F4r8;
  F4r9; G4v7; H3r11; I3r22;
  K3v4; K4v17
serapium acetosum I3r3
serosus G2r13; G2v2
serum lactis I3r7, K3v20
sicomora K4v15
siligineus H2v14; K2r6;
  L1r10
siligo K4r1; L1r7
siliqua I3r15; K3r23; L1r14
similaceus H2v15
similago H3r1
sinapis I2r1; I3r20; K2r19;
  K4v8; L1v20
sirupus C1r15
solium C3v25; C4r11
spinachia I3r25
staphylinum F3v15
sternutamentum D1v19
styrax A3v25
suffumigatio A3v24
sulphureus C3v1
sus E4v18; F1r4; G1r6; I3v3;
  K3r10
suillus E4v16; K4r2
suppositorium C2r6
synapis siehe sinapis

taurinus K3r8; L2r8
taurus F1r1; I3v4
tenontes K4r1
terebinthina C2r5
testiculus K2v12;
  K3r14;K4r15
testis E3v14; I3v5
thus A3v24
tribulus aquaticus H1r12; I3v9

---

[15] Im Druck hier: piscaciae

[16] mel sachar seu sacharum

[17] im Druck: sabucus

triticeus H3r10; K2r6
triticum F1v16; F1v20; F4r7;
 G1r18; l3v12
triticum elixum H3r10
tuber E3v24; F4v15; l3v19
tunica F1r19; G3v10
turdus E3r26; l3v24; K4r7
turtur E3v2; H3v6; l3v26;
 K2v24; L1r24

uber l4r6
unguen H3v24
ursinus F1r7; K1r14
urtica K1r15
uva E1r17; K1r21; K1v2; K1v3;
 K1v6; K2v5
uva acida K3r24; K4v15
uva alba F3v23; G3r19; H1r11;
 K1r17
uva austera K3r24; K4v15
uva dulcis K4v7
uva nigra K1r17
uva passa K1v8; K2r9; K3v18;
 K4v7; L1v8

vaccinus E3r3; l4r4
venenum E4r20; F3v5; F4v2;
 l2r10
ventosa C2v21; C2v22
vinum A2r7; D4r16; E2r25;
 E4r8; F2r6; F2r8; F2r9; F4r12;
 F4v5; G1v1; G1v11; G2r7;
 G2v6; G3r11; G3r21; H1r4;
 H1r6; l2r15M l2v12; l4r8;
 l4v19; l4v23; K2r10; K3v15
vinum absinthites K1r2
vinum acerbum l4r19; L1v13
vinum album l4v1; l4v5
vinum atrum L1r15
vinum austerum G4v25; l4r16;
 K2v21; K3r4; L1r15
vinum candidum l4v7
vinum crassum l4r10; l4r24;
 l4r26; K2v20; K3v2; L1r16;
 L2r15
vinum defaecatum K2v7
vinum dulce l4r11; l4r13; l4r26;
 K2v6; K3v14; K4r19; K4v9;
 L1r8; L1r15; L1v4; L1v18;
 L1v21
vinum gilvum l4v3
vinum insuave K2v21

vinum leve K3r4
vinum lymphatum K3v21;
 K4v18
vinum mellis G1v11
vinum nigrum l4r26; L2r15
vinum novum l4r8; l4r10;
 L1r16
vinum odoriferum H3v14;
 L1v18
vinum olens bene K2v6
vinum olens male K2v21
vinum passum K4r19
vinum rubens l4r24
vinum rutilum L1v13
vinum salviae l3r1; K1r7
vinum subflavum K4r9
vinum sublimatum K1r8
vinum temperatum E2r25;
 K1r5
vinum tenue l4r12; l4v1;
 l4v7; K3v20
vinum vetus G4v25; l1r12;
 l4r22; l4v7
viola A3v16
virus G2r8
vitis A3v15
vitulinus K3r1
vitulus E4v18; K1r9
volucris E3r25; E3v9; H3v20;
 K1r13; K2r5; K3r2; K3r17
vomere C2r15; C2r26; C2v5;
 C2v10; C2v12; C2v14;
 C2v17; C2v18; C3r23
vomitio C2v10; G1v13; l3r26
vomitus C2r13; C2r17;
 C2r20; D2v23; F2v4;
 G3v14; G4r3
vulpinus L2r9

xyloaloe A3v24
xylocerata l3r15[18]

zinziber (=zingiber) D4r16;
 F2v6; F4r26; H4r7; K1v14;
 K4v11

---

[18] siliquae, xyloceratae quo-
 que dictae

[19] Unklar, ob hier ein Mittel
 gemeint ist oder der Anti-
 dotarius magnus.

Weitere Bücher aus dem Schiller Verlag Hermannstadt – Bonn

Jacques Picard: Edit von Coler. Als Nazi-Agentin in Bukarest, März 2010, 55 Lei / 15 EUR

Anselm Roth, Holger Wermke: Weltkulturerbe in Siebenbürgen; Dezember 2009 60 Lei / 17,40 EUR

Topographische Karte: Mediasch und das Kokelland; August 2009, 15 Lei / 4 EUR

Karin Gündisch: Geschichten über Astrid; August 2009; 40 Lei / 9,70 EUR

Paul Schuster : Fünf Liter Zuika. Roman in sieben Teilen; Juni 2009, 100 Lei / 24 EUR

Wilhelm Andreas Baumgärtner: Im Zeichen des Halbmondes. Siebenbürgen in der Zeit der Türkenkriege; Juni 2009, 67 Lei / 16 EUR

Hansotto Drotloff, Günther E. Schuster (Hg.): Mediasch. Ein historischer Streifzug durch die siebenbürgisch-sächsische Stadt an der Kokel; Juni 2009, 126 Lei / 30 EUR

Georg Stäuble : Europas Zukunft; Mai 2009, 56 Lei / 13 EUR

Joachim Gremm: Siebenbürgische Reise; November 2008, 56 Lei / 16 EUR

Anna Galon: Zwischen Pflicht und Kür - Die Hermannstädter Zeitung und die Siebenbürger Sachsen im kommunistischen Rumänien und nach der Wende; September 2008 47 Lei / 13 EUR

Cornelia Feyer: Grădinile lui Brukenthal, septembrie 2008, 50 Lei / 14 EUR

Cornelia Feyer: Brukenthals Gärten - Pracht und Verfall im Süden Siebenbürgens; September 2008, 50 Lei / 14 EUR

Jürgen Henkel (Hg.): Aus dem Glauben leben - Gesammelte Texte von Metropolit Serafim; September 2008 30 Lei / 10 EUR

Ursula Bedners: Hinter den Bergen: August 2008 25 Lei / 7 EUR

Czell, Henkel u.a. (Hg.): Neue Wege zum Konsens; Juli 2008 20 Lei / 6 EUR

Sören Pichotta: Museen der Kirchenburgen - Kleinode in Siebenbürgen; Juni 2008 62 Lei / 17 EUR

Micul Dejun: Die Thermik kommt. KurzGeschriebenes 2001-2004; Mai 2008, 25 Lei / 7 EUR

Wilhelm Andreas Baumgärtner: Eine Welt im Aufbruch - Die Siebenbürger Sachsen im Spätmittelalter; März 2008, 50 Lei / 14 EUR

Roland Lohkamp, Jürgen Henkel (Hg.) : Zwischen Nazis und Persönlichkeiten des Widerstands - Între naziști si personalități ale rezistenței; Februar 2008, 15 Lei / 5 EUR

Gerhard Schullerus, Wolfram G. Theilemann (Hg.) : Blätter vergangener Tage - Fundstücke aus dem Nachlaß des Bischofs Friedrich Teutsch; Januar 2008 / 35 Lei / 10 EUR

I.P.S. Dr. Laurențiu Streza, Jürgen Henkel, Gheorghe F. Anghelescu (Editori/Herausgeber): Dumitru Stăniloae (1903–1993) - Teologie românească de dimensiune europeană - Rumänische Theologie von europäischer Dimension; Januar 2008 20 Lei / 6 EUR

Dr. Lisa Fischer : Edenul de dincolo de codri – Samuel von Brukenthal: Politician, colecționar, francmason la Sibiu/Hermannstadt; decembrie 2007 Pret: 50 Lei / 14 EUR

Anselm Roth: Siebenbürgische Gästehäuser; Dezember 2007 56 Lei / 16 EUR

Martha Liess : Siebenbürgisches Kochbuch; Dezember 2007 99 Lei / 24 EUR

www.schiller.ro

verlag@schiller.ro